Prévenir le suicide par le bien-être psychique

Le rôle de l'éducation de la régulation de la démocratie

5-7, rue de l'Ecole-Polytechnique, 75005 Paris

www.editions-harmattan.fr

ISBN : 978-2-343-15789-4
EAN : 9782343157894

Jean-Luc Véret

Prévenir le suicide par le bien-être psychique

Le rôle de l'éducation de la régulation de la démocratie

L'Harmattan

Du même auteur

Les pratiques de soin en santé mentale (en collaboration avec M.J. D'Alché-Gautier), Paris, Rapport au ministre de la Santé, 1989.

Un jour pour être, (roman), Paris, Ed La Bruyère, 2001.

Glossaire de l'éducation et la promotion de la santé, (sous la direction de), Hérouville St-Clair, CORES Basse-Normandie, 2002.

A tous ceux, côtoyés de près ou de loin,
qui m'ont fait partager leur art de donner du goût à la vie !

Ce livre doit beaucoup à ceux que j'ai rencontrés depuis quelques dizaines d'années dans les domaines de la santé, de l'action sociale, de l'éducation ou de la citoyenneté, qu'ils soient professionnels, bénévoles engagés, étudiants ou simples citoyens. Mais je dois des remerciements spéciaux à ceux qui m'ont fait confiance et soutenu, ou qui m'ont aidé à améliorer ce texte : tout particulièrement Nicole, Yves, Philippe, Gildas, Dominique, Pascal, Françoise, Bernard, Caroline, Nathalie, Delphine, Odile, Fabrice, Lionel, Edouard, Pierre, Henri, Jacques, Pierre-Hubert, Guy, Mony, … Qu'ils puissent trouver ici l'expression de ma reconnaissance et de ma volonté de m'inscrire dans un cheminement collectif de la pensée !

Sommaire

Introduction

Ce livre ne parlera pas seulement du suicide, mais il parlera aussi de la vie, de la qualité de la vie, et tout particulièrement de la vie psychique. Il abordera ce qu'il est possible de faire ou d'être dans la vie quotidienne pour créer de l'équilibre, du bien-être, en un mot de la santé. Il s'intéressera au « vivre ensemble », entre les adultes, entre adultes et jeunes, et dans la société en général. Il vise à comprendre, pour anticiper, les pièges qui emprisonnent les humains à l'intérieur d'eux-mêmes et étouffent leur vitalité. Il s'intéressera en outre à ce qui menace ou renforce l'équilibre et la vie de la société elle-même.

Néanmoins, ce livre commence par explorer la problématique du suicide et il présente une analyse théorique qui permet de voir venir les sources de la souffrance psychique. Mais la réalité dramatique du suicide sera un point de départ, pour penser et revisiter la vie personnelle, la vie collective et la qualité des relations si indispensables à la vie.

D'abord comme médecin, en particulier en réanimation à l'hôpital, puis en ville, j'ai écouté bien des personnes qui avaient tenté de se supprimer. Puis, spécialisé en santé publique et en prévention, j'ai acquis une expérience particulière dans le domaine qui nous occupe, ayant dirigé pendant 20 ans une équipe d'éducation pour la santé à l'échelle régionale puis interrégionale, ayant été chargé pendant cinq ans de coordonner le volet prévention primaire d'un programme régional de prévention des actes suicidaires qui était intitulé, justement, *Suicide, un appel à vivre* et ayant participé au pilotage du programme national de prévention du suicide.

Nous côtoyons tous, quotidiennement, bien des personnes qui jouent un rôle important pour les autres, favorisant l'équilibre psychique et le goût de vivre, par leur écoute, leur relation, et le profond respect du développement personnel et social de ceux qui les entourent. Certaines sont présentes en tant que professionnels de terrain : soignant, enseignant, travailleur social,... d'autres en tant que simple citoyen, père, mère, conjoint, collègue de travail... Bien souvent, leur action ne se remarque pas. Mais il m'a été possible de tirer de l'observation et de l'expérience de la vie des propositions pratiques, de les expérimenter sur le terrain ou encore de les présenter dans des congrès, dont celui de novembre 2004 à Québec. J'ai été enrichi de l'expérience et du savoir-faire de l'équipe que je dirigeais comme de partenaires d'action ou de recherche, dont les compétences croisaient les domaines de l'éducation pour la santé avec ceux de la sociologie, la psychologie, la psychanalyse, la philosophie, la santé publique, la psychiatrie ou la médecine. Ainsi, j'ai pu tirer des conclusions pour une compréhension théorique de ce phénomène du suicide qui interroge l'humanité depuis toujours, mais qui reste un peu une énigme.

S'agit-il d'un problème psychologique ? Sans doute puisque la souffrance psychique aboutit à un acte délibéré de la personne elle-même, pour finir par attenter à sa propre vie. L'histoire personnelle est faite de circonstances, d'une personnalité particulière, d'un entourage, de telle sorte que cette histoire personnelle est unique. Certains sont tentés d'en conclure qu'on ne peut tirer aucune conclusion généralisable, et qu'il est donc impossible de prévoir et de prévenir. S'il est vrai qu'il n'y a rien de mécanique parce que les facteurs sont multiples et qu'ils interagissent d'une façon particulière dans chaque situation, nous allons montrer au contraire qu'il est possible de retrouver des causes et des effets, donc des lois qui ont une valeur plus large et qui permettent de proposer des mesures de prévention, même sans tout connaître de l'histoire personnelle de chacun. La compréhension d'un phénomène commence à être sérieuse quand elle permet d'anticiper et d'agir pour prévenir.

S'agit-il d'un problème médical ? Il est généralement acquis que le suicide n'est pas une maladie. En fait, on ne sait pas très bien le placer dans la classification des problèmes sanitaires et sociaux. Il en découle qu'il est difficile de savoir quel spécialiste est compétent. Dans la pratique hospitalière, si l'acte suicidaire consiste en une automutilation, par exemple s'ouvrir les veines, la personne relève de la chirurgie. Si c'est une prise de médicament entraînant le coma, c'est la réanimation médicale qui intervient. Si le pronostic vital n'est certainement pas en jeu, c'est le service de psychiatrie qui est concerné. Quelques grands hôpitaux ont maintenant créé une unité spécialisée, mais, souvent, les suicidaires sont placés aléatoirement, en fonction des lits disponibles. Les recommandations sont claires pour affirmer que la personne ne doit pas sortir de l'hôpital sans une consultation de psychiatrie. Mais une consultation unique pourrait-elle suffire à reconnaître et résoudre les problèmes d'une vie ? De plus, en pratique, cette consultation n'est pas toujours assurée. Il reste beaucoup de flous dans les relations de la médecine et du suicide.

Le problème est-il à poser sur le plan de la morale ? A qui appartient la vie ? La vie du « sujet » est-elle à considérer comme propriété d'une autorité supérieure qui a longtemps été le souverain ou encore Dieu, ce qui rendait le suicide interdit et punissable, ou bien la vie appartient-elle à chacun, à soi-même, comme nous le pensons plutôt aujourd'hui, à l'époque des droits de l'homme ? Finalement, est-on libre de se suicider ? Certaines questions n'ont peut-être pas de réponse définitive, mais une chose est sûre, c'est que derrière les actes suicidaires, se cachent toujours des années de souffrance psychique pour la personne et son entourage. C'est justement là l'objet de ce livre : identifier les facteurs qui font la différence entre des vies de souffrance psychique et des vies d'épanouissement personnel et collectif, et comprendre comment impulser les facteurs positifs qui aboutissent au bien-être psychique.

Reste que la question que pose cet ouvrage, « comment prévenir le suicide ? », n'est pas une formule. C'est une vraie question. Tout d'abord, tout le monde ou presque se la pose ou se l'est posée un jour parce qu'il a été confronté à la réalité du suicide d'un proche ou d'une personne de connaissance. On ne peut pas s'empêcher alors de se poser la question : aurait-on pu faire quelque chose pour l'éviter ? Et l'on se sent coupable de n'avoir pas fait davantage...

Tous les vivants sont attachés à la vie et ont peur de la mort. Côtoyer le suicide est difficile à intégrer avec la peur de notre propre mort, même si cette peur prend des proportions variables selon les personnes. Le suicide est le plus souvent scandaleux, révoltant, inacceptable dans son principe même, car, acte volontaire menaçant sa propre vie, le suicide représente la perte du goût de vivre et cette perte n'a rien de naturel pour les vivants. Il suffit de voir combien la plupart des enfants sont heureux de grandir ! Pourtant, s'ils savaient ce qui les attend, parfois, ils seraient peut-être moins pressés, mais le désir de vivre est le plus fort. C'est pourquoi la perte du goût de vivre est impressionnante et profondément insécurisante pour les autres vivants, ceci d'autant plus qu'il s'agit d'une personne jeune.

Se dire qu'on aurait pu faire quelque chose pour éviter le suicide d'un proche est extrêmement culpabilisant et il n'est pas nécessaire d'ajouter la culpabilité à la souffrance de la perte d'une personne chère. Tous les remords, qu'ils soient ou non sensés, ne la feront pas revenir. Pourtant, on ne peut pas s'empêcher de se dire : « si l'on avait su... », on aurait agi. Mais nous allons voir que plus l'on approche du moment d'un acte suicidaire, plus il est difficile de s'en apercevoir et d'agir pour tenter de l'empêcher, et ceci d'autant plus qu'on est proche de la personne.

Ainsi, la lecture de ce texte n'est pas adaptée à la période du deuil d'un proche disparu par suicide. Dans cette situation, on a assez à faire avec la douleur, l'angoisse et l'énigme de la mort. Approfondir la problématique suicidaire n'est pas toujours de nature à aider les proches. La réflexion peut être source d'effets pervers, car découvrir les interactions systémiques, conscientes et inconscientes, au moment où l'on a perdu un être cher peut entraîner ou entretenir l'insupportable culpabilité. Un parent qui a perdu un enfant, doit gérer la souffrance qui l'envahit et la culpabilité ne peut qu'aggraver cette souffrance, ne rendant service à personne. Le moment de l'analyse n'est pas le moment de la phase aiguë, où les proches ont besoin d'une relation d'aide.

Certains professionnels se sont spécialisés pour cet accueil. Mais il ne s'agit plus alors de prévention de l'acte suicidaire. S'il s'agit d'accueillir une personne qui souffre, quelle qu'elle soit, le rôle d'un professionnel est avant tout d'écouter la souffrance, puis d'accompagner la personne sur le chemin où elle-même s'exprime et donne du sens à ce qui s'est passé afin de l'aider à construire un mieux-être, pour elle et pour les autres, et à vaincre la culpabilité. Dans le cas des proches d'une personne décédée par suicide, les canadiens francophones ont élaboré une nouvelle notion pour définir la relation d'aide spécifique : la « postvention ». Cette intervention ne consiste aucunement à asséner les éléments d'analyse des professionnels qui, de toute façon, ne peuvent apporter que des éclairages partiels sur une situation particulière. La postvention n'est pas un discours, mais un accompagnement du deuil afin d'aider l'entourage à vivre le moins mal possible après un suicide.

Ce livre est à consulter à froid, avec du recul, dans l'esprit de comprendre un peu plus le phénomène suicidaire et, surtout, de se demander plus généralement quelles actions, quels changements dans la société et dans nos modes de vie pourraient permettre de le faire reculer, en diminuant les racines des pulsions suicidaires.

Les soignants sont aussi relativement démunis. Les études montrent que la plupart des personnes qui se suicident ont consulté un professionnel dans la période récente qui précède son acte suicidaire, mais elles ont consulté pour un autre motif. Tous les professionnels ne sont pas inattentifs, même si des progrès sont à faire dans les formations professionnelles sur le repérage de la crise suicidaire. En fait, le plus souvent, les personnes suicidaires n'explicitent pas leur problématique vis-à-vis de ceux qui pourraient les aider. Elles brouillent les pistes de telle sorte que les professionnels comme l'entourage passent à côté de l'essentiel. Nous allons voir pourquoi.

Pourtant, le taux de suicide n'est pas le même selon les sociétés et selon les époques et il est possible de caractériser statistiquement, dans chaque société, le type de personne le plus menacé. L'Organisation mondiale de la santé (OMS) a publié une étude comportant les chiffres comparatifs à l'échelle mondiale pour 2014. Ces chiffres permettent de constater par exemple que, dans presque tous les pays, les hommes se suicident plus fréquemment que les femmes, mais les femmes sont plus touchées que les hommes en Chine, en Indonésie, au Bengladesh... En Russie, les hommes se suicident presque six fois plus que les femmes, mais ce n'est pas le cas en Chine. Pour les hommes, le taux de suicide en Russie est presque cinq fois supérieur à celui des chinois... Le taux de suicides des hommes en Russie est presque deux fois plus élevé que celui des français, alors que ces taux sont sensiblement semblables pour les femmes. Le taux de suicide pour les deux sexes en France est plus de deux fois supérieur à celui de l'Espagne et plus de trois fois à celui de la Grèce... C'est pourquoi il est possible d'affirmer que le suicide est fortement lié au type de société et aux rapports sociaux. Il n'est pas seulement la fatalité qui s'abat sur une personne, au hasard, et les études statistiques permettent d'identifier les facteurs de risque qui contribuent à le déclencher.

Ainsi, je vais défendre l'idée qu'il serait possible de prévenir une grande partie des suicides, mais à condition d'entrer dans la complexité du problème, d'agir sur des périodes longues, d'accepter qu'il n'y ait pas de « recette » qui marcherait à chaque fois ; à condition, aussi, de prendre conscience qu'on est soi-même impliqué, de même que la société, et que ce n'est pas seulement les autres qu'il faut soigner ou changer. Il faut accepter le constat que la vie est une aventure collective, qui peut mal tourner, et donc sortir du schéma de pensée centré sur la relation soignant-soigné comportant une seule personne concernée qui serait le « malade » à « soigner », voire à « faire soigner ». Chacun peut prendre conscience de l'enjeu collectif et de son propre rôle, pour changer ses attitudes et ses comportements et savoir solliciter l'aide adaptée selon les personnes et selon les situations. Les interventions possibles sont très différentes selon qu'elles sont précoces ou tardives et ce ne sont pas les mêmes personnes qui peuvent intervenir dans ces différents cas. Les professionnels peuvent jouer un rôle, les proches aussi, mais pas le même. Reste à chacun à comprendre ce qu'il lui est possible de faire ou d'être, à sa place propre.

Bref, la question est de montrer comment il est possible de contribuer à prévenir le suicide, et c'est en soi une position audacieuse. Certains diront que ces questions relèvent de la vie personnelle et n'ont rien à faire dans les politiques publiques, d'autres qu'il y a déjà bien assez à faire avec les soins aux malades pour ne pas ajouter des préoccupations de santé concernant ceux qui ne le sont pas…

Mais la société, qui mène une politique publique de santé, une politique d'éducation, une politique sociale ou une politique écologique se mêle de toute façon, au nom de l'intérêt général, de ce qui ne la regarde pas. C'est une illusion de cliver les choses entre les soins médicaux, qui seraient une affaire publique, et le bien-être, qui relève de choix et de goûts personnels ; entre l'enseignement, qui serait une affaire publique, et l'éducation, qui serait une affaire privée. La question des valeurs qui sous-tend les politiques est incontournable. La société véhicule de fait bien autre chose que de la science à l'état pur. Les codes sociaux qui régissent la vie collective sont nécessairement l'objet d'une action sur les individus. Le respect nécessaire de la vie privée détermine les modes d'intervention, mais il n'est pas possible de se dédouaner de toute responsabilité par un simple clivage. Les intervenants ont toujours à s'interroger sur leurs comportements face au respect de l'autonomie et de la vie privée des usagers. Mais la vie privée n'est pas totalement indépendante de la vie sociale. La place du travail, les formes de la politesse, le besoin de solidarité, par exemple, de même que les pollutions ou la protection des ressources naturelles ne sont pas traitées de façon neutre, comme s'il s'agissait uniquement de choix privés et de liberté de conscience. Plus, la société moderne, qui entre dans tous les foyers par les médias ou la publicité s'insinue de manière particulièrement efficace et insidieuse dans les consciences en transmettant bien autre chose que l'information et il faut ici remarquer que les sociétés dites développées ont laissé cette promotion de valeurs aux intérêts privés commerciaux qui, par nature, ne sont pas porteurs de l'intérêt général. Il serait hypocrite de faire croire qu'on laisse les valeurs de l'éducation et du bien-être à la vie privée et à la famille, alors que la société est particulièrement intrusive dans les foyers et les consciences par l'inondation médiatique et publicitaire. Or les règles de vie ont peu de chance de s'imposer si elles ne sont pas animées par le sens, c'est-à-dire par le projet qu'elles servent, de qualité de vie et de bien-être, à l'échelle individuelle comme collective. Il s'agit, autrement dit, d'un projet de santé, santé considérée au sens positif du terme, et l'idée que le bien-être se trouve dans la consommation rencontre ses limites.

Remarquons ici que les valeurs du système médical dominant dans notre société s'imposent généralement et il en découle que la dichotomie est forte entre médecine et santé. Ce n'est pas le cas partout, en particulier dans les pays pauvres où le système médical est moins puissant. L'approche développée ici est beaucoup plus proche de l'esprit et de la lettre des textes de l'Organisation mondiale de la santé (OMS) que de la politique de santé française actuelle, plus influencée par la médecine et l'industrie pharmaceutique. En revanche, la population se reconnaît de plus en plus dans l'approche positive de la santé considérée comme l'équilibre de l'homme dans son environnement. Le décalage est croissant entre la technocratie et la perception du public. Gageons que ce texte contribuera à réduire ce clivage…

Toutefois, à chaque fois qu'un acte suicidaire est évité, cela ne fait pas de bruit et ne se remarque pas, puisque la vie continue simplement son cours. Il est donc également complexe de savoir si oui ou non il est possible de prévenir des suicides. Les statistiques ne dénombrent pas les suicides évités. L'évaluation des actions fait, elle aussi, l'objet de savoir-faire complexes et spécialisés et elle ne constitue pas un domaine de recherche prioritaire, sans doute parce qu'il n'y a pas grand-chose à vendre ! Ce qui est accessible, c'est le nombre global de suicides déclarés sur les certificats de décès. Et même si cette donnée n'est pas totalement fiable, il est à constater sa variation selon les sociétés et son évolution dans le temps. Ainsi, la grande variation du taux de suicide, dans le temps et dans l'espace, montre que l'avenir n'est pas écrit. C'est pourquoi la prévention n'est pas une illusion et il s'agit, dès lors, d'explorer les nombreux facteurs qui peuvent l'influencer, mais en quelque sorte de l'intérieur, en entrant dans la perspective de la construction de l'équilibre et du bien-être psychique.

La problématique suicidaire

Le suicide s'inscrit dans une histoire

Le jour où survient un suicide, le lendemain, et tous les jours suivants, les proches se questionnent : « j'aimerais comprendre », « comment en est-il ou elle arrivé-e là ? », « qu'est-ce qui s'est passé pour que personne ne voie venir le drame ? ». Mais, que l'on soit profane ou professionnel, on ne peut pas comprendre dans l'immédiateté le geste désespéré. Tout au plus, peut-on retrouver un évènement déclenchant : rupture amoureuse, échec social, évènement traumatisant... Mais ce serait faire fausse route que de confondre évènement déclenchant et cause, car le même évènement ne produira pas l'acte suicidaire chez une autre personne. Au contraire, un autre se battra, se révoltera, agira sur le monde qui l'entoure - ou que sais-je encore - pour répondre à l'évènement traumatisant sans se détruire lui-même. Il y a un terrain particulier, une situation propice chez la personne suicidaire, qui fait que l'évènement déclenche le geste d'attenter à sa propre vie. Ne pas intégrer cette réalité revient à s'interdire le chemin de la compréhension, et, donc, celui de la prévention.

En fait, pour tout comprendre, si tant est que ce soit possible, il faudrait remonter dans le temps, souvent très loin dans l'histoire de la personne, parfois jusqu'au début, jusqu'à la petite enfance, ou même à la périnatalité, voire aux générations précédentes. Evidemment, ce n'est pas toujours accessible de l'extérieur si l'on n'a pas vu grandir et vivre la personne, dans sa famille et son contexte social. Et pour les proches, le recul n'est pas spontanément possible pour sentir et comprendre ce qui s'est passé, impliqués qu'ils sont depuis toujours dans la relation.

Dans l'histoire d'un suicide, se trouve toujours un problème de communication, ou plutôt d'absence de communication, un manque d'écoute véritable et de dialogue sur les choses importantes de la vie : les émotions, les doutes et inquiétudes, la souffrance, la construction de son identité... et il ne s'agit pas d'un manque ponctuel : il faut des années pour bloquer vraiment le processus. La personne tente longtemps de ne pas rester seule avec ses angoisses et son malaise, mais finit par renoncer et s'organise psychiquement dans l'incommunicabilité. La personne suicidaire est résignée dans sa solitude et dans sa souffrance. De fait, elle ne demande pas d'aide. Il faut néanmoins observer que les suicidants ont souvent exprimé quasi explicitement auprès de certains membres de leur entourage, dans les jours qui précèdent leur geste suicidaire, leur intention d'en finir. Ils prennent des formules à peine détournées, par exemple : « je ne vous ennuierai plus… », « j'ai trouvé ma solution… », voire plus explicite encore : « je vais en finir… » ou « je vais me tuer… ». Mais ils ne s'expriment pas aussi clairement auprès du professionnel que, le plus souvent, ils ont consulté récemment pour un motif futile. Ils s'expriment clairement auprès d'un membre de la famille, d'un ou une ami-e proche, d'un collègue, mais ceux-ci n'ont pas trouvé d'autre solution que de bloquer leurs récepteurs d'émotions, fatigués qu'ils sont de vivre avec quelqu'un qui va mal. Car il est extrêmement difficile de supporter au quotidien la souffrance psychique de ses proches. On construit nécessairement des mécanismes d'autoprotection pour survivre à côté d'eux, ce qui ne facilite pas l'écoute de la souffrance. Il est donc compréhensible que l'entourage passe à côté des signes d'alarme, tandis que le suicidaire ne les laisse pas voir à un professionnel ou un témoin extérieur. Le suicide est l'aboutissement de l'organisation de l'incommunicabilité.

Il s'y ajoute généralement une difficulté d'insertion dans la famille ou la société, voire une destruction du lien social par le déracinement ou l'humiliation. Quant on n'a plus sa place dans le groupe social et qu'on vous le signifie ou vous le fait sentir, au bout d'un certain temps, les uns ont l'énergie de se révolter, mais d'autres pensent que c'est leur personne et sa valeur en tant que telle qui est en cause et leur identité ne peut y résister, aboutissant à la dépression et la dévalorisation de soi.

L'aboutissement dramatique, l'acte suicidaire survient souvent à l'occasion d'un évènement déclenchant et ce dernier est souvent le seul visible, alors qu'il ne représente qu'un aspect ponctuel du problème. Le suicide s'inscrit dans un processus ; il est le sommet émergé d'un iceberg et, pour lui donner du sens, il faut plonger sous la surface à la recherche de la partie immergée.

Terminologie des actes suicidaires

Les actes suicidaires ne sont pas tous mortels. S'il s'agit d'une prise de médicament, soit la dose absorbée n'est pas suffisante, soit les proches s'aperçoivent à temps de l'acte pour hospitaliser en urgence et sauver la personne. Si la personne est dans le coma, la réanimation médicale permet de passer la période aiguë, puis la personne se réveille…

En réalité, dans la plupart des cas, l'acte suicidaire n'est pas mortel. C'est pourquoi il est nécessaire de clarifier le vocabulaire. Les professionnels ont adopté la terminologie suivante et désignent par :

- suicide un acte volontairement auto-agressif entraînant la mort. La langue allemande est encore plus claire puisqu'il s'agit de « Selbstmörder », ce qui signifie littéralement « meurtre sur soi-même ».
- tentative de suicide (« TS » pour les professionnels) pour désigner un acte volontairement auto-agressif, mais qui n'entraîne pas la mort.
- « acte suicidaire » pour désigner l'ensemble de ces actes : suicides ou tentatives.
- idée suicidaire quand on pense à un tel acte sans le réaliser.
- personne suicidée, la personne décédée d'un suicide.
- « suicidant », la personne qui a réalisé un acte suicidaire.
- « suicidaire », enfin, la personne qui a des idées suicidaires.

Importance et gravité des actes suicidaires

Les actes suicidaires sont difficiles à comptabiliser. Les tentatives de suicide, contrairement aux recommandations, sont loin d'être toutes hospitalisées, soit que la pression exercée sur le médecin pour que l'évènement soit banalisé finisse par le faire céder, soit que le médecin ne soit même pas appelé, la réaction dominante de l'entourage étant la peur du qu'en-dira-t-on. De fait, le suicide est considéré comme coupable en particulier par la religion catholique qui marque fortement l'idéologie dominante de notre société, même chez les non-pratiquants, comme il est culpabilisé par la plupart des religions. Encore actuellement, selon l'OMS, 25 pays sur 192 pénalisent les actes suicidaires. De même, à l'hôpital, qu'il s'agisse de prise de médicament, de blessure ou d'accident, les tentatives de suicide sont loin d'être toutes identifiées. Etre victime d'un accident est moins culpabilisant socialement que d'avoir tenté de se suicider. Sans oublier que, si la personne est hospitalisée en chirurgie, le codage des actes suicidaires sur le questionnaire permettant les statistiques n'intervient qu'en sous-catégorie et les médecins ne prennent pas toujours la peine de remonter à la cause et de cocher la case correspondante. Le nombre de tentatives de suicide est bien difficile à connaître et leur évaluation est certainement sous-estimée.

On pourrait croire que la mortalité par suicide est plus facile à comptabiliser puisqu'il est obligatoire qu'un médecin remplisse le certificat de décès. Si c'est à l'hôpital, la cause du décès sera probablement indiquée, sauf s'il s'agit d'un accident dont on ne peut pas savoir l'origine suicidaire.

Mais lorsque l'acte est mortel, la personne n'est pas nécessairement hospitalisée. Et là reviennent la dissimulation ou la confusion avec un accident ainsi que les pressions sur le médecin pour ne pas indiquer un acte considéré comme coupable. Des raisons matérielles incitent également à la sous-déclaration, car certains contrats d'assurance excluent la mort par suicide. Des suicides d'agriculteurs sont maquillés en accidents de tracteur pour ne pas voir l'assurance refuser le dossier… Le nombre de morts par suicide est donc lui aussi certainement sous-estimé.

De là une difficulté incidente, paradoxale, de la prévention. Quand la préoccupation du suicide en tant que problème de santé publique émerge, du simple fait qu'on en parle, les pressions sociales ont moins de prise et la négligence pour remplir les formulaires perd en partie sa raison d'être. Alors les chiffres augmentent par amélioration de la déclaration, même si le phénomène a tendance à diminuer. La prévention a donc tendance à faire augmenter un phénomène, dans un premier temps. Ce problème n'est pas spécifique au suicide. Il complique et pourrait fausser l'évaluation d'une situation comme l'évaluation des résultats des actions visant à l'enrayer.

Précisons aussi qu'il n'y a pas de proportionnalité entre la gravité de l'acte suicidaire en tant que tel et sa gravité médicale, en termes de pronostic vital. Il faut remarquer de plus que, confronté en urgence à l'acte, il n'est pas toujours possible d'avoir les informations qui permettent d'estimer le danger, et de savoir rapidement s'il y a ou non un risque mortel. Trouver une personne inconsciente ne permet pas de savoir si le coma va s'aggraver ou non. De même, trouver une personne et son environnement maculés de sang ne signifie pas que la quantité de sang perdue menace l'équilibre vital. Il est possible de trouver une boîte de médicaments vide, mais que les autres boîtes correspondant aux médicaments absorbés aient été éliminées dans le vide-ordure. On ne sait généralement pas à quelle heure précise une personne a ingéré des médicaments. De plus, la personne qui attente à sa vie n'a pas, le plus souvent, les connaissances permettant de prévoir les effets de son geste. Vider la boîte, s'il s'agit de benzodiazépine peu dosée, fera dormir un bon moment, tandis qu'une boîte d'un autre dosage ou d'un autre médicament aura des conséquences vitales par coma profond ou arrêt cardiaque.

Mais cette approche médicale, majeure pour le pronostic vital, ne rend pas compte d'une dimension essentielle : la dimension symbolique. En effet, que peut-on faire de plus grave que d'attenter à la vie ? L'acte suicidaire étant à replacer dans un contexte d'incommunicabilité, ne représente-t-il pas l'ultime message ? N'est-ce pas le plus grand « coup de tonnerre » que l'on soit capable de donner vis-à-vis des autres et de soi-même, quelque soit la gravité de l'acte sur le plan médical ? S'il ne déclenche pas de réaction à la hauteur du geste, en terme d'écoute, de parole, de changement relationnel, il n'y a alors vraiment plus qu'à désespérer de tout et, si l'évènement se solde par la survie, il y a fort à parier qu'il y aura tôt ou tard une nouvelle tentative de suicide. La dimension symbolique est au coeur même de l'acte suicidaire ; c'est pourquoi ce serait une grave erreur de le banaliser, quelle que soit sa gravité sur le plan médical. Pour toutes ces raisons, il est convenu chez les professionnels qu'un acte suicidaire doit donner lieu à l'hospitalisation de la personne qui l'a accompli. Si celle-ci est consciente, elle résiste souvent, enfermée qu'elle est dans sa souffrance. De même, l'entourage s'affole et fait pression le plus souvent pour que l'évènement soit minimisé et, en tout cas, pas ébruité. Mais, s'il est indispensable d'écouter ces réactions, céder à ces pressions revient à occulter les causes, alors que l'acte suicidaire représente précisément l'ultime tentative pour les faire émerger.

L'approche philosophique et morale : est-on libre de se suicider ?

L'approche humaniste des sociétés occidentales implique de valoriser et respecter la liberté individuelle. Si on est libre de sa vie, rien ne permet de justifier qu'on ne soit pas libre de mettre fin à cette vie et de se donner la mort. On observe d'ailleurs que ceux qui veulent culpabiliser voire punir les actes suicidaires, font appel à la religion. La vie est pour eux un don de Dieu, que seul Dieu peut reprendre. Mais il faut observer alors que la religion est une croyance et que, justement, on est libre de croire ou ne pas croire. Sur le plan philosophique, dans une société laïque, il est cohérent de reconnaître le droit au suicide.

Toutefois, pour la personne concernée, les choses sont en réalité beaucoup moins rationnelles. Des croyants fervents peuvent réaliser des actes suicidaires quand ils ne supportent plus la souffrance. Le raisonnement que l'on peut mener à froid, ou pour les autres, ne correspond pas au comportement que l'on adopte pour soi-même quand on est dans une situation émotionnelle qu'on ne connaissait pas auparavant.

Pour autant, il n'est pas possible de considérer que toute personne qui réalise un acte suicidaire a clairement décidé de mourir. La preuve en est que, au moment où une personne sort du coma après une tentative de suicide, dans la grande majorité des cas, elle est contente de se réveiller. Ce qu'elle dit à ce moment est : « je n'en pouvais plus », « je voulais dormir », « je voulais oublier », etc. C'est pourquoi on interprète avec raison ces tentatives de suicide comme des « appels au secours » et il est justifié de pratiquer la réanimation.

Ces contradictions intimes des êtres humains déplacent la question philosophique, qui devient : est-il légitime de sauver un suicidant ? Et la réponse est oui, même si l'on reconnaît le droit au suicide.

En revanche, réanimer une personne nous engage plus loin que la réanimation, car il ne serait pas humain de lui permettre de se réveiller pour la renvoyer exactement dans les conditions de vie qui l'ont amenée à ce geste. Il est indispensable qu'un intervenant compétent prenne le temps nécessaire pour l'écouter et lui donne accès à une aide psychologique.

Il arrive parfois qu'une personne qui émerge du coma après une tentative de suicide déclare délibérément, au-delà d'un accès mélancolique : « Pourquoi êtes-vous venus m'emm..., j'avais choisi ma solution et je recommencerai ». Dans cette terrible situation, il faut reconnaître qu'on n'a pas grand-chose à répondre et que le boulot de soignant n'a plus beaucoup de sens... Mais ce cas est en réalité très rare.

Au total, si une personne a pris le temps de bien réfléchir à sa propre situation, qu'elle a été écoutée et éventuellement orientée vers la psychothérapie, si elle considère que sa vie ne vaut plus d'être vécue et qu'elle choisit délibérément d'en finir, rien ne nous permet de lui retirer cette liberté. Mais il ne serait pas acceptable de s'abriter derrière cette liberté pour ne pas apporter l'aide dont ont besoin ceux qui souffrent moralement. Il est justifié d'hospitaliser et de réanimer les personnes qui lancent un appel désespéré. Reste que répondre au cas le plus fréquent ne légitime pas de ne pas respecter les quelques personnes qui ont fait un choix délibéré et qui ne veulent pas de notre aide...

Une réflexion est sans doute à poursuivre concernant les demandes de malades condamnés qui considèrent que leur souffrance est trop forte et que leur vie ne vaut plus la peine d'être vécue. Dans la mesure où la médecine n'a pas de solution à leur proposer pour améliorer leur qualité de vie, se pose la question de savoir si l'on peut juger et décider à leur place ou s'il faut simplement respecter leur volonté et la frontière devient ténue entre suicide, suicide assisté et euthanasie. C'est une question philosophique qui concerne l'ensemble des citoyens et pas seulement les professionnels de santé. Si la loi française n'a pas totalement changé, la situation a nettement évolué dans la période récente avec la création d'unités hospitalières de soins palliatifs, qui prennent davantage en compte la douleur et la souffrance et qui agissent par étapes en fonction de l'évolution de la maladie et de la volonté du malade. Mais nous laisserons ici la réflexion sur l'attitude à tenir pour soulager les malades, selon les circonstances, les étapes et les personnes comme le débat sur l'euthanasie et le suicide assisté.

Finalement, le positionnement philosophique qui consiste à ne pas rester passif, mais à reconnaître et respecter, en dernier ressort, la liberté de se suicider n'est pas à remettre en question. Mais cette dualité délicate ne trouve sa cohérence que si elle nous engage à étudier tout ce qu'on peut faire avant d'en arriver là et, donc en premier lieu, à développer la prévention.

L'approche épidémiologique... et le vécu

L'épidémiologie est l'étude des chiffres, c'est-à-dire essentiellement le recueil et l'analyse des données statistiques. Elle apporte de précieux renseignements, tout d'abord sur l'ampleur globale du phénomène.

Un chiffrage rigoureusement exact est en réalité difficile à établir du fait de la sous-déclaration de cette cause de mortalité, comme nous l'avons vu. Néanmoins, selon les chiffres officiels des certificats de décès, il y a eu 9033 morts par suicide en France en 2014 (Chiffres INSERM). Les études qui ont permis d'évaluer la sous-déclaration estiment qu'il faut augmenter de10% ce chiffre, et c'est sans doute un minimum. S'ajoute une partie, au prorata, des causes indéterminées de mort violente, et ceci porterait au minimum à environ 10 000 le nombre annuel de morts par suicide en France et certaine estimation portent ce chiffre à 13 000. Ce chiffre ne tient pas compte, en revanche, des suicides cachés derrière la cause connue de la mort. C'est certainement le cas pour un certain nombre d'accidents, accidents de voiture ou de moto, en particulier, dans lesquels le conducteur responsable acceptait, voire recherchait, le risque de « jouer avec la mort ».

L'épidémiologie nous apprend aussi qu'en France, il y a aujourd'hui trois fois plus de morts par suicide que par accidents de la route, à présent que la mortalité routière a beaucoup baissé (3 557 morts sur la route en 2014), que la mortalité par suicide diminue légèrement chez les jeunes depuis les années 2 000, qu'elle est plutôt stable chez les adultes, mais qu'elle reste la première cause de mort dans la tranche d'âge 25–34 ans. Le suicide varie en fonction de l'âge et du sexe. Après un pic à l'adolescence, dans notre pays, le taux baisse avec l'âge, puis augmente fortement, avec un maximum dans la tranche d'âge 45 - 54 ans. Il augmente fortement avec l'âge, jusqu'à un âge avancé. Ces variations sont beaucoup moins importantes pour les femmes et la mortalité par suicide touche beaucoup plus les hommes que les femmes, environ trois fois plus d'hommes que de femmes (73% d'hommes, 27% de femmes), tandis que les tentatives de suicide sont particulièrement fréquentes chez les jeunes filles, adolescentes et post adolescentes.

L'épidémiologie nous apprend que la France est un des pays développés les plus touchés, mais nettement moins que les pays de l'ex-URSS (Lituanie, Estonie, Biélorussie, Russie, Ukraine, Pologne…) ou que la Finlande ou encore le Japon ou l'Inde. Le taux, de suicide, standardisé pour les hommes selon les chiffres internationaux de l'OMS, est en France (19,3 pour 100 000 en 2014), presque trois fois moins élevé qu'en Russie (35,1 pour 100 000), mais plus de trois fois plus élevé qu'en Grèce (6,3 pour 100 000) et plus de quatre fois qu'au Pérou, par exemple. Même si ces chiffres ne sont pas toujours très fiables, les écarts considérables ne peuvent pas être expliqués seulement par leur imprécision.

Pour donner une idée des disparités selon les sociétés, voici un graphique concernant quelques pays montrant les taux comparatifs, (c'est-à-dire recalculés en fonction de la structure de population pour que les chiffres soient comparables) donnés par l'OMS pour l'année 2014, pour les hommes pour les femmes.

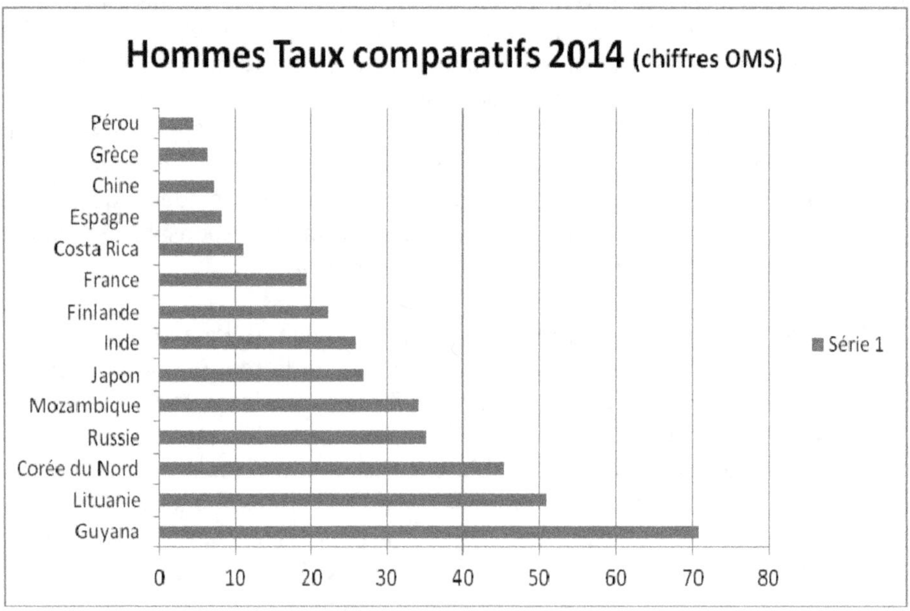

Taux pour 100 000

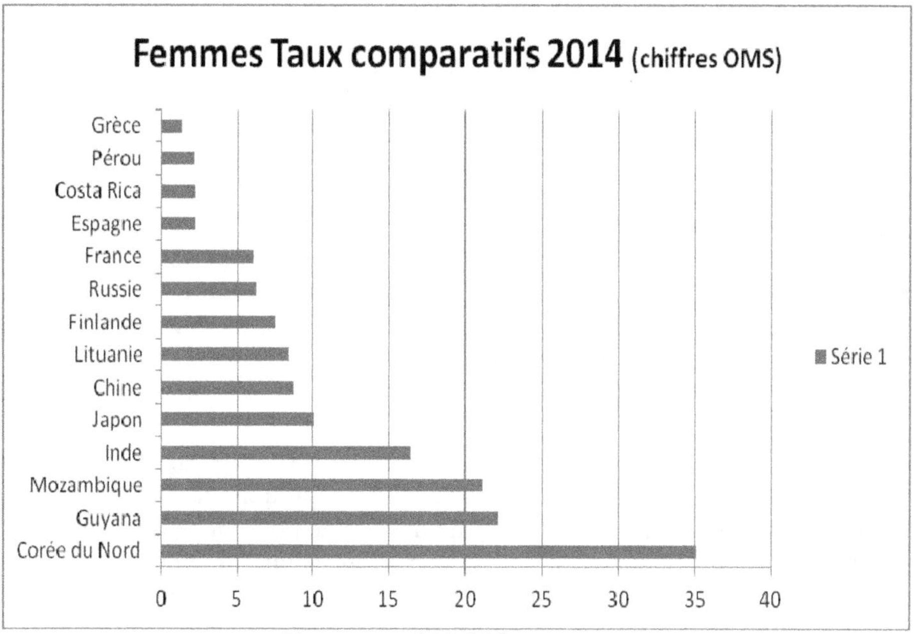

Taux pour 100 000

Par ailleurs, ce type de chiffres est un peu abstrait pour qui n'est pas habitué. C'est pourquoi, pour se faire une idée de la façon dont chacun est statistiquement concerné, nous allons essayer de l'éclairer du point de vue d'un citoyen pris au hasard.

Nous pouvons nous demander si nous côtoyons tous des personnes concernées par les actes suicidaires, ou bien s'il s'agit d'un problème sectoriel que nous avons peu de chance de rencontrer dans la vie quotidienne et qui concerne donc plutôt les spécialistes. Considérons les chiffres de suicides, car le fait que le suicide entraîne la mort implique que le dénombrement soit plus objectif que ceux des tentatives. Un calcul simple montre que nous sommes tous concernés. Si l'on considère l'année 2014 en France, il y a pour l'année 556 000 décès, tous âges et toutes causes confondues, dont les 10 000 suicides. C'est donc en moyenne une personne sur 56 décès qui meurt par suicide, autrement dit, un peu moins de deux sur 100 décès. A partir d'un certain âge, nous connaissons chacun, au fur et à mesure des années, beaucoup plus de 56 personnes qui décèdent. Statistiquement, il est plus que probable que nous côtoyions donc tous, au cours de notre vie, des personnes qui vont se suicider un jour.

Ce phénomène est frappant et on peut avoir l'impression que dans la réalité de la société, il n'est pas aussi important. Il y a trois types de raisons à cette impression. La première est que le suicide est fréquent chez les personnes âgées. Or, les personnes très âgées sont beaucoup moins présentes dans la société que les plus jeunes, en particulier si elles sont malades ou si elles ont une autonomie restreinte. Les jeunes n'ont pas toujours conscience de la vieillesse, ceci d'autant plus que l'urbanisme moderne a tendance à séparer les générations. Cette ségrégation n'est au demeurant bonne ni pour les jeunes, ni pour les vieux. Mais, pour ce qui nous occupe, reste qu'elle amplifie le fait que l'on a davantage de contacts avec la mort quand on s'en rapproche soi-même par l'âge.

La deuxième raison est que la vie dure, en moyenne, 82 ans et que, poussés par la vie, on oublie. On garde le souvenir des traumatismes majeurs, mais on ne peut pas garder en tête le souvenir de tous ceux qu'on a côtoyés. En tout cas pas en même temps ; la mémoire revient par bouffées ou par crises, en fonction des évènements présents, mais il ne faut pas trop compter sur elle pour comptabiliser.

Mais il y a une troisième raison, plus objective, mathématique : un phénomène de « dilution statistique », qui se produit si l'on considère seulement le taux annuel, qui représente un suicide pour un peu plus de 5000 habitants. En effet, pour un citoyen, le nombre annuel d'évènements est à multiplier par la durée de vie. Imaginons, pour simplifier les calculs, que tout se passe dans la société, au cours de la vie d'une génération, de la même manière que l'année 2014. Puisque nous vivons en moyenne 82 ans en 2014, il y aurait pendant toute la vie d'une personne 10 000 x 82 = 820 000 suicides, sur toutes les tranches d'âge. Et contrairement aux tentatives de suicide, puisqu'ils sont mortels, les suicides ne peuvent pas concerner deux fois la même personne. De l'autre côté de la fraction, la population augmente au cours des années, mais dans des proportions considérablement moindres. Une personne va côtoyer potentiellement au cours de ses 82 années de vie les 66 millions de personnes françaises existantes à sa naissance, auxquelles s'ajoutent les personnes nées chaque année au cours de sa vie, soit (là encore, si tout se passe comme l'année 2014 qui a connu environ 818 000 naissances), 818 000 x 82 = 67 millions d'habitants. Une personne est donc susceptible en 82 ans de côtoyer la somme des deux, 66 + 67 = 133 millions de personnes dans la population française, sans tenir compte de l'émigration ni de l'immigration pour simplifier les données. Au cours de la vie d'un français, c'est donc 133 millions divisés par 820 000, soit en réalité une personne sur environ 156 qui va mettre fin à ses jours parmi ses concitoyens. Ce chiffre est plus représentatif de la réalité vécue et est considérablement plus important que le taux de mortalité annuel indiqué plus haut. Chacun connaît au cours de sa vie davantage que 156 personnes. C'est pourquoi, statistiquement, même si les taux annuels ne le font pas penser, chacun va côtoyer de près ou de loin, au cours de sa vie, la mort par suicide de personnes de connaissance.

Le nombre annuel de morts par suicide ne dit pas tout. Il est aussi frappant que le suicide touche, pour une part importante, des personnes jeunes. Pour étudier cet aspect de la question, les épidémiologistes ont créé deux concepts qui permettent une mesure plus affinée. Le premier est celui de « mortalité prématurée ». Une barrière relativement arbitraire a été fixée à 65 ans et l'on parle de mortalité prématurée avant 65 ans. Cette notion n'a de valeur et d'intérêt que sur le plan statistique, et vise uniquement à ne pas confondre la réflexion sur la mortalité des jeunes et celle des personnes âgées. Le deuxième concept est le nombre d'années de vie perdues, c'est-à-dire, si l'on se limite à la mortalité prématurée, le nombre d'années entre l'âge d'une personne à sa mort et 65 ans. Dans ce cas, une personne qui décède à 25 ans représente 40 années de vie perdues, tandis que, si elle décède à 64 ans, il y a seulement une année de vie perdue. Dans cet esprit, chiffré en années de vie perdues et concernant la mortalité prématurée, le suicide devient une des toutes premières causes de mortalité, à peu près à égalité avec le cancer du poumon. Cette étonnante équivalence est due au fait que le cancer est plus fréquent, mais le suicide concerne des personnes plus jeunes.

Bien sûr, si l'on s'intéresse aux tentatives de suicide, le problème est beaucoup plus prégnant. Le nombre de tentatives de suicide est certainement plus largement sous-estimé encore. Beaucoup de ces tentatives de suicides ne sont pas répertoriées, car l'acte suicidaire est caché ou parce qu'elles ne sont pas hospitalisées ou même parce qu'elles ne sont vues par aucun médecin. Le nombre de personnes concernées est en revanche à diminuer de ceux qui font des tentatives à répétition. Ceci étant, les tentatives de suicides sont évaluées à environ 200 000 par an dans le deuxième rapport (février 2016) de l'Observatoire national du Suicide mis en place par le ministère de la Santé, c'est-à-dire 20 fois plus nombreuses que les suicides, ce qui est confirmé par l'évaluation de l'OMS. Nous reviendrons sur les populations concernées. De son côté, le Baromètre Santé de l'Institut national de Prévention et d'éducation pour la santé (INPES) rapporte que, en 2014, 0,8% des personnes interrogées ont déclaré avoir tenté de se suicider au cours des 12 derniers mois, ce qui représente plus de 500 000 tentatives de suicide (TS). L'Institut de Veille sanitaire (INVS) estime le nombre de passages aux urgences pour tentative de suicide entre 176 000 et 200 000 par an, ce qui représente un taux d'hospitalisation pour acte suicidaire de 17,7 pour 10 000 habitants. Les femmes sont les plus concernées, avec un taux de 21 pour 10 000 femmes et un taux de 13,4 pour 10 000 hommes. Les données indiquent qu'après hospitalisation pour TS, le taux de ré-hospitalisation pour le même motif est de 12,8% à 12 mois et progresse jusqu'à 26,6% à huit ans. Si l'on s'en tient au chiffre de 200 000 par an, une personne qui vit 82 ans est susceptible de côtoyer plus de 16 millions de tentatives de suicides pour une population de 133 millions selon le calcul indiqué ci-dessus. Le rapport étant faussé par les tentatives de suicide à répétition, on peut estimer que le nombre de personnes concernées dans la société française au cours de sa vie est alors de l'ordre d'un sur 15 habitants. Il est impossible que chacun d'entre nous ne connaisse pas plusieurs personnes qui ont tenté de se donner la mort.

De plus, il faut sans doute considérer que, pour une personne qui fait une tentative de suicide, environ une dizaine d'autres y pensent quelquefois sans oser passer à l'acte. En ce qui concerne les idées suicidaires, 5% des personnes interrogées déclarent avoir pensé à se suicider au cours des 12 derniers mois en 2014, les femmes le déclarant presque deux fois plus souvent que les hommes, à l'adolescence avant 20 ans, et à partir de 55 ans. Ont pensé au suicide plus de 3 millions 300 000 de nos concitoyens au cours d'une année, soit environ une personne sur 20. Mais y penser parfois n'est pas comparable avec passer à l'acte !

Il reste encore à considérer les personnes touchées par la dépression au sens médical du terme qui sont estimées à près de 3 millions et, selon les chiffres de la Caisse primaire d'Assurance Maladie (CPAM), 45 millions de boîtes d'antidépresseurs sont vendues en un an, hors établissements de santé, ce qui signifie qu'environ 4 millions de Français en consomment régulièrement ! S'ajoutent encore ceux qui souffrent et qui n'y croient plus, mais ne font pas l'objet d'un diagnostic médical… Au total, le mal de vivre, la souffrance psychique concernent un nombre de personnes qui se compte en millions, et fait de la santé mentale et du bien-être psychique un des grands enjeux de santé.

Les statistiques peuvent aussi permettre de faire des liens entre des données différentes et de savoir si ces liens sont dus à autre chose que le hasard. Les liens statistiques ne permettent pas d'identifier la nature ni les mécanismes de lien, c'est-à-dire qu'elles ne permettent pas d'identifier des causes et des effets et encore moins de comprendre en quoi l'une peut être la cause de l'autre. Le lien statistique, lorsqu'il est significatif, indique la probabilité d'un lien causal, mais un piège dans lequel beaucoup de commentateurs, y compris scientifiques, tombent est que la probabilité d'un lien causal n'indique pas quel facteur peut être cause de l'autre. Les hypothèses d'interprétation de ces liens sont souvent un pur reflet de l'idéologie dominante. Cette observation devrait inciter à la prudence des commentaires en différenciant clairement les hypothèses des causes démontrées. Le lien statistique permet seulement de savoir que dans une population où un phénomène précis est rencontré, un autre phénomène est présent plus souvent que dans le reste de la population. Il est convenu de dénommer le facteur associé statistiquement à un événement connu : « facteur de risque ».

Ainsi, en ce qui concerne les tentatives de suicide des jeunes, on a pu mettre en évidence un certain nombre de facteurs de risque statistiques caractérisant la population concernée : il s'agit plus fréquemment des filles, adolescentes ou post-adolescentes, plus souvent d'origine étrangère, issues d'une famille dissociée, en grande souffrance dans la famille, ayant un sentiment de solitude, en échec scolaire, de condition sociale défavorisée, et sont particulièrement concernées celles qui ont été retirées de leur famille. Sont également mis en évidence des facteurs de risque associés concernant des évènements dans l'histoire de la personne : les conduites violentes, agies ou subies, tout particulièrement une situation de victime d'abus sexuels, la consommation de drogue, de tabac, d'alcool, l'absentéisme scolaire, la prise de médicaments psychotropes, les troubles du comportement alimentaire, des antécédents de dépression, ou encore de problèmes familiaux psychiatriques ou d'alcoolisme des parents.

Certes, il ne s'agit que de facteurs de risque, ce qui signifie qu'il peut arriver des actes suicidaires sans aucun de ces éléments. De même, ces facteurs, lorsqu'ils sont présents, n'entraînent pas automatiquement des actes suicidaires. Les facteurs de risque nous incitent néanmoins à la réflexion et il est légitime de penser que, même si l'on ne connaît pas l'ensemble des causes et des conséquences, en diminuant les facteurs de risque, on devrait également faire diminuer les actes suicidaires. Encore un enjeu de prévention !

Au total, il est clair qu'aujourd'hui, dans notre pays en particulier, le suicide et les actes suicidaires sont devenus une des grandes priorités de santé publique.

L'approche sociologique : l'échelle collective

A la frontière de l'épidémiologie et de la sociologie, il est utile de se demander : qui se suicide ? Les statistiques nous permettent-elles de mieux cerner la ou les populations concernées, les situations sociales ou personnelles qui sembleraient déterminantes ? Sans entrer dans tous les détails, nous pouvons caractériser trois populations particulièrement touchées par le suicide et les actes suicidaires.

La première est, nous l'avons vu, celle des jeunes, adolescents et post adolescents, plus souvent des jeunes filles : leurs actes suicidaires sont plus souvent des tentatives de suicide, donc non mortelles, par prise médicamenteuse. Il s'agit le plus souvent de jeunes qui ont perdu leurs repères familiaux et sont en difficulté d'insertion sociale. Une attention toute particulière doit être donnée aux violences et abus sexuels. Cette question des abus sexuels sur les enfants est probablement beaucoup plus fréquente que ce qui apparaît au grand jour. Ils ont lieu le plus souvent à l'intérieur des familles et n'en sortent pas. Nous y reviendrons. Toutefois, ces éléments sont à considérer avec précaution, car ils ne se retrouvent pas dans tous les cas et pourraient engager sur de fausses pistes face à une personne précise si les actes ne sont pas avérés.

Le deuxième type de population concerne les hommes, entre 40 et 60 ans, le plus souvent en milieu rural. Ils se donnent la mort le plus souvent par pendaison ou arme à feu. Ces moyens sont bien sûr très fréquemment mortels. Les difficultés de communication concernent cette population, mais il faut insister aussi sur les facteurs sociaux. Il s'agit souvent d'agriculteurs, ayant de petites exploitations, en difficulté financière. La région du sud de la Manche, par exemple, avec de très petites exploitations d'élevage, est parmi les plus touchées.

Il faut ajouter aujourd'hui dans cette catégorie les salariés du monde de l'entreprise, concernés par les modes de management modernes dans le cadre de la mondialisation qui impliquent la compression des effectifs, la dégradation des relations de travail, la déqualification ou la pression extrême sur ceux qui ont de l'ancienneté, afin d'améliorer les objectifs de rentabilité à court terme. Cette radicalisation des rapports de travail se manifeste par la vague de suicides dans certaines entreprises en restructuration.

La troisième population concerne les personnes âgées et les personnes gravement malades ou handicapées, dont la souffrance devient insupportable pour eux-mêmes. Il est à distinguer schématiquement deux cas de figure. Le premier concerne des personnes âgées, qui souffrent de solitude, abandonnées, voire parfois maltraitées par la famille ou par l'institution où elles vivent, et qui finissent par perdre goût à la vie. Là encore, le problème de communication est essentiel et l'on ne peut pas s'empêcher de penser qu'une prévention est largement possible. L'intégration des personnes âgées dans la société et leur qualité de vie est un enjeu de civilisation pour des sociétés qui se prétendent humanistes. Le deuxième cas concerne des personnes atteintes de maladies incurables qui les font terriblement souffrir et qui font naître le désir d'en finir, ou des personnes gravement handicapées ou encore très âgées, qui voient leurs facultés leur échapper et qui trouvent que la vie ne vaut plus la peine d'être vécue. Se pose là le problème philosophique déjà abordé de la liberté de choix de mettre fin à ses jours. Bien sûr, tant que c'est possible, il y a des soins qui soulagent...

Parmi les populations particulièrement concernées, il faut ajouter ici les personnes touchées par certains troubles psychiatriques. Dans des cas précis, le traitement psychiatrique peut limiter les tendances suicidaires. Nous y ferons référence à propos des causes, mais nous n'entrerons pas dans une étude des soins psychiatriques dans cet ouvrage.

L'étude du suicide à l'échelle collective est riche d'enseignements. La réflexion sur le suicide comme phénomène social a sans conteste été initiée par Emile Durkheim et son livre *Le suicide* publié en 1897. Il a montré il y a plus d'un siècle que le suicide pouvait être considéré comme un problème collectif et pas seulement individuel, et que les statistiques pouvaient faire apparaître des « causes sociales ». Avant l'essor de la sociologie, Durkheim a mis en évidence que le suicide était beaucoup plus fréquent chez des personnes déracinées géographiquement et socialement, et que cette situation pouvait s'expliquer par la perte du lien social. Il est frappant de constater que la théorie de Durkheim a, depuis, été vérifiée de façon quasi expérimentale, alors même que les données se sont inversées du fait de l'évolution de la société. En effet, il y a un siècle, le suicide était un problème avant tout urbain, concernant des personnes qui avaient dû quitter leur région d'origine du fait de la pauvreté (en particulier les Bretons) pour tenter de trouver du travail comme manœuvre ou ouvrier dans l'industrie dans la région parisienne. Leurs conditions de vie n'ayant alors plus rien à voir avec celles de leurs origines, les codes sociaux n'étant pas les mêmes, certains ne réussissaient pas à s'intégrer dans la société et à recréer un lien social, et mettaient fin à leur vie. Il est très frappant de considérer qu'aujourd'hui le suicide touche particulièrement les hommes en milieu rural, mais que les thèses d'Émile Durkheim se vérifient pourtant puisque, si l'aspect géographique s'est inversé, les causes sont à peu près les mêmes. Les agriculteurs sont aujourd'hui une profession exposée, car nombre d'entre eux sont en difficulté économique et certains se suicident, en particulier lorsqu'il apparaît qu'il n'y a plus de choix et que la cessation d'activité est inévitable. L'événement déclenchant peut-être, par exemple, le refus d'un prêt bancaire. La cause est que leur système de valeurs et leur mode de vie s'écroule, aboutissant à une rupture sociale profonde. Ils sont ancrés dans la vie rurale et dans le travail de la terre depuis plusieurs générations. Leurs parents étaient semblables, les générations précédentes aussi, et ils ne peuvent pas imaginer un autre type d'insertion sociale. Leur retirer cette insertion détruit à la fois le sens de leur vie, leur place dans la communauté et l'image qu'ils ont d'eux-mêmes. Cette destruction du lien social et de l'intégration représente une violence que certains ne peuvent pas supporter et elle peut aboutir à un acte suicidaire. L'agriculteur en détresse ne parle pas ; il va dans la grange et se pend. Certes, les facteurs mis en évidence n'ont pas de caractère automatique, car toute situation personnelle est complexe et ne peut pas être réduite à un schéma simple. Les causes sociales se retrouvent incontestablement à l'échelle collective, mais ne permettent pas de prévoir ce type d'évènement à l'échelle individuelle

Durkheim a pu caractériser le suicide comme un problème d'intégration sociale et cette analyse est toujours pertinente dans une situation épidémiologique inversée.

Les causes sociales sont profondes et ne concernent pas seulement ceux qui passent à l'acte suicidaire. L'ensemble de la profession des agriculteurs est touché par une crise qui porte sur le sens et la place dans la société. En effet, dans les siècles précédents, les paysans exerçaient une profession noble et indispensable, qui consistait à nourrir le pays, mais, dans les décennies récentes, l'image de l'agriculture s'est dégradée. Une région agricole comme la Basse-Normandie est représentative de cette évolution. Voisine de la région parisienne, elle était une région plutôt riche, et son utilité sociale n'était pas à démontrer, car la population de la grande région parisienne était demandeuse de son lait, son beurre, sa viande. Au lendemain de la Deuxième Guerre mondiale, la France était en situation de pénurie et les agriculteurs ont été poussés à intensifier les productions pour assurer la suffisance alimentaire du pays, à grand renfort d'engrais chimiques et de pesticides. Depuis les années 60, en revanche, est apparu le problème de la surproduction. Dans les années 70, les responsables français et européens ont dû gérer les énormes surplus de beurre et de lait, en particulier. Ils ont alors instauré les quotas laitiers et l'Europe a consacré un budget important à soutenir l'agriculture. Puis dans les années 80, le public a pris conscience de la pollution présente dans l'eau, le sol et l'alimentation, d'une part, et, d'autre part, de la montée des maladies cardio-vasculaires et des cancers liées à la suralimentation. L'image de l'agriculture dans l'inconscient collectif s'en est trouvée renversée. Les agriculteurs sont devenus en quelque sorte ceux qui posent des problèmes, qui produisent une nourriture dont il faut se méfier et qui consomment les subventions et polluent la terre. Triste tableau : il ne faut pas s'étonner qu'il dégrade l'image de soi ! Dans ce contexte, il n'est pas étonnant que la Basse-Normandie, région rurale, connaisse des taux de suicide parmi les plus élevés de France, avec la Bretagne et le Nord.

L'approche sociologique révèle également des aspects auxquels on ne s'attend généralement pas. Les situations de grande menace et de précarité ont été corrélées avec une diminution du nombre de suicides. C'est ainsi que le taux de suicide a été en diminution pendant la période des guerres. Au contraire, le suicide est plus fréquent dans les situations sociales confortables. Il est frappant de constater que le suicide est une caractéristique moderne des sociétés développées. Celles-ci sont pourtant marquées par un haut niveau de vie et de confort. Certes, il y a des inégalités importantes et la pauvreté, loin d'avoir disparu, est plutôt en expansion. De fait, on a pu corréler une hausse des suicides avec des vagues de licenciements, mais, là encore, il ne faut pas assimiler facteur déclenchant et cause, car le suicide n'est pas seulement l'apanage des catégories sociales défavorisées. Un phénomène plus général touche l'ensemble de la société, et il est sans doute possible de l'interpréter comme une perte de sens, dans ces sociétés où ce qu'il est convenu d'appeler le progrès est aussi source de menace pour la vie.

L'approche psychologique : l'histoire personnelle

Se cantonner aux statistiques et à une vision à l'échelle collective pourrait laisser croire que le suicide frappe au hasard dans une population qui présente les facteurs de risque sociologiques, voire qu'il suffirait de changer les facteurs extérieurs pour résoudre le problème, alors que la pratique d'écoute individuelle des personnes souffrantes montre bien qu'il n'en est rien. Les facteurs de risque ne sont pas des causes qui entraînent, à chaque fois, le même effet. Il n'y a pas proportionnalité entre les facteurs de risque et les conséquences, si tant est qu'on puisse les quantifier. A juste titre, les « psys » font remarquer que l'approche sociologique ne suffit pas, car elle ne permet pas de comprendre l'histoire personnelle qui aboutit à un acte suicidaire chez une personne précise. Notons qu'ici, le terme « psy » désigne le monde des professionnels du psychisme, psychologues, psychiatres, psychanalystes et psychothérapeutes, sans entrer dans les débats des écoles de pensée qui divisent ce monde.

De fait, on connaît des exemples de personnes qui avaient « tout pour être heureuses », un couple, de beaux enfants, une vie confortable, un bon revenu..., et qui se suicident... Des situations familiales ou sociales qui ne semblent pas graves peuvent avoir sur certaines personnes des conséquences catastrophiques. De la même manière, dans une famille, c'est une personne précise qui est dépressive, et pas ses frères et sœurs, alors que les conditions sociales sont proches, même s'il y a toujours des différences dans une fratrie. C'est l'adéquation malencontreuse d'une situation pathogène et d'un certain type de personnalité qui fait la gravité du problème pour une personne donnée.

A l'inverse, des personnes en grande difficulté sociale peuvent avoir une forte santé psychique qui leur permet de s'adapter et de réagir. C'est pourquoi les difficultés sociales ne peuvent pas être considérés à elles seules comme la cause, même si elles peuvent y contribuer en jouant un rôle favorisant, voire déclenchant. Il est frappant d'observer que des situations qui semblent a priori très dégradées et dangereuses n'ont pas nécessairement des conséquences catastrophiques : dans un contexte social très défavorable, avec des problèmes de logement, de niveau de vie, etc., des mères, des pères, sont aimants, écoutants et présents dans leur rôle d'éducation et peuvent avoir des enfants qui vont bien sur le plan psychique. Il est clair que certaines familles ont une forte santé mentale avec de grandes difficultés sociales. En fait, c'est la résonance entre une situation de souffrance, une personnalité particulière et la sensibilité liée aux traumatismes de son histoire personnelle qui produit l'ampleur des conséquences psychiques. Des enfants ont pu construire une forte santé mentale dans un contexte particulièrement défavorable, fait de difficultés matérielles, d'alcoolisme des parents, de violence… Certaines personnes trouvent dans leur souffrance une capacité de rebond et de réadaptation impressionnante. C'est ce chemin aride et difficile de reconstruction personnelle dans des situations pathogènes qui constitue ce qu'il est convenu d'appeler la résilience et que Boris Cyrulnik a si bien fait connaître.

Ainsi, se pose une nouvelle question : qu'est-ce qui fait que l'un développe la santé et l'autre la souffrance ? Que face aux mêmes difficultés de vivre, l'un garde confiance en lui-même se construit, voire se révolte et se mobilise pour changer le monde, et l'autre se dévalorise, n'y croit pas et « se déprime » ? Cette différence entre croire ou pas en soi-même est majeure et ténue. Quand on remonte le fil de l'histoire personnelle et la manière dont elle a été vécue, on découvre qu'il y a sans doute des facteurs qui remontent à la petite enfance, à la manière dont cet enfant a été accueilli et materné, facteurs que tout le monde a oubliés et qu'on ne peut pas comprendre de l'extérieur quand on arrive longtemps après. Mais quand on commence à avoir vu naître pas mal d'enfants parce qu'on n'est pas tout jeune, et à les avoir vu grandir dans leur famille, les observations qui se sont enchaînées au cours des années ne peuvent que confirmer cette thèse !

Deux dimensions psychologiques jouent un rôle-clef : la faiblesse de l'estime de soi, d'une part, et la violence, d'autre part, puisque l'acte suicidaire est une violence… visant à se détruire soi-même. L'estime de soi est vitale, car comment mener sa vie si l'on ne s'en trouve pas digne ? Elle se construit dans l'interaction avec les autres, dès la petite enfance. Elle est perturbée si les autres vous renvoient une image dévalorisante de vous-même. A l'inverse, l' « amour » trop dévorant qui ne fait pas la différence entre la personnalité de l'autre et la sienne propre représente une vraie difficulté de vie pour l'enfant. Plus directement destructeurs sont les jugements négatifs, à l'emporte pièce, sur la personnalité, qui, au lieu d'exprimer un désaccord, expriment un rejet affectif. Envoyer une image dévalorisée à un enfant, alors qu'on est en position d'adulte, en tant que parent ou enseignant, peut faire intégrer cette image dévalorisée par l'enfant.

Un maternage, puis une éducation valorisante et respectueuse de la personnalité propre de l'enfant sont des conditions de la construction de son identité.

Le deuxième domaine est la violence. Il est maintenant très largement admis, au-delà du monde spécialisé des « psys », que la violence exercée par une personne, dite « violence agie », est souvent le résultat d'une violence que cette personne a elle-même subie. La violence a pu être subie dans un autre registre, dans un passé lointain, enfoui et oublié, mais la violence agie est la réponse à une « première violence » qu'on ne connaît peut-être plus, mais qui joue un rôle clef. Oublier cette réalité revient à se condamner à ne pas comprendre. La prendre en compte engage sur une voie obscure, car on ne peut pas connaître de l'extérieur toute l'histoire personnelle et c'est l'objet de la psychanalyse de permettre à une personne de remonter le fil des traumatismes passés pour donner du sens aux émotions récentes. Quand il n'y a pas eu de traumatisme caractérisé, d'agression extérieure, l'approche psychanalytique est souvent mal interprétée, comme si elle accusait « la faute des parents »... Il ne s'agit pas ici de culpabilité : les parents ont le plus souvent fait ce qu'ils ont pu, avec leurs moyens et leur bonne volonté, dans le contexte qui était le leur. Et, de toute façon, tous les parents ont à accepter que l'éducation d'un enfant n'est jamais parfaite... Les parents n'ont pas à se sentir coupables, mais ils ont à assumer leur rôle, présent ou passé, dans un dialogue qui accepte de mettre des mots sur les réussites comme sur les erreurs passées, qui peuvent éventuellement remonter aux générations précédentes.

La santé mentale est une réalité spécifique ; elle se distingue des conditions sociales et de ce qu'on peut appeler la santé sociale, même si les limites entre elles sont floues. La société oublie souvent cette réalité, mais les psys comme les familles touchées par un problème de santé mentale le savent bien. Les problèmes de santé mentale ne sont pas résolus uniquement par des mesures sociales.

L'approche phénoménologique : de l'antipsychiatrie à l'approche systémique

Dans une mouvance nouvelle, un éclairage majeur sur la souffrance psychique a été celui porté dans les années 60 par des psychiatres anglais, autour de Ronald Laing. Ils n'ont pas publié particulièrement sur le suicide ; pourtant, si l'on considère que le suicide ne concerne pas seulement une personne prise isolément, mais qu'il est le signe d'un dysfonctionnement collectif, leur apport peut être précieux. En effet, ils proposent des positionnements qui sont transférables.

Ce groupe de psychiatres s'est intéressé au délire de personnes hospitalisées en psychiatrie en se disant qu'il méritait d'être écouté, alors que l'objectif de la psychiatrie était le plus souvent seulement de réprimer le discours considéré comme « anormal ». Considérer le « malade » comme une personne exprimant quelque chose d'important, même si son langage semblait incompréhensible en première approche, changeait profondément le rôle et les méthodes de soin en psychiatrie. C'est ainsi qu'ils ont créé une école de pensée qui s'est dénommée : l' « antipsychiatrie », par opposition aux méthodes dominantes. Ils ont connu des guérisons dont la plus célèbre est celle de Mary Barnes qui a rapporté son histoire personnelle dans son livre *Voyage à travers la folie.* Ils n'ont pas résolu tous les problèmes des hôpitaux ni ceux des personnes en grande souffrance psychique. Mais ils ont fait émerger deux idées nouvelles qui n'ont pas fini de faire leur chemin.

La première est que l'expression délirante est une tentative de communication. Mieux encore, qu'elle peut être une tentative de la personne elle-même pour se sortir de l'enfermement psychique de la souffrance et de la folie. Dans cette approche, le délire mérite d'être écouté pour en décrypter les codes comme on le ferait pour une langue étrangère qu'on ne comprend pas, ce qui ne veut pas dire qu'elle n'a pas de sens. Et se donner comme seul objectif la suppression du délire revient à condamner la personne à rester enfermée dans sa problématique et sa souffrance personnelle, brisant ainsi l'effet d'une tentative pour s'en sortir. Ceci reste vrai, même dans le cas où les soins lui permettent une certaine réadaptation sociale. Par une autre approche, Michel Foucault qualifie l'adaptation sociale considérée comme seul but des soins de « normalisation », et l'assimilera simplement à la répression. En ce qui concerne notre sujet, les personnes suicidaires ne sont généralement pas délirantes, sauf cas particulier, mais elles se sont petit à petit organisées dans l'incompréhension de leur entourage, et se sont enfermées dans une souffrance difficile à exprimer par elles-mêmes et difficile à entendre par les autres. Il est essentiel d'écouter ces personnes et de les prendre au sérieux, en particulier si elles parlent de leurs idées suicidaires. Ainsi, la réponse défensive telle que : « Ne dis pas de bêtises » est inadaptée et dangereuse car elle rejette la personne suicidaire et l'enferme dans sa solitude. Elle ne peut que favoriser le passage à l'acte.

La deuxième grande idée qu'ont fait émerger les « antipsychiatres » est qu'il n'y a pas une personne unique impliquée dans la genèse de la souffrance psychique, mais un groupe social, le plus souvent la famille. Le membre du groupe qui rompt le plus clairement avec les codes sociaux, celui qui souffre le plus ou qui déclenche un évènement dramatique est désigné comme « malade ». Cette désignation est une protection pour les autres qui se considèrent comme « normaux », à la différence du « malade » et croient ne pas être concernés personnellement par la maladie. Ils sentent bien qu'il n'en est rien, mais ils s'accrochent à cette conception « médicalisante », car la perspective d'être soi-même impliqué fait très peur. Il est frappant qu'il en aille tout à fait de même en ce qui concerne les actes suicidaires : la tentation est grande d'étiqueter la personne suicidaire comme malade pour s'en différencier et ne pas reconnaître les implications affectives ou sociales qui concernent l'entourage.

L'approche contextuelle a été également développée et théorisée par l'école de « Palo Alto » aux Etats-Unis, puis s'est organisée sous le concept de thérapie familiale systémique, qui considère la personne dans son réseau social et qui aborde la famille comme un système relationnel où chacun a un rôle spécifique participant à l'ensemble.

De fait, les familles qui vont mal sont fermées, « enchevêtrées ». Elles cherchent le plus longtemps possible à ce que rien de la souffrance et des dysfonctionnements collectifs ne filtre à l'extérieur. Serge Hefez l'expose de façon limpide : « Un comportement, une action, une souffrance ne trouvent pas seulement leur sens dans ce qui se passe « à l'intérieur » d'un sujet, mais dans la relation « entre » cette personne et son environnement ». Quand il y a de vraies difficultés relationnelles et psychiques dans la petite enfance, le plus souvent, elles restent confinées. Sauf si les parents étaient suivis eux-mêmes auparavant par des professionnels, les difficultés sont reconnues à l'extérieur quand l'enfant entre à l'école, lorsqu'elles aboutissent à des problèmes de comportement ou des difficultés scolaires manifestes. C'est le plus souvent à ce moment que les services de pédopsychiatrie sont consultés, sur le conseil ou l'injonction de l'Education nationale. En revanche, si l'enfant est adapté à la vie en classe et réussit, il n'y a pas de raison d'intervenir et le problème n'apparaît pas. Il pourra éventuellement se manifester ultérieurement par des actes suicidaires.

L'antipsychiatrie puis la systémie ont montré que les désordres psychiques sont généralement à considérer comme une crise du groupe social et concernent l'ensemble de ceux qui vivent en proximité, c'est-à-dire le plus souvent la famille. Il n'est dès lors pas possible, si l'on veut comprendre et agir, d'isoler de son contexte une personne, qui serait le malade, et de considérer que les autres ne sont pas concernés.

Ces idées président aux pratiques de certains services de psychiatrie et de pédopsychiatrie, qui reçoivent collectivement les personnes concernées pour des « thérapies familiales ». Au-delà de sa propre pratique, Mony Elkaim a développé cette approche en Europe. Il anime ainsi des formations à la thérapie familiale systémique. De plus, il clarifie le foisonnement actuel des théories et des pratiques concernant la santé mentale et les psychothérapies avec beaucoup de pédagogie, avec une large ouverture d'esprit et une forte éthique humaniste dans son ouvrage *A quel psy se vouer ?*

Pour ma part, j'ai en mémoire le cas d'un enfant qui était en difficulté à l'école et ne réussissait pas à apprendre à lire. Le service de pédopsychiatrie s'est aperçu que les difficultés étaient complexes pour tous les adultes qui le côtoyaient, mais que les adultes se renvoyaient la responsabilité les uns aux autres avec agressivité. Les instituteurs considéraient que les parents ne leur faisaient pas confiance et qu'ils ne jouaient pas leur rôle. Les parents se sentaient méprisés par les personnels de l'Education nationale. L'assistante sociale se disait dépassée, ne supportait plus l'angoisse régnante et en voulait aux « psys » de ne pas la décharger davantage... Les professionnels de santé mentale ont pris le temps, ont réussi à faire se rencontrer les adultes et à faire en sorte qu'ils commencent à communiquer. L'écoute et l'amorce de dialogue a permis aux uns et aux autres de se rendre compte que tous essayaient tant bien que mal de faire ce qu'ils pouvaient dans l'intérêt de l'enfant et le niveau d'agressivité a baissé entre eux. Avant même de rencontrer l'enfant pour commencer à « le soigner », à l'étonnement de tous, les résultats scolaires se sont considérablement améliorés. Cet enfant ressentait toutes les rancoeurs des adultes les uns contre les autres et devait ressentir une responsabilité dans la souffrance collective qui l'inhibait totalement. En desserrant l'étau des jugements et de la violence verbale dans le groupe d'adultes, on a levé des blocages et permis à l'enfant de reprendre son développement.

De façon symétrique, le suicide peut être considéré comme le symptôme d'une maladie du groupe social, qui peut être la famille, ou encore l'entreprise... Il s'agit alors de comprendre la fonction du symptôme dans le dysfonctionnement du système relationnel, en particulier familial.

Dans cet esprit, la prévention du suicide n'est pas individuelle. Elle peut être précoce et intervenir hors de toute crise suicidaire connue. Elle ne s'adresse pas alors au suicidaire, que, le plus souvent, on n'identifie pas, mais consiste à améliorer la qualité des relations et le fonctionnement du groupe social lui-même, dans ses dimensions interpersonnelles.

Causes et évènements déclenchants

Il n'est pas possible d'envisager sérieusement la question des actes suicidaires sans analyser la différence, parfois ténue et subtile, mais essentielle à la compréhension, entre « causes » de l'acte et « évènement déclenchant ». Ce que nous appellerons causes est le ou les phénomènes qui créent chez la personne un état de mal-être très profond et qui comportent une connotation bien particulière d'auto-dévalorisation, de repli sur soi et de perte du goût de vivre. L'évènement déclenchant d'un acte suicidaire est un traumatisme psychique ou affectif qui, à un moment donné, emballe le processus de souffrance, donne l'impression à la personne qu'il n'y a plus d'espoir et lui donne le « courage » ou le stress suffisant pour déclencher le passage à l'acte. Causes et évènement déclenchant sont à différencier encore du moyen utilisé pour s'auto-agresser. Le moyen est l'arme à feu, la réserve de médicaments, la corde ou la voiture qu'il est difficile de supprimer totalement dans l'environnement de chacun, même s'il est possible d'agir dans ce domaine.

L'intérêt de cette différenciation n'est pas purement formel, car il s'agit bien de s'interroger sur les moyens d'action en prévention : comment agir pour recouvrer ou développer le bien-être, c'est-à-dire rechercher l'efficacité en termes de santé ? La distinction est particulièrement importante si l'on s'intéresse à la prévention, puisqu'il sera toujours plus satisfaisant de supprimer les causes, quand c'est possible, que de s'intéresser simplement aux circonstances déclenchantes ou aux moyens létaux, même si ces deux approches représentent souvent la seule intervention directement accessible. Il est sûrement nécessaire de ne pas laisser un fusil ou une réserve de médicaments dangereux à disposition d'une personne suicidaire, mais cela n'est pas suffisant. Il est important aussi de comprendre plus profondément la problématique suicidaire, qu'il s'agisse de soigner ou d'intervenir, autant que possible, pour la prévenir.

L'approche des causes

Comme nous l'avons vu, les causes n'apparaissent pas souvent d'emblée, car elles peuvent relever d'un passé lointain, qui peut être totalement oublié et qui a créé une situation psychique particulière. Les causes entraînent des idées suicidaires récurrentes, mais n'aboutissent pas toujours à une tentative ou à un suicide. De ce point de vue, la personne suicidaire n'est pas forcément celle qui a pensé quelquefois au suicide dans un accès de souffrance réactionnelle ou dans une crise d'angoisse existentielle, comme en connaissent beaucoup d'humains quand ils méditent sur leur vie. Les causes dont nous parlons sont celles de la personnalité suicidaire, caractérisée par une fragilité narcissique, un blocage de la communication avec son entourage et une difficulté d'intégration sociale.

La fragilité narcissique se manifeste par un manque de confiance en soi, une difficulté à s'imposer, une image dévalorisée de soi-même, une tendance à accepter l'humiliation, une fuite dans un monde imaginaire idéalisé, une difficulté à résister aux agressions et à réagir contre la souffrance physique ou psychique. Elle favorise les addictions à l'alcool, au tabac, à la drogue.

Ces personnes ont fréquemment été victimes de violence dans la petite enfance ou l'adolescence ; abus d'autorité morale par des parents immatures ou angoissés, qui ne réussissent pas à assumer la différenciation entre eux-même et leur enfant, avec les manques de respect pour l'enfant que cela implique : c'est-à-dire une absence d'écoute, une confusion entre la personnalité et le désir de l'enfant et de ceux du parent. Cette situation peut rester très discrète et représente l'apanage de bien des familles dites « normales », surtout si la mère s'occupe des enfants seule.

Il peut s'agir aussi d'abus sous forme de violence physique, et en particulier d'abus sexuels qui, eux, sont à dénoncer et sont punis par la loi. Il semble que, dans les tentatives de suicide des adolescentes, les antécédents d'abus sexuels soient particulièrement fréquents. Une collègue, psychiatre aux urgences, me confiait qu'elle n'osait pas poser systématiquement la question à la première tentative de suicide, mais, qu'à la deuxième tentative, elle demandait systématiquement aux jeunes filles si elles avaient été victimes d'abus sexuels, et que la réponse était positive une fois sur deux. Là encore, il ne faut pas oublier que les agressions et les abus sexuels sur les enfants sont largement tenus secrets. Cela étant, il ne s'agit pas de soupçonner tout le monde quand il y a de la souffrance psychique dans une famille, car on ajouterait soi-même de la violence… qui pourrait entraîner de la violence. De ce point de vue, l'interventionnisme moderne dans le travail social, avec la bonne intention de « protéger l'enfant », associé quelquefois à des formations mal digérées, peuvent parfois aboutir au contraire de l'objectif. Désamorcer la violence est une affaire complexe…

A cet égard, on dénonce à juste titre la fréquence d'abus sexuels de certains pères ou de leurs proches sur leurs filles, on parle aujourd'hui de membres du clergé sur les jeunes garçons… Mais il reste encore à expliciter ce qui représente un abus ou un manque de respect dans l'attitude de certaines mères qui ne voient pas que leur enfant grandit et se différencie, et qui comblent symboliquement ou factuellement des frustrations ou des désirs personnels au nom du maternage.

Le deuxième volet, la difficulté de communication avec l'entourage est marquée par la rupture ancienne du dialogue familial, dans le couple quand il existe, avec les enfants s'il y en a, ou avec les parents. Il peut s'agir de l'isolement, si une personne n'a plus de famille et qu'elle est déracinée, ou encore qu'elle n'est pas insérée dans un réseau social de relations ou de voisinage. A cet égard, la société moderne est paradoxale puisqu'à « l'heure de la communication », la solitude est très fréquente. On peut être isolé dans un appartement d'un grand ensemble comme on peut l'être à la campagne. Un adolescent, ou une adolescente, qui se sent mal-aimé depuis des années peut se refermer sur lui-même et refuser toute communication. Des personnes âgées, des parents isolés, des adultes au chômage, des adolescents en rupture peuvent n'avoir réellement personne à qui parler. Telle mère de famille raconte qu'elle sort faire une course futile uniquement dans le but de parler à quelqu'un. Telle personne âgée confie qu'elle dit « bonsoir » au présentateur de télévision pour avoir l'occasion d'adresser la parole à un être humain… Il est à noter que, dans cette société où la santé est souvent réduite aux soins physiques, des personnes âgées peuvent n'avoir aucun interlocuteur alors même qu'elles sont en institution, donc en collectivité. Il est possible, sans aucun doute, de « mourir de solitude », au sens propre, au milieu des autres.

La difficulté d'intégration sociale peut être due à la violence intra-familiale. Ce n'est pas toujours facile à observer de l'extérieur, car les familles sont attachées à l'image sociale qu'elles donnent, ce qui les rend intransigeantes sur les règles de solidarité interne. Celui qui montrerait à l'extérieur la réalité de la violence interne serait considéré comme le traître par les autres et serait exclu du « clan ». C'est pourquoi chacun continue à jouer le rôle qu'on attend de lui dans sa position familiale, afin de ne pas aggraver sa solitude propre. Serge Hefez explique ainsi la difficulté de partir de la famille pour certains adolescents.

La difficulté de communication peut être également due à l'absence de famille ou, sur un autre plan, à la perte de son métier quand celui-ci représente le cœur de son identité, comme nous l'avons vu. Ce qui caractérise la désintégration sociale est la perte de sens de sa propre vie, qui était validée par le réseau social.

Remarquons encore que, dans un groupe, la personne qui n'a pas confiance en elle et qui a des difficultés d'intégration ou de communication n'est pas nécessairement la plus faible sur tous les plans. Elle peut être la plus intelligente, la plus sensible, celle qui perçoit les dysfonctionnements du groupe là où les autres ne voient que la normalité ou ne considèrent que le pouvoir de la force, celle qui perçoit les conflits et la souffrance là ou les autres construisent des défenses, celle qui a le sens de l'intérêt général et de la solidarité là où les autres cultivent l'égoïsme individuel ou de clan, celle qui a l'exigence de confronter les discours aux pratiques là où les autres exorcisent leur mauvaise conscience par des discours, des cérémonies ou des symboliques en contradiction avec leurs pratiques ; en un mot celle qui est capable de refuser la violence quotidienne de rapports humains exempts d'écoute et de solidarité. Le suicide peut représenter une forme de révolte contre l'ordre d'une normalité inhumaine imposée. Il représente alors une réponse à cette première violence de rapports humains irrespectueux et injustes, mais la fragilité narcissique et l'enfermement dans la souffrance aboutissent à retourner la violence de la révolte de la personne suicidaire, qui pourrait être saine, contre elle-même. Cette personne met en question ses propres capacités, abandonnant l'idée de se sortir de la situation malsaine ou d'essayer de la changer, alors même qu'elle peut être la plus clairvoyante et la plus généreuse…

Dans certains cas, le suicide est lié à une pathologie psychiatrique. La schizophrénie, la mélancolie, la dépression profonde, la psychose maniaco-dépressive peuvent aboutir au suicide. Je ne traiterai pas ici des problèmes plus spécifiquement psychiatriques, si ce n'est pour dire l'intérêt du diagnostic de psychose maniaco-dépressive, en particulier, car il existe un traitement médicamenteux, par un produit peu toxique et peu coûteux : le lithium. Et il est souvent possible de rééquilibrer ce que les médecins appellent « l'humeur » de cette personne atteinte d'accès maniaques suivis d'épisodes profondément dépressifs.

Certains ont pu aussi décrire des troubles biologiques et des anomalies des neurotransmetteurs chez des personnes suicidaires, mais, comme souvent dans ce domaine, il n'est pas possible de trancher s'il s'agit d'une cause de personnalité suicidaire ou bien plutôt d'une conséquence de la difficulté de vivre de la personne.

Une question délicate est celle de la dépression. La médecine a des traitements efficaces sous forme de médicaments contre la dépression ou contre l'angoisse. Mais, reste à savoir dans quelle mesure ils sont la solution. Si l'on considère comme dépressive toute personne qui n'a pas le moral, c'est une grande partie de la population qu'il faudrait soigner ! Les médecins répondent à cette remarque que la dépression est une maladie qui présente des signes bien particuliers et qu'il ne faut pas la confondre avec ce que les profanes appellent « la déprime ». Mais on ne sort pas si simplement des contradictions, car, si les médecins spécialistes considèrent également que leurs confrères généralistes ne sont pas assez informés sur la dépression et qu'ils n'en font pas suffisamment souvent le diagnostic, ceux-ci sont néanmoins en général, de grands prescripteurs de médicaments psychotropes, car la France est un des pays dont la consommation de médicaments psychotropes par habitant est la plus élevée au monde. Pourtant, si l'on compare la situation de la santé psychique et du suicide en France avec des pays équivalents par leur structure sociale, mais qui consomment moins de médicaments, il n'est pas du tout évident que les Français se portent mieux sur le plan psychique et certains connaissent d'ailleurs un taux de suicide beaucoup plus faible. La prescription médicale et la consommation de psychotropes ne suffit donc pas à résoudre le problème. De plus, la consommation de médicaments antidépresseurs a été incriminée dans le déclenchement d'actes suicidaires chez des adolescents. On peut penser qu'ils donnent l'énergie de passer à l'acte à celui qui y pensait sans doute, mais n'avait pas l'audace ou l'énergie suffisante pour le faire. Il est donc essentiel d'essayer d'agir plus en amont.

En réalité, les spécialistes conviennent que le suicide n'est généralement pas lié à des problèmes qui relèvent de la psychiatrie. Classiquement, la psychiatrie définit des syndromes, c'est-à-dire des ensembles de signes codifiés qui permettent un diagnostic psychiatrique et un traitement, dans notre pays, souvent médicamenteux, et le suicide n'entre en général pas dans ce cadre. Néanmoins, certaines équipes, en particulier quand il s'agit des adolescents, développent des approches familiales ou communautaires qui élargissent aujourd'hui le champ de la santé mentale.

Les évènements déclenchants

Les évènements déclenchants, quant à eux, relèvent de circonstances extérieures immédiates ou récentes, et représentent un traumatisme psychologique ou affectif et qui ferait souffrir toute personne normalement constituée. Ils ne sont pas spécifiques aux personnes suicidaires. Ce qui leur est propre, c'est justement le type de réponse, où la violence est retournée contre soi-même. Les évènements incriminés les plus fréquents sont la rupture amoureuse, ou, dans un autre domaine, le chômage, le stress dû au harcèlement professionnel, ou encore l'échec économique ou le surendettement, voire, la mise en prison... Ils ne déclenchent pas un suicide chez n'importe quelle personne. Certains vont plutôt réagir par une agressivité tournée vers l'extérieur, chercher des responsables, se révolter, se battre... C'est lorsque l'évènement déclenchant rencontre les causes, donc la personnalité suicidaire, que le drame se produit.

Etre abandonné dans une relation amoureuse est toujours une souffrance. Elle peut provoquer beaucoup de colère, voire de violence, mais le plus souvent contre l'autre, ou contre « le sort » et l'injustice de ne plus être aimé. Si la rupture amoureuse est généralement très insécurisante, elle n'aboutit heureusement pas, le plus souvent, à une tentative de suicide.

Plus généralement, il n'est pas possible de vivre sans agressions extérieures, sans crises, et la santé se manifeste justement par la capacité de gérer les crises, de rebondir quand on est en difficulté. L'action de santé ne supprimera jamais toute difficulté, toute souffrance, toute crise, et ce n'est pas son but, car les crises sont inhérentes à la vie. Mais elle devrait aider à gérer les crises. Ce qui ne veut pas dire qu'on peut multiplier les crises, car chacun a ses limites dans la capacité de réagir. Mais ce qui constitue un problème de santé est précisément cette incapacité à réagir en se protégeant soi-même.

La différence entre cause et facteur déclenchant semble claire. Pourtant, dans certains cas, cette différence paraît s'estomper. La rupture amoureuse, peut apparaître comme une véritable « cause » de suicide pour un observateur non averti, en particulier si la personne compense sa fragilité narcissique par une dépendance affective à son ou sa partenaire.

Le chômage se rapproche lui aussi parfois de ce que nous pouvons considérer comme cause. C'est le cas pour des personnes dont le métier est la clef de voûte de la structuration psychologique, le cœur de l'identité comme nous l'avons vu pour certains agriculteurs. Mais être licencié n'entraîne pas un acte suicidaire chez n'importe qui. C'est là encore la conjonction du chômage et d'une personnalité particulière qui peut aboutir à l'acte suicidaire. Il n'en reste pas moins qu'il est socialement légitime de protéger la population en cas de licenciements, car ils représentent un traumatisme et ils débouchent souvent sur des difficultés matérielles qui peuvent être considérables. De plus c'est au moment où l'on ne peut plus nourrir sa famille ou payer sa maison que les difficultés de couple qui n'ont pas été traitées se décompensent, et que l'autre demande le divorce. Il faut faire face à la fois aux difficultés matérielles qui peuvent aboutir au placement des enfants, à l'atteinte à l'image de soi que représente généralement le chômage et aux difficultés affectives. Les difficultés s'enchaînent les unes les autres et cette réalité n'est certes pas à oublier, mais elle ne doit pas nous empêcher d'analyser ni occulter ce qui revient à chaque type de cause, car c'est la condition pour comprendre et apporter une aide efficace.

Devant les difficultés financières, il est légitime d'apporter une aide matérielle, car, au-delà du simple réflexe de solidarité que l'on doit à un autre humain en tant qu'« alter ego », la société n'a pas intérêt à voir les familles se déstructurer. La société a sans doute mal évalué la place de l'enfant, pour l'avenir de la société elle-même, quand elle sauve plus facilement les banques de la faillite que les personnes surendettées qui ne peuvent plus se loger quand elles se retrouvent au chômage. Mais, restons-en à la question du suicide : il est clair que, même si les difficultés de tous ordres sont aggravées par le manque d'argent, on ne résout pas les problèmes d'image de soi et de communication interpersonnelle par les seules aides financières.

Il en va encore de même du harcèlement professionnel. Ce phénomène se développe actuellement avec la « tyrannie » de la compétitivité et de la concurrence exacerbée dans une économie mondialisée où l'économie n'a plus pour but de satisfaire les besoins de la population générale, mais, avant tout, ceux des investisseurs financiers. Les rapports au travail peuvent constituer une véritable violence, et le harcèlement devient parfois une méthode délibérée. Cependant, si le regard sociologique garde toute sa pertinence, à l'échelle de la personne, le suicide ne tombe pas au hasard. Le suicide au travail est à considérer comme le symptôme à la fois d'une fragilité psychologique personnelle et d'une maladie de la société : la financiarisation de l'économie et les méthodes de management moderne qui en découlent. Il ne serait pas acceptable de dédouaner l'entreprise de toute responsabilité sous prétexte que ce sont des personnes plus fragiles qui se suicident, et il ne sera pas possible de prévenir le suicide sans rien changer à la société pour la rendre plus humaine.

La mise en prison, quant à elle, rassemble tous les éléments qui potentialisent les causes. Elle entraîne de fait la désinsertion sociale, familiale et communautaire. Elle représente nécessairement une atteinte à l'image de soi, qui fait partie de la peine, une dépersonnalisation et une perte de repères du fait de l'enfermement, de l'horaire contraint, de l'inactivité, mais aussi, le plus souvent, une humiliation plus profonde, du fait de la « fouille au corps », de l'absence d'intimité dans une cellule surpeuplée, voire du bizutage ou même du viol par les co-détenus. On retrouve là l'ensemble des facteurs sociologiques et psychologiques des actes suicidaires, à tel point que les causes et les évènements déclenchants semblent se confondre. Seules les personnalités fortement constituées peuvent sortir indemnes de la vie carcérale ordinaire. Loin de nous l'idée de contester le principe de la peine infligée par un tribunal à celui qui a porté préjudice à autrui, c'est le principe de l'Etat de droit. Mais il reste vraiment à mener la réflexion sur le rôle réel de la prison. Dans nos sociétés humanistes on ne peut pas considérer que le rôle de la peine soit uniquement d'éliminer un individu de la société. C'est la raison pour laquelle on a supprimé la peine de mort. La société accepte l'idée que l'emprisonnement doit avoir une fin, normalement la sortie de prison, et la réintégration dans la société de la personne condamnée. C'est pourquoi le but de la prison dépasse la privation de liberté pour la faute commise, et vise la réinsertion sociale, la préparation de la sortie de prison. Sinon, le système judiciaire et pénitentiaire actuel perd son sens. Mais si l'on considère la peine aussi comme une préparation à la réinsertion, il faudrait logiquement que les méthodes mises en œuvre correspondent réellement à cet objectif. Elles devraient bannir en particulier tout ce qui est du domaine de l'humiliation, non seulement en tant que facteur déclenchant de suicide, mais aussi en tant que blessure narcissique supplémentaire qui s'oppose à un projet personnel de réinsertion…

Vers une nouvelle compréhension

Les approches de la problématique suicidaire sont donc multiples et se donner les moyens de la comprendre nous mène dans des directions différentes selon les outils d'analyse et les portes d'entrée théoriques. Mais ces différentes approches sont complémentaires et elles permettent d'appréhender la complexité du phénomène.

Avec le recul, il est possible d'intégrer ces différentes approches des actes suicidaires. Au-delà de l'écoute des témoignages, l'observation dans la durée, l'analyse pluridisciplinaire des processus comme l'expérience d'actions de terrain orientées vers la prévention m'ont amené à une certaine élaboration des causes. Si le suicide est toujours l'aboutissement d'une histoire particulière et, si le processus est toujours plurifactoriel, on peut considérer qu'à l'origine des tendances suicidaires se retrouvent deux grands types de causes, qui aboutissent à un acte suicidaire lorsque l'histoire de vie les rend présentes simultanément et que, de plus, elles rencontrent une circonstance déclenchante.

En résumé, en prenant les risques qu'implique toute schématisation, le suicide se situe à la rencontre des composantes suivantes :

En première ligne :

- une violence subie, sur le plan physique, psychique et, tout particulièrement, sexuel, et/ou encore sur le plan social, violence qui peut être ancienne voire oubliée et qui n'est pas toujours une agression caractérisable. En particulier quand il s'agit de violence psychique, elle s'exerce dans bien des familles « normales ». Elle n'est pas visible de l'extérieur, le tabou et l'omerta étant particulièrement forts quand il s'agit des agressions sexuelles. La violence sociale intime qui constitue une cause profonde n'est pas à confondre avec les évènements déclenchants dont nous avons parlé. Les causes sociales sont faites d'humiliation, d'injustice profondément ressenties, ou encore de scandales étouffés pour défendre une position et une image sociale…
- une incommunicabilité, qui représente l'organisation de défenses contre la souffrance provoquée par l'absence de communication véritable avec ses proches et par le sentiment de ne pas pouvoir se faire entendre d'eux, dans la durée.

Ces causes primaires s'enchevêtrent dans un processus qui aboutit en deuxième étape à :

- une fragilité narcissique résultant d'une difficulté à construire sa personnalité dès la petite enfance, du fait d'un entourage soit trop absent, entraînant alors un sentiment d'abandon, soit trop dévorant, ne permettant pas de construire sa personnalité différenciée.
- une désinsertion familiale et/ou communautaire faite d'isolement, d'incapacité à parler des choses essentielles, à jouer son rôle dans la famille ou dans la société et qui rejoint les observations de Durkheim sur les facteurs sociologiques et en particulier le déracinement de populations.

Ces difficultés s'organisent dans la durée pour aboutir à :

- une perte de sens ressentie de sa vie dans le groupe social ou dans la société, qui démotive de tout projet.
- un repli sur soi fait, là encore de silence, mais qui se fait le plus discret possible et n'offre pas de prise, car, quand bien même certains s'en rendraient compte, on ne peut pas obliger quelqu'un à parler et l'on devient vite trop intrusif à le tarabuster sur son malaise et son silence. C'est plus tôt qu'il fallait écouter et solliciter le dialogue…

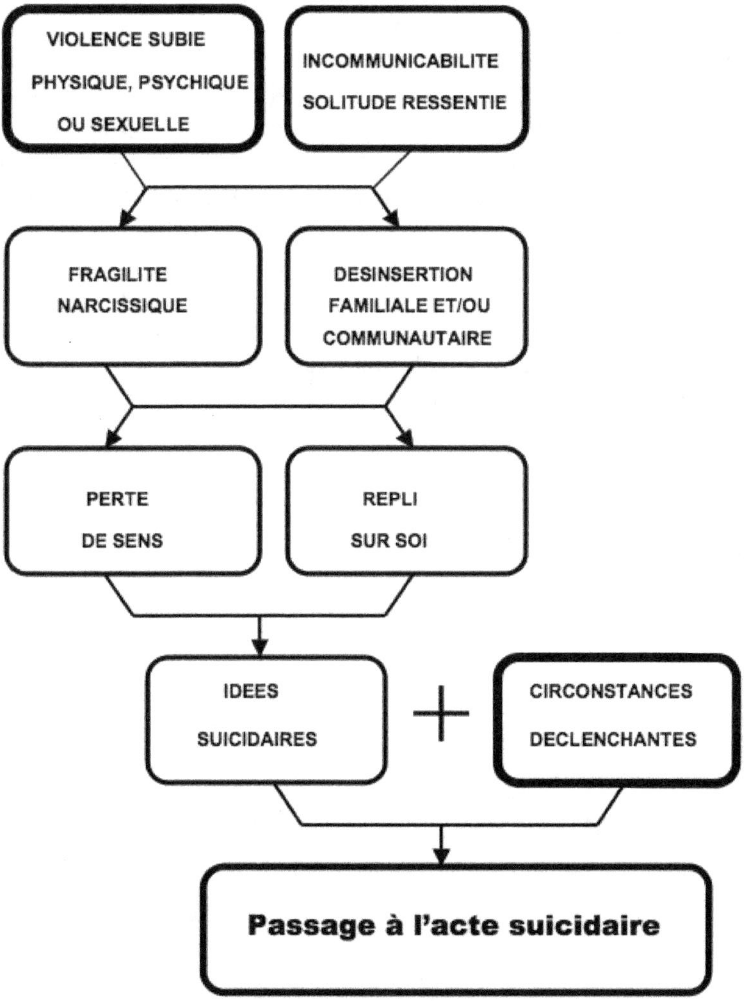

GENESE DE L'ACTE SUICIDAIRE

Cet ensemble, dont tous les éléments n'apparaissent pas toujours tous, aboutit à l'émergence d'idées suicidaires ; et si ces dernières rencontrent une circonstance déclenchante, qui peut être en particulier un accident d'insertion dans la vie sociale ou une rupture affective dans sa vie personnelle, alors se réalise le passage à l'acte suicidaire.

En fait, le suicide n'a pas une cause unique. Il est le résultat d'un ensemble de facteurs, sociologiques et psychologiques, de blessures psychiques ou physiques, d'évènements anciens structurants ou récents déclenchants, qui s'agencent à un moment donné comme un puzzle pour aboutir à l'acte suicidaire. Même si personne n'avait vraiment conscience des nuages qui s'accumulaient depuis longtemps et si personne ne se doutait de l'imminence de l'orage, le suicide est en réalité tout le contraire du « coup de tonnerre dans un ciel serein ». S'il peut parfois apparaître comme tel, c'est que la personne comme son entourage ont fini par s'accommoder de l'absence de communication et à s'organiser dans une incommunicabilité qui permette à chacun de survivre sans extérioriser sa souffrance afin de ne pas perturber la vie quotidienne. C'est pourquoi on peut, a contrario, tenter de démêler l'écheveau de la souffrance psychique et de l'incommunicabilité afin d'envisager des mesures qui permettent de prévenir cette souffrance psychique et cette incommunicabilité avant qu'elles ne s'organisent et maintiennent un silence destructeur.

Il est à noter que, par différentes voies, se retrouve une trame structurant le processus et basé sur la violence. Ou, plus exactement, sur les différentes formes qu'a pu prendre la violence au cours de l'histoire de la personne et de celle du groupe social auquel elle appartient. C'est ce que nous allons explorer maintenant.

Au commencement était la violence...

Si la violence est au coeur des causes de suicide, il faut déplacer notre réflexion vers la violence elle-même et se demander comment on peut lui donner du sens, ceci sans perdre de vue le but poursuivi, tirer des conclusions pour la prévention. Certes, il ne s'agit pas de confondre violence à l'origine du suicide et violence en général, car toute violence n'est pas suicidaire. La violence de la conquête, la violence de l'agression ne sont a priori pas suicidaires. La violence qui aboutit aux actes suicidaires n'est généralement pas la plus visible, pas la plus bruyante. Elle prend des visages multiples qui la rendent difficile à reconnaître.

Il est tout d'abord utile de préciser ce que nous entendons par violence. La violence est à comprendre comme le fait d'imposer par la force des actes, des relations ou une façon de penser, contre la volonté de la personne, ou du groupe. La notion de violence comprend une dimension brutale et destructrice, d'abus, de maltraitance. Ce qui caractérise la violence est le non-respect de l'autre ou des autres, de leur égalité de droit en tant que citoyens, comme de leurs personnalités spécifiques, et en particulier leurs différences. La violence blesse, elle menace l'intégrité ; elle restreint la liberté ; elle s'oppose à l'équilibre et au développement de la personne ou du groupe social.

La violence pourrait se confondre avec l'autorité, qui peut imposer sa volonté, mais elle s'en différencie, car l'autorité saine s'exerce dans un but de protection ou de construction de la personne ou du groupe, et avec la légitimité d'un rôle social particulier, par exemple en tant que parents ou que tutelle. L'autorité est en principe une force de paix, d'humanité, de cohésion, tandis que la violence est une force de destruction, de guerre. L'autorité bien exercée aboutit à un apaisement des conflits, à l'écoute, au respect mutuel, tandis que, face à la violence, la réaction logique est de répondre par la violence en retour, par une violence de révolte qui paraît légitime dans la mesure où elle vise à ne pas se laisser détruire. Mais la réponse violente ne peut faire qu'amplifier le degré de violence collective.

Il apparaît que, si les objectifs sont opposés, les frontières sont floues en pratique et que l'autorité a toujours à s'interroger pour savoir si elle ne glisse pas vers un abus enclenchant alors le processus de la violence. Qu'il s'agisse d'une violence directe ou d'un abus d'autorité, si la violence de réponse, qui commence simplement par les pleurs, ne peut pas se faire entendre, elle n'en sera pas moins destructrice et se manifestera, par résurgence, un jour ou l'autre.

La violence peut prendre des formes diverses. La force qui s'exerce dans la violence peut être physique : la contrainte par les coups, soit portés directement, soit en frappant par la médiation matérielle d'un objet, ou bien encore par le biais d'une machine, on pense par exemple ici à la voiture, car la manière de conduire peut représenter une violence pour les autres.

Mais la violence peut aussi être psychique, elle s'impose alors par un abus de position d'autorité ou de position de force, imposant par exemple un jugement de valeur, ou obligeant à accepter des actes qu'on ne désire pas. La violence psychique peut s'exercer par la manipulation, c'est-à-dire par la prise de pouvoir sur des personnes plus faibles ou immatures pour obtenir d'elles des comportements qui augmentent leur dépendance. Elle peut s'incarner « en douceur » dans le chantage affectif.

La violence peut encore être sociale, et l'on sait bien que la pression sociale peut devenir insupportable quand elle est faite de marginalisation, d'infériorisation, d'exclusion, comme nous l'avons vu concernant certaines méthodes de management moderne. En outre, la position de force peut être paradoxale : des salariés, par la force de leur nombre, peuvent aussi éventuellement imposer une violence vis-à-vis de cadres porteurs de l'intérêt général.

En ce qui concerne les relations interpersonnelles, la notion de « contraire à la volonté de la personne » implique a priori que cette volonté soit exprimée. Mais elle peut être aussi implicite, du fait d'une position de faiblesse ou de dépendance. C'est en particulier le cas de jeunes enfants ou des personnes âgées dépendantes, ou encore des malades en institution. Toute personne, de sa naissance à sa mort, a droit au respect de son corps et de son psychisme, même si elle ne peut pas exprimer clairement son désir ou son refus. Ainsi, un viol est un acte sexuel imposé alors que la personne ne donne pas son consentement. S'il s'agit d'un enfant, on parlera d'abus sexuels, et il est clair qu'ils représentent une particulière violence. La loi protège les enfants, en particulier contre les désirs non maîtrisés des adultes.

La violence destructrice peut être imposée volontairement, par colère, par jalousie, par vengeance, par haine, par désir de puissance… Elle peut aussi être imposée inconsciemment, par exemple s'il s'agit du non-respect du corps ou de la personnalité de l'autre, en particulier de l'enfant. La violence imposée inconsciemment n'en est pas moins destructrice. Et l'apparence de

« normalité » d'un couple, d'une famille ou d'une institution n'est pas une garantie d'absence de violence. La violence dans la vie quotidienne peut rester très longtemps cachée. Elle peut être celle qu'on ne remarque pas, parce qu'elle ne perturbe pas l'image sociale de la famille ou de l'institution. Mais, si elle ne peut pas donner lieu dans l'immédiat à la parole, si elle est étouffée, elle laisse des traces traumatiques dans la personnalité et peut se trouver ravivée par des circonstances particulières, pouvant alors aboutir à se retourner contre la personne elle-même.

Violence, souffrance et santé

Devant les dangers de la violence et devant les abus qu'ils ont pu connaître, certains pourraient être tentés d'éviter tout ce qui est susceptible de devenir une cause de violence ; en particulier tout conflit et toute frustration. Dans un couple ou dans l'éducation d'un enfant, il s'agirait alors de ne jamais dire « non » afin de ne pas créer de tension susceptible de dégénérer en violence. Au nom de la liberté et de l'autonomie, il n'y aurait aucun interdit susceptible de déclencher un conflit... De là à penser que toute relation d'autorité serait dangereuse, il n'y a qu'un pas. Mais cette voie est sans issue, car elle ne permet pas la communication interpersonnelle, ni la vie en société, ni la relation éducative nécessaire à la construction de la personnalité de l'enfant.

Il faut reconnaître que la santé est une affaire plus complexe qu'il n'y paraît. En 1946, au sortir de la guerre et de sa barbarie, l'Organisation mondiale le la Santé a défini la santé, dans un élan idéaliste, de la manière suivante : « la santé n'est pas seulement l'absence de maladie, mais un état de complet bien-être physique, psychique et social ». L'intérêt de cette définition est, d'une part, de différencier la notion de santé de celle de maladie pour en faire une valeur positive qui concerne l'ensemble de la population et pas seulement les malades et, d'autre part, de reconnaître les trois champs fondamentaux : physique, psychique et social.

Mais la définition internationale de la santé à partir de la notion d'« état » et de « complet bien-être » pourrait alimenter l'illusion de la santé conçue comme un paradis où il n'y aurait plus de contradiction, de conflit, de souffrance. Car le bien-être complet est bien l'opposé de la souffrance et, donc, de la violence. Est-ce à dire que toute souffrance est inacceptable ? Certes non. On ne peut pas supprimer toute agression ou tout conflit. Il faut même reconnaître qu'un minimum de frustration est incontournable pour s'adapter à la vie sociale et construire sa personnalité, même si l'intervention d'autorité qui amène ces frustrations peut être perçue comme une certaine violence sur le moment. Ces remarques s'appliquent tout particulièrement au champ de la santé mentale. Ainsi, par exemple, pendant l'enfance, il est naturel que l'idéal féminin du petit garçon soit sa maman et que l'idéal masculin de la petite fille soit son papa. Mais on ne peut pas grandir sans renoncer à cet idéal, et se séparer du monde parental, par étapes, dès avant l'adolescence. Ce renoncement peut représenter une véritable frustration, qui à la lumière de la psychanalyse, a été qualifiée de « frustration humanisante ». La socialisation d'un jeune en devenir passe par le respect d'un certain nombre de règles et d'interdits. Et, Françoise Dolto nous l'explique avec limpidité, l'humanisation passe par la parole échangée avec les adultes. L'adolescence apportera bien d'autres renoncements, en particulier dans le domaine amoureux, qui ne sont pas toujours dépourvus de difficultés et de mal-être, alors même qu'ils permettent de se construire.

C'est pourquoi il faut admettre qu'un minimum de souffrance est incontournable et l'on est alors obligé de différencier une souffrance malsaine, destructrice, d'une souffrance saine, incontournable ou indispensable à la vie sociale ou à la construction de la personnalité. La première correspond à ce que nous avons dénoncé comme violence. La seconde n'y correspond pas. Mais la différence est parfois difficile à faire dans l'instant. En pratique, Le repérage de la violence est souvent plus compliqué qu'il n'y paraît. Certes, il ne s'agit pas ici de valoriser la souffrance. Dans ce domaine, le moins est le mieux. Mais, en termes de santé, il y a plus de bénéfices à avoir le courage de mettre des limites, d'affronter les désaccords et les conflits qu'à les ignorer par peur de la souffrance ou de ce qu'on peut ressentir comme une violence.

Les conflits ne sont pas violents s'ils peuvent s'exprimer, s'ils aboutissent à l'acceptation des différences et à la négociation d'un terrain d'entente. L'autorité n'a pas à user de la violence si elle se légitime par sa pertinence. Elle est plus facilement respectée si elle a du sens dans l'intérêt général, en toutes circonstances. L'autorité aboutit à la violence de la répression lorsque, depuis longtemps, il n'y a plus de parole, plus de communication sur la manière de vivre ensemble, plus de partage des objectifs. Les conflits s'enveniment et peuvent devenir violents lorsque, depuis longtemps, il n'y a plus d'échanges, plus de plaisir à être ensemble. La violence, dans sa dimension destructrice, n'est pas intrinsèquement liée au conflit ou à l'autorité. La violence est au contraire l'échec de la gestion des conflits et des différences, l'échec de l'autorité saine et nécessaire. Cette question sera explorée plus loin, car se tromper sur ce point peut aussi être source de violence et là se trouve la source de bien des incompréhensions.

Dans cette perspective, la santé est à considérer non pas comme un état, mais comme une dynamique, une progression vers la réalisation des capacités de bien-être. Dès lors, la santé n'est plus à définir par la perfection, le complet bien-être, mais par la capacité de progrès. La santé consiste à assumer les déséquilibres et à reconstruire un nouvel équilibre à chaque fois qu'il est bouleversé par une agression, par un conflit ou par une émotion. Un peu comme le vélo qui trouve un équilibre quand il avance, mais le perd quand il s'arrête, la santé instantanée est un équilibre instable. Vouloir arrêter tout mouvement, à un moment donné, pour conserver un bien-être, serait une illusion qui risquerait de menacer à terme non seulement le bien-être en question, mais aussi la vie elle-même. De plus, la progression vers le bien-être n'est pas une ascension douce et sans aspérités. Elle est faite de remises en question, de gestion des conflits ou des échecs, de réponse aux agressions. En termes synthétiques, la progression ne s'exerce pas de façon linéaire, sans traverser de crises.

La santé apparaît alors précisément comme la capacité de résoudre les crises, même quand elles déclenchent une certaine souffrance. Elle vise à aboutir à terme à un nouvel équilibre et, si possible, un bien-être qui peut être plus grand, du fait même de la résolution de la crise. Dans la vie réelle, la santé n'est pas souvent faite de bien-être optimal. Elle réside aussi dans une réelle capacité d'adaptation aux difficultés. L'adaptation n'est pas à sens unique et il peut s'agir d'adaptation de l'humain à son environnement, mais aussi d'adaptation de l'environnement à l'humain. En d'autres termes, la santé est une ressource pour la vie, avec ses difficultés intrinsèques. Là est bien l'esprit des textes plus récents de l'Organisation mondiale de la santé et en particulier de la charte de promotion de la santé de 1986, dite « Charte d'Ottawa », jointe en annexe 1.

Certes tout le monde n'a pas toujours une bonne maîtrise de ses capacités d'adaptation, pour des raisons de maladie physique, de handicap, de souffrance psychique ou de difficulté sociale. Mais n'est-ce pas le rôle du système de soins, comme celui de l'action sociale, de soutenir dans toute la mesure du possible l'autonomie des personnes et leur capacité à prendre en charge par eux-mêmes leur santé et les difficultés qui surviennent dans leur vie ? C'est une des tâches assumées quotidiennement par ceux des professionnels qui ont senti l'importance de soutenir l'autonomie plutôt que de seulement « prendre en charge ». Sur le terrain ils sont nombreux et il s'agit en particulier de médecins généralistes, de travailleurs sociaux, de services de Protection maternelle et infantile, de Centres médico-psychologiques (CMP) de services de santé mentale. Ils apportent ce soutien par exemple aux jeunes parents, aux personnes âgées ou encore aux adolescents. Et dans bien des cas, assurer les soins quotidiens, depuis la médecine générale jusqu'à la psychothérapie, remplit à la fois une fonction thérapeutique dans l'immédiat et une fonction de prévention à long terme, à vocation générale, mais en particulier de prévention du suicide.

J'ai pu expliciter dans ma thèse de doctorat (*Contribution à l'étude de la situation sanitaire*) la santé comme une notion duelle : la santé dans l'absolu, le bien-être, d'une part, et la santé relative, la capacité d'adaptation, d'autre part. Dans la vie, ces deux approches sont complémentaires et nous passons de l'une à l'autre quotidiennement. Nous reconnaissons que l'on peut être en bonne santé tout en étant porteur d'une maladie chronique ou d'un handicap ; il s'agit alors de l'adaptation. Mais l'adaptation ne peut pas être le seul but de la santé, car l'humain perdrait alors son autonomie et sa liberté, comme ce fut le cas dans des industries pratiquant le travail à la chaîne ; le bien-être, tant dans ses dimensions subjectives qu'objectives, reste bien l'objectif de santé.

Ainsi, la santé devient « une progression vers la réalisation de toutes les capacités de bien-être des individus et des communautés ». Et « la santé se manifeste par la capacité de l'homme à s'adapter ou à adapter son contexte à toutes les formes d'agressions pour construire à chaque fois le meilleur équilibre possible ». En bref, et de façon plus vivante, la santé ne consiste pas à rêver d'un monde sans problème, mais à construire une vie où les problèmes qui se posent puissent se résoudre.

Au total, la santé n'exclut pas un minimum de souffrance, saine, qui peut être ressentie sur le moment par certains comme une violence, mais qui se différencie de la violence parce qu'elle n'écrase pas les personnes ni les groupes sociaux, mais qu'elle pousse à résoudre les crises et permet de construire, à chaque étape de la vie, un nouvel équilibre, source de bien-être. Cette souffrance est à distinguer de la violence destructrice qui enferme et s'oppose, encore longtemps après, à la construction du bien-être.

L'enchaînement de la violence

Il fait consensus de considérer que la première cause de la violence est... la violence. Autrement dit, la personne violente est presque toujours une personne qui a subi elle-même de la violence, souvent précocement, et la violence « agie » peut-être généralement considérée comme une conséquence d'une violence subie, antérieurement. La violence subie peut être très ancienne ; elle peut ne plus avoir de témoins et être oubliée par tous, y compris la personne concernée elle-même. C'est pourquoi il n'est pas toujours possible de reconstituer l'histoire de la violence. La violence agie peut reproduire la violence antérieurement subie ou au contraire s'exprimer de façon opposée. Ainsi, devant une situation de violence, il n'est pas toujours possible de comprendre le sens de cette violence. Elle peut sembler irrationnelle, gratuite, et être ressentie comme d'autant plus inacceptable.

Il ne s'agit pas, bien sûr, de justifier la violence, même si elle répond à une violence subie. Cette approche ne change pas le regard sur les faits eux-mêmes, mais sur les solutions à terme. Des règles sociales et, si besoin, des lois mettent des limites et interdisent la violence. C'est le rôle des proches, des travailleurs sociaux, des médecins, des témoins de mettre des limites et, si la violence n'est pas tolérable, de faire appel à la police et à la justice pour imposer l'arrêt de cette violence, par la répression face au manque de respect des autres ou à la violence sur autrui. Mais la répression ne résout pas le problème à long terme, et peut même l'aggraver si elle est ressentie comme violente, car on ne peut pas oublier que la violence appelle la violence. Si la réponse à la violence est elle-même violente ou simplement ressentie comme telle, elle fait augmenter le niveau de violence : le cercle vicieux est vite constitué.

La violence est un enchaînement et il est très facile de faire augmenter le niveau de violence. On l'observe quotidiennement, par exemple, aux urgences d'un hôpital : lorsqu'une personne arrive alcoolisée et un peu excitée, si les soignants s'énervent aussi et ne sont pas respectueux, le ton monte très vite, la personne en vient rapidement à s'en prendre au matériel ou au personnel et la situation aboutit à la maîtrise physique par des « gros bras », une injection de calmants puissants, voire une hospitalisation d'office en psychiatrie, qui aurait, parfois, pu être évitée. De la même manière, dans un commissariat ou lors d'un simple contrôle d'identité, le cercle vicieux de la violence peut s'amorcer très vite s'il n'y a pas un respect scrupuleux des personnes. Par exemple, le fait de tutoyer un adulte qu'on ne connaît pas sera souvent ressenti comme un manque de respect, qui augmente le niveau de violence. De même, répondre d'emblée à la provocation verbale par des menaces, voire des coups est de nature à amorcer le cercle vicieux de la violence. Il en va de même dans la vie quotidienne d'un couple ou d'une famille, par exemple entre parents et adolescents.

De ce point de vue, avancer en âge est un facteur réellement favorable à la compréhension, car il y a une distance dans le temps entre les causes et les conséquences. Dans l'immédiateté, il peut arriver de confondre développement personnel et réussite scolaire, socialisation et modélisation, régulation par l'écoute de l'autre et autojustification « bétonnée », ou encore écoute apparemment respectueuse et manoeuvre de prise de pouvoir. Mais, dans la durée, les choses s'éclairent et les résultats ne sont pas du tout les mêmes. Il faut avoir observé des jeunes parents s'occuper de leurs enfants et les retrouver 20 ans après pour comprendre que les attitudes parentales jouent un rôle déterminant, qu'il y a des causes et des effets. Il faut avoir vu se construire des secrets de famille et s'organiser le refus de toute parole, puis, 20 ans après, voir une bouffée délirante qui a justement trait aux problèmes passés pour se dire que le délire n'est pas si délirant que ça, et que la vérité des faits n'est pas seulement un concept flou et relatif, qu'on peut arranger chacun à sa manière. A l'inverse, on peut observer que l'écoute, le respect et l'accompagnement à l'autonomie ne sont pas des mots creux, mais bien des ressorts du bien-être physique psychique et social.

Il est utile de donner du sens à la violence si l'on cherche à comprendre comment l'enrayer. Mais pour cela, il faudrait reconnaître la violence de réponse et la différencier d'une violence d'agression subie antérieurement. S'il était aisé de dérouler le fil de l'histoire personnelle, on pourrait démêler l'enchaînement de la violence et remonter, aussi loin que nécessaire, jusqu'à la violence première, celle qui donne du sens à la violence d'une personne. Cette démarche éclairerait sans doute bien des questions que l'on se pose. Mais l'on sait bien que ce n'est le plus souvent pas possible. En revanche, l'idée qu'il y a eu une première violence permet de mieux situer ce que l'on n'appréhende pas dans l'histoire de la violence et incite à ne pas juger sur les apparences, trop vite, des causes et des responsabilités.

Là encore, il ne s'agit pas ici d'excuser la violence. La réaction sociale de répression face à la violence est indispensable et le moindre mal est le plus souvent d'obliger chacun à assumer la responsabilité de ses actes. Mais il est essentiel ne pas assimiler la violence de réponse à la violence d'agression si l'on cherche à éviter l'enclenchement d'un cercle vicieux de réponse violente en réponse violente. D'une façon générale, à côté de l'action de répression, éventuellement policière et judiciaire, il reste à mettre en œuvre des soins et, dans toute la mesure du possible, des actions de prévention.

La non-violence active

Dès lors, la non-violence consiste à désamorcer le cercle vicieux de la violence et vise à amorcer le cercle vertueux de la paix et de la gestion négociée des conflits. C'est pourquoi la non-violence n'a rien à voir avec la résignation ou avec la passivité. La non-violence est une attitude volontaire, active et demande un certain courage et une certaine force. L'attitude de non-violence répond à la violence par la parole et par le respect dans toute la mesure du possible, et elle exige en retour le respect. Elle donne la parole pour faire expliciter les points de vue et l'objet du conflit. Elle exclut toute agression, mais elle peut être amenée à établir un rapport de force pour faire cesser les hostilités et obliger à négocier les conditions de la résolution pacifique d'un conflit. Tel est le rôle, par exemple, des « casques bleus », soldats de l'Organisation des nations unies (ONU).

Et si l'on ne veut pas entretenir le cercle vicieux, il est utile que notre réponse soit la moins violente possible. Dans les conflits interpersonnels, il est remarquable que la violence peut être souvent rapidement désamorcée si la réponse est respectueuse, relativement tolérante et s'abstient de jugement humiliant, ce qui n'empêche pas de mettre fermement des limites. Il est frappant d'observer que le cercle vertueux de la non-violence est autant possible à amorcer que le cercle vicieux de la violence. On peut observer facilement ce phénomène d'amorçage ou désamorçage de la violence quand il s'agit des professionnels des soins et du social, ou encore des policiers ou des gardiens de prison, car des équipes successives aboutissent à des niveaux de violence très différents, souvent en fonction de la personnalité du chef d'équipe, même quand ils ont affaire aux mêmes populations. Bien sûr, dans les familles, dans les entreprises, le niveau de violence est également très différent de l'une à l'autre.

Si la non-violence cherche dans tous les cas à imposer l'arrêt de la violence, elle ne se dépêche pas de juger, car on sait bien qu'il est parfois extrêmement difficile de différencier la violence d'agression de la violence de révolte. Or il est injuste de confondre les deux et la personne victime de cette injustice a toutes les chances d'augmenter son niveau de violence, que celle-ci soit extériorisée ou intériorisée. De plus un acte de violence peut être les deux : d'une part une réponse à une violence antérieure subie et, d'autre part, une agression inacceptable, car la violence de réponse peut s'exercer sur une personne qui n'a rien à voir avec la violence initiale. La personne qui agit violemment peut-être à la fois coupable et victime.

Si elle intervient précocement, la non-violence active est un facteur d'harmonie, d'acceptation des différences, de gestion des conflits par la parole et la négociation. Si elle intervient plus tardivement, elle peut être une fonction d'autorité. Elle peut même utiliser la force, mais uniquement pour arrêter les actes de violence, afin de reprendre ensuite un dialogue respectueux. Tous ceux qui ont une fonction d'autorité ont aussi un rôle important pour développer la non-violence. C'est le cas (ou ce devrait l'être) des parents dans la famille, du gouvernement, de la police et de la justice dans un pays, comme de l'ONU entre les nations.

Tout le monde partage la responsabilité d'intervenir pour formuler le rappel à la loi et mettre des limites à toute violence. Mais il faudra distinguer les positionnements et les rôles sociaux. La non-violence active dans la vie quotidienne développe l'équilibre des personnes et l'harmonie des groupes sociaux et représente une véritable prévention des rapports de violence. Elle est une mission éducative largement partagée par les acteurs de la société. La réponse à une situation de violence établie relève de l'autorité et, si besoin, de la force pour être stoppée. Mais, lorsque la violence s'est installée, on ne peut pas à la fois intervenir par la force pour exercer la répression nécessaire en cas de débordement et en même temps être à l'écoute de l'histoire de la personne, sans jugement, pour tenter de comprendre, dans le but d'enrayer ou de prévenir la violence. Il y a là plusieurs fonctions sociales qui peuvent se compléter, à condition d'être clairement différenciées. Il y une place et un rôle pour la police, pour la justice, et une pour le travail social, pour les soins, pour la psychothérapie,... Ces fonctions ne sont pas contradictoires à la condition de ne pas mélanger les rôles. La fonction de répression et la fonction de soins se complètent, mais elles ont des objectifs et des méthodes différents, incompatibles dans l'instant. L'interaction et la jonction de ces domaines sont complexes ; c'est ainsi que la justice, qui exerce une répression en prononçant des peines, peut aussi agir pour tenter d'enrayer l'enchaînement de la violence en prononçant une obligation de soins. Cette solution est cohérente dans son intention, mais n'est pas réellement opérationnelle, car il s'agit là de soins psychiques et une personne n'accède pas à la psychothérapie par obligation, mais nécessairement par une démarche personnelle motivée et volontaire. Reste que cette question peut être travaillée, car une dynamique complémentaire entre le juge et l'expert psychiatre peut amener une personne ou une famille à faire la démarche de se faire aider sur le plan psychologique.

Nous n'explorerons pas ce champ d'études, car, en ce qui concerne les actes suicidaires, la répression n'a pas lieu d'être et la police ou la justice sont peu concernées. En revanche l'écoute tournée vers l'accompagnement psychothérapeutique est particulièrement indiquée. Et c'est elle qui peut permettre de démêler l'écheveau de l'enchaînement de la violence.

Comme le dit le film d'Etienne Chatilliez, *La vie n'est pas un long fleuve tranquille*. Les êtres humains connaissent tous, dans leur parcours de vie, un minimum de souffrance voire de violence. Et la réalité est souvent moins drôle que dans ce film. La violence subie est un véritable handicap, une difficulté supplémentaire majeure pour construire sa personnalité, son bien-être et celui de son entourage. Mais il n'y a pas de déterminisme définitif. Si une personne prend conscience de ses blessures psychiques et les soigne, elle peut les cicatriser et créer un nouvel équilibre qui enraye l'enchaînement de la violence. La personne en difficulté psychique ou sociale n'est pas seulement passive face aux conflits ou à la violence qui l'entoure. Elle peut résister, s'adapter, élaborer des moyens de protection ou de fuite et se soustraire aux conséquences d'une situation pathogène. Il est possible de se soigner, souvent avec l'aide de la psychothérapie, mais remonter le fil jusqu'à la violence initiale et à la construction narcissique est un travail délicat. Si la personne est motivée pour fouiller ses racines, la psychanalyse est une méthode particulièrement indiquée. En outre, elle peut permettre d'enrayer l'enchaînement de la violence de génération en génération. Mais elle ne peut être que le fruit d'une démarche personnelle volontaire et elle représente un chemin long et difficile. C'est pourquoi il est souvent utile de conseiller et faciliter l'accès à la psychanalyse, mais la démarche reste nécessairement à l'initiative de la personne. La psychanalyse ne se « prescrit » pas.

Mais il n'y a pas que la psychanalyse. Si la violence n'est pas grave, la personne victime peut se défendre, peut réparer, au moins en partie. Si la violence est grave, elle ne s'efface pas, mais il est néanmoins possible de se reconstruire. La résilience peut même transformer ses faiblesses en force. Les soignants peuvent être « tuteurs de résilience ».

Le chemin parcouru pour exister représente alors une véritable richesse et on peut se demander si un certain nombre d'artistes auraient eu le même talent, la même volonté de se faire entendre et reconnaître s'il n'y avait pas de grande souffrance dans leur histoire personnelle…

En outre, sans qu'on puisse tout comprendre pour chacun, l'explicitation de l'histoire personnelle de quelques-uns peut permettre de mieux comprendre les phénomènes d'enchaînement de la violence et d'en tirer des conclusions en termes de prévention qui peuvent alors être applicables à tous.

Il n'en reste pas moins que les violences subies sont un facteur de souffrance et de suicide et il sera question ici de les prévenir dans toute la mesure du possible en développant les prises de conscience nécessaires à une attitude de non-violence active au quotidien.

Que conclure ?

Il est à considérer qu'au cœur des causes de suicide est la violence : violence souvent ancienne, structurant la personnalité et la vie relationnelle. La violence appelle la violence et ce n'est pas parce qu'une violence est cachée ou niée qu'elle a moins de conséquences, car le silence imposé représente lui-même une violence supplémentaire. Dès lors, il s'agit de comprendre comment l'acte suicidaire s'inscrit dans l'histoire de la personne, de son entourage et de son environnement, comment il s'insère dans l'enchaînement de la violence, puis de comprendre également ce qui fait que la violence peut se retourner contre soi-même.

La violence est ici à considérer comme les rapports de violence au sens large. Ils peuvent s'exercer, comme nous l'avons vu pour la santé, sur les trois plans :

- Physique : il peut s'agir d'enfants battus, de femmes battues, de vieillards maltraités ; il peut s'agir, bien souvent, d'abus sexuels ou de viols.
- Psychique : de non-respect de l'altérité de la personne, en particulier pour le nourrisson ou l'enfant, de négation de l'autonomie de pensée ou d'action, ou encore de mépris, d'humiliation, aux différents âges de la vie.

- Social : il s'agit alors d'isolement et d'abandon, ou encore d'exclusion, de déqualification qui entraînent une désinsertion sociale et une perte de sens de sa vie aux propres yeux de la personne.

Si l'on se réfère aux causes énoncées plus haut, il me semble que la violence joue un rôle dans chacune d'elles. La fragilité narcissique est sans doute liée à la violence physique ou à la violence psychique dans la petite enfance. La difficulté de communication est liée aux rapports de violence psychique, et éventuellement physique, tout au long de la vie. La perte de sens est l'apanage de la violence sociale, et elle est certainement favorisée par la violence psychique comme par la fragilité narcissique.

Quant aux évènements déclenchants, ils représentent par nature une violence, puisqu'ils sont imposés « par la force des choses ». Mais ils font partie des difficultés de la vie qui obligent à s'adapter et la santé est précisément la ressource pour cela. Les évènements déclenchants représentent des traumatismes et des agressions affectives ou sociales, certes difficiles à vivre pour tout un chacun, mais qui deviennent insupportables chez une personne fragile. Ils dépassent les capacités de défense et d'adaptation parce qu'ils réveillent la souffrance de la violence subie dans le passé. Ils réactivent l'incapacité de maîtriser cette violence et de l'enrayer, la personne n'ayant pas été la plus forte au moment des faits.

Un événement déclenchant, sans faiblesse de la construction narcissique, aboutira plutôt à la révolte ou à une crise d'agressivité contre ce que la personne ressent comme la cause de sa souffrance.

Une fragilité narcissique, sans événement déclenchant, peut produire une situation chronique et une souffrance psychique à tendance dépressive, aggravant une timidité ou un manque de confiance en soi qui peut être handicapant dans la vie sociale ou affective, et qui peut durer des années, voire toute la vie, surtout si la communication ne fonctionne pas avec l'entourage.

Il découle qu'interrompre la chaîne de la violence n'est pas seulement de la responsabilité de celui qui souffre le plus ou qui l'exprime le plus, éventuellement par un acte dramatique. Le processus est collectif et chacun de ceux qui se sentent concernés peut entreprendre une démarche personnelle qui bénéficiera à terme à l'entourage et à la lignée. Il faut un certain courage pour entrer dans cette perspective, car il est beaucoup plus facile de se protéger psychiquement en considérant qu'on n'est pas concerné personnellement par les causes et que seule la personne suicidaire est « à soigner » ou que seule les circonstances déclenchantes sont à supprimer.

Certes, chacun peut être tenté de raconter l'histoire de la manière qui l'arrange et refuser de répondre aux questions sur les épisodes gênants, mais, avec les années qui passent et les générations qui se suivent, le résultat n'est pas du tout le même. Et c'est finalement assez rassurant d'observer que l'autorité, le pouvoir ne permettent pas de s'approprier complètement le monde et qu'un certain nombre de valeurs ont du sens parce qu'elles permettent de construire l'équilibre personnel et social sur le long terme. Il en est ainsi de l'honnêteté sur la vérité des faits gênants, de l'effort d'écouter, du respect de l'autre, également du courage d'affronter ce qui ne va pas en acceptant de se remettre en question, même si c'est l'autre qui est en difficulté et qui souffre.

En un mot, qu'assumer ses responsabilités au jour le jour, dans une attitude positive et respectueuse des autres, peut largement contribuer à prévenir la violence et, sans doute, le suicide.

De la prévention à la promotion de la santé, prévention et préventions

La prévention est une action qui vise à améliorer une situation en supprimant des risques. L'analyse des causes et des facteurs de risque permettent de définir des objectifs. Mais la réalité de la pratique implique encore de construire une démarche puis une méthode qui ne se résument pas à l'étude de la situation. Une action compétente implique la construction d'une pratique adaptée aux besoins de la population et demande, de la part des professionnels, un savoir-faire et un savoir-être spécifiques. Il faut admettre qu'il y a une rupture méthodologique entre l'analyse des facteurs de risque et l'action de prévention, car ce ne sont pas les « bonnes intentions » qui font les bons résultats. Penser la pratique en termes de processus dans lequel les intervenants sont impliqués et de démarche visant à faire bouger des représentations sont des conditions pour construire des actions de prévention sans déclencher les effets pervers qui lui feraient perdre son sens. De ce point de vue, cet ouvrage ne constitue pas une action de prévention en tant que telle, car la prévention ne s'incarne pas dans la simple lecture d'un livre.

En revanche, si l'on veut essayer d'agir, et en particulier de prévenir les actes suicidaires, Il est indispensable d'essayer de comprendre avant d'agir et d'approcher la problématique suicidaire. Mais il faudra ensuite se décaler pour entrer dans une démarche d'action, et s'inscrire dans une approche positive, car la santé, conçue comme l'équilibre et le bien-être, ne peut se borner à redouter ou éviter les risques ; elle constitue un appel à la vie, à l'amour et au bonheur. Elle repose sur le souffle parfois contradictoire, souffrant et difficile, mais tellement indispensable, qu'on peut appeler le goût de vivre, et qui constitue le véritable ressort de la prévention du suicide.

Le terme de prévention est le plus souvent employé dans un sens très général. On cherche d'autant moins à préciser ce qu'il recouvre, sur le plan théorique comme sur le plan pratique, qu'il semble faire l'objet d'un large consensus : « Mieux vaut prévenir que guérir », dit le proverbe, et tout le monde en convient, sur le principe. Il est même rare de rencontrer une notion aussi largement consensuelle ! Mais la situation est profondément paradoxale, car, une fois cette affirmation énoncée dans un unanimisme rassurant, tout le monde se satisfait assez bien du fait qu'on n'en fasse rien, en particulier qu'on ne développe pas les formations nécessaires à une véritable culture de prévention.

Pourtant la prévention est particulièrement adaptée à la situation sanitaire moderne qui voit se développer les maladies de civilisation, dont la souffrance psychique et le suicide.

Un enjeu éthique

La prévention mérite d'être prise au sérieux, et d'être d'abord envisagée sur le plan éthique. Utilisée par un pouvoir autoritaire, elle pourrait devenir un instrument de normalisation dangereux pour les libertés publiques. Mais il est curieux qu'on y pense et qu'on s'en émeuve quand il s'agit de la prévention en santé alors que ce constat n'est pas spécifique. Le risque pour les libertés est le même en ce qui concerne l'enseignement, l'éducation, les loisirs ou la médecine. Dans une société démocratique comme la nôtre, on peut à cet égard s'interroger sur le rôle de la publicité qui façonne des représentations et des comportements collectifs, hors des choix et du contrôle démocratique, tout en sachant très bien que nombre de ces comportements sont défavorables à la santé. Il suffit, pour s'en convaincre, de considérer la quantité de publicités pour des produits gras et sucrés, qui favorisent l'obésité et dont on sait parfaitement qu'ils sont consommés en excès. Pourtant, peu nombreux sont ceux qui dénoncent la publicité comme une atteinte aux libertés ! Les libertés publiques sont à considérer comme fragiles. Elles sont à préserver et à développer dans tous les domaines et nous allons montrer que la prévention et l'éducation pour la santé sont précisément des secteurs où l'on peut agir pour promouvoir les libertés, dès lors qu'on est exigeant sur les objectifs et sur les méthodes de prévention.

Si l'on considère l'action de santé d'un point de vue éthique, les questions qui se posent ne sont pas fondamentalement différentes quand il s'agit de prévention ou de soins médicaux. On considère que tous les soins médicaux ayant une efficacité peuvent aussi avoir des effets néfastes ; il en va de même pour la prévention : toute intervention qui présente une efficacité peut aussi engendrer des effets pervers. Le principe de base de la médecine fait l'objet d'un consensus ancien, exprimé en latin : « primum, non nocere », « d'abord, ne pas nuire ». Il en va de même pour la prévention : il est d'abord souhaitable de ne pas faire de mal à ceux qui vont bien.

Certes, les nuisances ou la toxicité des soins médicaux et de la prévention ne sont généralement pas de même nature. En ce qui concerne la prévention, les effets pervers sont susceptibles de déclencher angoisse, culpabilité ou encore, effectivement, perte de liberté. C'est pourquoi la prévention est une affaire de compétence fondée sur l'exigence éthique. Elle est à exercer par des intervenants qui ont fait la preuve de leur formation dans ce domaine spécifique et les exigences éthiques qu'ils mettent en œuvre doivent être explicitées et validées par le débat citoyen. Mais remarquons, là encore, que les enjeux se présentent de la même manière pour les soins médicaux. Ce qui diffère, c'est la représentation sociale dominante, qui suspecte plus souvent a priori la prévention. Les questions éthiques concernant les libertés certes délicates, sont le plus souvent considérées comme résolues et sans danger social quand il s'agit des soins médicaux. Au demeurant, d'un point de vue rationnel, dans l'état actuel de la société et de l'idéologie dominante, il y aurait sans doute à s'interroger davantage sur les limites éthiques de la médecine et à être plus entreprenant sur le plan de la prévention.

Le débat sur la santé s'est endormi. Face à la surconsommation de soins comme aux carences de prévention, il est à reprendre, dans un dialogue entre professionnels et citoyens.

Définition de la prévention

Commençons par les définitions. Le mot de prévention est composé du préfixe « pre » qui, en latin, signifie « avant » et de « vention » racine de venir, on pourrait dire « intervenir ». Littéralement, la prévention consiste donc à intervenir avant. Cette définition semble opérationnelle, mais elle pose une deuxième question : avant quoi ? La réponse est : avant l'évènement négatif, pour tenter d'empêcher sa survenue ; on ne prévient pas le bonheur ni la santé, mais la maladie, l'accident. L'expression « prévention de la santé », qu'on rencontre parfois, est un non-sens, car le but est au contraire de favoriser la santé. Ce qu'il s'agit de prévenir, donc d'éviter, est, pour prendre un terme générique, le risque. L'objet d'étude et d'action de la prévention est le risque. La prévention est une science et une intervention sur les risques.

C'est là tout son intérêt, mais aussi sa limite. En effet, la santé est aujourd'hui conçue dans une dimension positive et il est admis par les 192 pays qui font partie de l'Organisation mondiale de la santé de définir la santé à partir de la notion de bien-être. Etre bien, se sentir bien, valeur en partie objectivable, mais reposant sur la subjectivité de la personne, valeur individuelle et valeur collective, concernant la personne, mais aussi le contexte dans lequel se déroule sa vie, contexte géographique, historique, environnemental et social.

Le mot de prévention ne suffit pas à parler du bien-être puisqu'il renvoie aux risques potentiels qui menacent nos vies. Il est clair qu'informer sur les risques, considérés comme des « pièges sur le chemin de la vie » peut permettre d’en éviter certains et représente un service rendu à la population. Mais à une condition, cette condition étant un préalable incontournable, c’est que le « chemin de la vie », comme je l’ai désigné, ait du sens pour la personne. Prenons le cas d’une personne dépressive, qui ne sait plus trop si elle a envie de vivre ou de mourir. Venir lui parler des dangers du tabac n’a aucun effet, ni même aucun sens. Autre exemple, celui de jeunes désoeuvrés dans un quartier défavorisé, en échec scolaire, qui tuent le temps sans projet parce qu’on leur a dit et répété qu’ils n’étaient « bons à rien » et qu’ils ont fini par le croire... : allez leur dire que l’alcool et le tabac peuvent favoriser un cancer dans 20 ans n’a pas davantage de sens et vous avez peu de chance d'être entendus ! Le préalable à la prévention est le désir de vie et le projet de vie de la personne. Il n’est pas nécessaire d’avoir un grand projet, mais d’un projet pour sa vie, un projet à la mesure de sa vie. Remarquons ici que le fait d’avoir un projet de vie représente sans doute le meilleur signe de santé mentale.

Ceci signifie que l’intervention visant à développer la santé dans son acception positive est préalable à la prévention. La prévention consiste souvent à dire « attention », « danger », « ne faites pas » et, en ce sens, elle ne suffit pas à constituer un projet éducatif, car la vie ne peut pas seulement se construire sur la peur et l'interdit, mais sur des valeurs positives qui donnent du sens et du goût à la vie. La prévention ne constitue pas non plus une méthode pédagogique, car on pourrait énumérer du matin au soir les risques qui menacent nos concitoyens, mais, dans cette hypothèse, deux choses sont certaines : on risque fort d’oublier des dangers, parce qu’il y en a tant qu’on ne peut pas penser à tout et, surtout, cette attitude serait terriblement lassante et il serait bien naturel de la part des personnes à qui l’on s’adresse, de la repousser pour se sentir « vivre un peu ». Il ne faut pas laisser la prévention aux obsessionnels, aux donneurs de leçons, aux « graines de petits chefs » autoritaires, qui savent mieux que tout le monde ! Ainsi, si la prévention a beaucoup de qualités, elle a aussi beaucoup de limites... La prévention est une affaire relative, jamais parfaite, et consiste d’abord à écouter, à analyser les situations pour favoriser autant que possible le choix du moindre mal, ceci sans perdre de vue que la santé consiste d’abord à protéger le goût de vivre.

La promotion de la santé

Il ne faudrait pas conclure de ces remarques qu’on ne peut rien faire. Au contraire, il s’agit aussi et peut-être d'abord d’intervenir pour développer les facteurs positifs de la santé, favorisant le désir de vivre et la qualité de vie, en amont même de l’intervention de prévention. A l’échelle internationale, cette nouvelle approche de l’intervention de santé a été développée dans la

« Charte de promotion de la santé » élaborée lors d'une conférence internationale réunie à Ottawa, au Canada, en 1986. Remarquons que le terme de promotion de la santé n'est pas bien choisi parce qu'il ne donne pas l'image que nous venons d'exposer. Il faut reconnaître que si la conférence internationale avait été organisée en français on aurait probablement choisi un autre terme, car, en français, la notion de promotion a une connotation commerciale qui serait plutôt, en l'occurrence, un contresens. Mais les échanges internationaux ont lieu en anglais, c'est aujourd'hui un fait. Il s'agit donc de la traduction simultanée lors de la conférence, de l'expression anglaise « health promotion » où promotion est à prendre dans le sens de : faire avancer, pousser en avant

Quoi qu'il en soit, la charte d'Ottawa définit la promotion de la santé comme le processus qui donne aux populations « un plus grand contrôle sur leur propre santé, afin de l'améliorer... » Si l'on se penche sur cette définition, il apparaît qu'elle est caractérisée par deux notions : tout d'abord, celle de « processus », qui signifie un mouvement, dans la durée. Ensuite, l'objectif de la promotion de la santé formulé explicitement n'est pas de décider les objectifs de santé pour une population, en tout cas pas à sa place, pas sans elle, mais bien de lui donner les moyens de les décider par elle-même, ce qui est bien différend. La participation de la population est consubstantielle de la promotion de la santé. Et la participation commence dès la définition des objectifs de santé. Dans cette optique, il s'agit de développer la capacité de choix d'une population, ce qui signifie que sa liberté n'est pas diminuée, mais augmentée, par l'intervention de santé.

Nous nous situons donc dans le cadre de cette culture internationale et, toujours selon cette charte, la promotion de la santé s'incarne selon cinq axes opérationnels, que je vais tenter de faire vivre :

– **Développer les aptitudes personnelles**

Il s'agit de faire émerger les ressources propres de la personne pour prendre en main sa vie, résoudre ses problèmes, construire son bien-être. C'est tout le sens de l'objectif énoncé si souvent du « développement personnel » ou encore de « l'autonomie de la personne ». La question est de savoir quelles méthodes prendre pour développer la capacité des personnes à se prendre réellement en charge par elles-mêmes.

– **Développer l'action communautaire**

L'être humain ne vit pas seul. Il se construit en interaction avec ceux qui l'entourent. L'action communautaire intervient à l'échelle collective, en prenant en compte la spécificité des différents rôles sociaux dans les relations interpersonnelles comme dans les relations de groupe. Les rôles sociaux peuvent caractériser les relations les plus proches (le réseau social primaire) telles que père, mère, sœur, frère, voisin, ami, ou les relations liées à la vie en société organisée (réseau secondaire) telles que patron, chef, professeur, collègue, commerçant, etc. , le réseau tertiaire étant à l'échelle de la société.

– **Développer des politiques de santé publique**

Il s'agit d'envisager la santé à l'échelle collective, de s'intéresser à une population et à sa situation face à sa santé : les types de maladies, leur fréquence et leurs causes ; comment éviter ces maladies ; ou encore, développer les facteurs de bien-être. Concrètement, il s'agit de prendre des mesures pour connaître, comprendre ou améliorer la situation sanitaire, qu'il s'agisse de modes de vie favorables à la santé ou de la protection de l'environnement.

– **Réorienter les services de santé**

Les systèmes de santé, en occident, ont fortement tendance à confondre santé et médecine. Or la médecine soigne les maladies et prend en charge les malades, mais l'action de santé concerne l'ensemble de la population qui, a priori, n'est pas malade. Si les soins médicaux sont favorables à la santé quand ils s'adressent aux malades, la confusion entre santé et médecine est dangereuse, car la consommation de soins médicaux (médicaments ou autres) par des personnes qui ne sont pas malades n'est pas un facteur de santé. D'une part, elle peut être toxique et rendre une personne malade et, d'autre part, elle est déresponsabilisante vis-à-vis de sa propre santé, ce qui est contraire à l'esprit de la promotion de la santé. Cette remarque s'applique tout particulièrement à la France où le système de santé est particulièrement « médico-centrique ». C'est pourquoi il est nécessaire de réorienter le système de santé des soins curatifs vers la prévention et la promotion de la santé.

– **Développer un environnement favorable**

Favoriser, bien sûr, la qualité de l'air, de l'eau, de l'alimentation, du logement, comme d'un niveau de vie décent... Pas de vie sans environnement favorable, pas de santé sans protection de l'environnement.

Mais il peut s'agir aussi de l'harmonie de l'environnement psycho-social, de l'équilibre affectif, de la qualité des relations familiales, de voisinage ou au travail, du sens que les activités de la personne donnent à sa vie, qu'elles soient professionnelles ou bénévoles.

Nous voyons ainsi que la promotion de la santé ne s'oppose pas à la prévention, mais la complète ou, mieux, la précède et lui donne du sens, car, lorsque la prévention n'a plus de sens, comme dans les exemples que nous avons cités plus haut, la promotion de la santé, elle, garde tout son intérêt. Face à une personne dépressive, il est toujours justifié d'entrer en relation et de montrer qu'on est à l'écoute de ce qui peut favoriser le désir de vie. Face à des jeunes en difficulté d'insertion et de relation dans la société, il reste encore à signifier qu'on est à l'écoute de ce qui peut être, pour eux, un projet de vie.

La promotion de la santé n'est pas un luxe en plus, quand on a assuré les interventions de base, c'est-à-dire les soins et, si possible, la prévention. Non, la promotion de la santé est la porte qui reste ouverte quand les autres se ferment. Elle représente la première démarche de santé (hormis l'urgence vitale) et reste, de ce fait, la dernière possible quand on arrive aux limites des soins et de la prévention.

Dans le domaine qui nous occupe, la prévention du suicide, la promotion de la santé vise en particulier à donner la parole et soutenir la personne concernant son désir de vie et son projet de vie, ou sa capacité à s'adapter aux difficultés familiales qu'elle a pu connaître, ou encore à favoriser son insertion dans la société : travail, niveau de vie, reconnaissance de ses compétences. Elle vise à favoriser son insertion dans son réseau social dit primaire : familial, amical, de voisinage, de solidarité, et à développer les relations communautaires dans un environnement favorable... L'approche positive de l'action de santé s'adresse à tous. Elle n'est pas réservée à un groupe particulier qu'on jugerait menacé par le risque ou la maladie. Aider à construire le bien-être psychique est utile à ceux qui n'ont pas de facteur de risque particulier comme à ceux qui ont connu des épreuves et des souffrances importantes. Basée sur la dimension positive, l'écoute, le respect, l'encouragement - on dirait aujourd'hui l'empowerment - qu'il s'agisse d'une personne ou d'un groupe social, l'intervention ne repose pas sur l'étude préalable des facteurs de risque dans une situation donnée. Ainsi, on peut parler de promotion de la santé mentale et elle s'exerce en population générale ; nous verrons comment.

Les préventions : primaire, secondaire et tertiaire

Mais revenons à la prévention et sa définition ou plutôt ses définitions, appliquées au domaine des actes suicidaires, en commençant par la plus éloignée de notre sujet.

- **La prévention des récidives : la prévention tertiaire**

Lorsqu'on aborde la question de la prévention du suicide, souvent les psychiatres interviennent pour dire : « la prévention, c'est notre travail, puisque nous recevons beaucoup de tentatives de suicide. Quand un suicidant est hospitalisé, notre intervention évite qu'il recommence ». Il est convenu, nous l'avons vu, d'hospitaliser toute tentative de suicide pour des raisons tant médicales que symboliques, d'abord parce qu'on ne peut pas être certain du degré de gravité médicale de l'acte suicidaire, ensuite parce qu'attenter à sa propre vie est ce que l'on peut faire de plus grave vis-à-vis de soi-même. Ainsi, si l'on banalise cet acte-là, plus rien n'a de sens. Les psychiatres sont donc amenés à voir les suicidants et les soins hospitaliers peuvent, certes, dans certains cas, éviter la récidive d'actes suicidaires. De fait, certains services ont réussi à faire beaucoup baisser le taux de récidives de tentatives de suicide des jeunes, en particulier en s'adjoignant le savoir-faire d'un éducateur dans l'équipe soignante. L'hospitalisation peut être l'occasion d'entamer une démarche psychothérapeutique, ou au moins être l'occasion d'être informé par un professionnel sur cette possibilité. Dans ce cas, l'esprit de prévention s'applique au fait d'essayer d'éviter les rechutes et de faciliter la réinsertion sociale et affective après un acte suicidaire. Dans le langage de l'Organisation mondiale de la santé, il est convenu d'appeler « prévention tertiaire » la prévention des rechutes ou des complications. Celle-ci consiste en une intervention de rééducation ou de réadaptation.

Sans sous-estimer l'importance de l'accueil des suicidants à l'hôpital, il faut remarquer que, dans ce cas, l'intervention arrive après la tentative de suicide et s'apparente donc davantage aux soins curatifs, qu'à la prévention dans son sens initial, c'est-à-dire celle qui intervient avant. Et, bien sûr, une intervention plus précoce n'aura pas pour cadre l'hôpital.

- **Le dépistage : la prévention secondaire**

Plus précoce est l'idée de chercher à reconnaître les personnes susceptibles d'être suicidaires pour essayer d'intervenir avant le passage à l'acte. Cette démarche vise à limiter la gravité de la situation. Elle constitue le dépistage et recouvre à peu près exactement ce qu'il est convenu d'appeler, selon la terminologie de l'OMS, la prévention secondaire. Compte tenu du risque mortel, il serait tentant de se donner pour objectif de repérer qui est susceptible d'accomplir un acte suicidaire pour intervenir avant et l'empêcher de s'auto-agresser.

De ce point de vue, quand une personne parle plus ou moins clairement d'idées suicidaires, elle est à écouter et à prendre au sérieux. Certes chacun a ses propres limites en matière d'écoute et, si l'on est impliqué dans une relation ancienne avec la personne, l'interrelation a pu devenir un nœud inextricable, qui ne peut plus se dénouer sans l'intervention d'un tiers qui apportera un regard extérieur. Néanmoins, il est toujours possible de signifier à la personne souffrante qu'on l'a entendue, de lui proposer d'accéder à l'écoute d'un professionnel, qui, en plus de sa formation, a le mérite de n'avoir pas été impliqué dans l'histoire de vie de la personne. De plus, tout en étant respectueux de l'histoire intime de la personne, il peut être utile de tendre une perche à celui qui va mal en posant explicitement la question : « avez-vous déjà pensé au suicide ? »

Mais, dans le domaine psychique, on est vite trop intrusif quand on veut savoir ce qui se passe dans la tête de nos concitoyens. Or la personne suicidaire a plutôt tendance à intérioriser sa souffrance et présenter un vernis social pour l'extérieur, de telle sorte qu'on ne remarque pas son état. C'est pourquoi elle se taira d'autant plus qu'on essayera de la faire parler, de telle sorte qu'on se trompe beaucoup à essayer de savoir qui, dans un groupe social, est personnellement concerné. C'est pourquoi le dépistage systématique serait voué à l'échec. On ne peut pas mettre en place des « campagnes de dépistage » comme on en organise pour certaines maladies, certains cancers par exemple.

De plus, si une telle action était efficace, Il faudrait se poser la question des limites éthiques. On risquerait de mettre en place un système de contrôle social concernant la vie psychique, affective et relationnelle peu compatible avec les libertés démocratiques et il faudrait redouter les dangers sur lesquels Michel Foucault nous a alarmés avec une pertinence et une insistance vivifiantes.

Ce qui est utile, en revanche, c'est de porter une attention particulière, dans la vie quotidienne, aux signes qui permettent de reconnaître la période aiguë, le risque de passage à l'acte suicidaire, et qu'on appelle la « crise suicidaire ». En effet, quand on connaît bien une personne parce qu'on la côtoie quotidiennement ou parce qu'on est en relation avec elle dans la durée, mais qu'on n'est pas particulièrement impliqué affectivement, par exemple en tant que travailleur social, qu'enseignant ou que médecin traitant, un certain nombre de signes d'appel peuvent alarmer. Ces signes d'appel peuvent être le repli sur soi, un silence inhabituel, une baisse de résultats scolaires, une indifférence plus marquée qu'à l'habitude vis-à-vis des règles sociales ou des relations affectives. Ces signes n'ont rien de spécifique et ne sont pas évidents à repérer en population générale. Il faut une attention exercée pour ne pas passer sans les voir et une certaine expérience pour les remarquer ou les faire s'exprimer. De ce point de vue, il est nécessaire qu'un certain nombre de professionnels de santé, mais aussi du social ou de l'éducation se forment au repérage des signes d'alarme, à la reconnaissance de la crise suicidaire. Les Québecquois ont beaucoup travaillé ce domaine et c'est un mérite du Programme National de Santé français sur la Prévention du Suicide d'avoir permis la formation de personnes relais, dans toutes les régions, sur ce thème, facilitant le repérage du risque de passage à l'acte.

Mais on est très loin de pouvoir reconnaître la majorité des crises suicidaires. Et lorsqu'on a connaissance d'une situation à risque suicidaire, l'imbroglio relationnel et affectif ou l'enfermement dans la détresse psychique de la personne est tel que l'on ne peut pas toujours éviter le passage à l'acte. Et plus on est interventionniste pour protéger la personne d'autorité, sans sa demande ou même contre sa volonté, plus se posent de questions éthiques et pratiques. Quelle légitimité ? A partir de quel degré de menace ? Pour combien de temps ? Avec quel dispositif qui ne soit pas désocialisant ? Faut-il un dispositif spécifique ? Que se passe-t-il après l'intervention ? Peut-on légitimement renvoyer les personnes vivre dans les conditions où elles étaient quand on a découvert leur souffrance psychique ? Mais jusqu'où intervenir sur leur milieu de vie s'il n'y a pas de demande ? Avons-nous des solutions pour créer une qualité de vie suffisamment certaine pour légitimer une intervention d'autorité ? Toutes ces questions ont leur importance et méritent d'être prises en compte, mais elles s'inscrivent davantage dans la problématique des soins et de l'accès aux soins que dans celle de la prévention au sens strict. C'est pourquoi la prévention secondaire a un rôle certain à jouer pour faciliter l'accès aux soins, mais elle n'est pas directement l'objet de cet ouvrage, orienté vers la prévention primaire du suicide et la promotion de la santé mentale.

– **La prévention primaire**

La « prévention primaire » est celle qui cherche à supprimer les causes ou les facteurs de risque ou au moins à se protéger contre les conséquences, si l'on n'est pas en capacité de supprimer les causes. L'esprit de la prévention primaire est de remonter le plus en amont possible vers les causes, donc à distance du risque. Elle ne peut pas consister à considérer toute personne a priori bien portante comme un malade potentiel, car elle entraînerait alors les effets pervers de l'abus de pouvoir des professionnels et de la déresponsabilisation des usagers si bien mis en évidence par les auteurs critiques, sérieux ou pamphlétaires, de Molière à Sacha Guitry. La prévention primaire peut donc s'exercer en dehors de tout acte suicidaire et sans savoir qui est susceptible d'être concerné personnellement au sein d'une population. Dans cet esprit, l'intervention de prévention primaire s'oriente dans une direction positive et aide les personnes et les populations à écarter les causes de mal-être pour les plus concernés en développant les facteurs de bien-être pour tous. Ajoutons que le bien-être ne peut pas être pensé sans les usagers, de l'extérieur, fusse par des spécialistes, puisqu'il fait appel à une notion pour une part subjective. Ainsi, si l'on se réfère à la définition internationale de la santé, la prévention primaire fait appel à la participation et se rapproche de la promotion de la santé. Elle repose sur une responsabilité largement partagée avec l'ensemble des citoyens et mobilise les professionnels du secteur de la santé, mais aussi du social et de l'éducation et concerne plus largement tous ceux qui ont une responsabilité dans la vie de la cité.

En outre, dès qu'il s'agit d'un comportement de santé personnel, l'esprit de la promotion de la santé et la démarche participative nous amènent à renoncer à définir un objectif de prévention par la formule : « lutter contre ». Car l'effet pervers est évident : s'il s'agit de « lutter contre le tabagisme », le fumeur va être l'objet de cette lutte et se sentir agressé ; ce n'est pas un facteur d'efficacité ! Bien sûr, plus encore que dans les autres domaines, s'il s'agit de « lutter contre le suicide », la personne qui a des idées suicidaires va se refermer comme une huître, se replier sur elle-même et se faire encore plus discrète.

Mais il faut avoir mené une réflexion pédagogique sur la santé pour refuser de définir la prévention comme une « lutte contre » et pour chercher une définition positive, qui appelle à la vie et à la qualité de vie. Il est facile de constater que ce n'est pas fréquent de rencontrer cette réflexion.

Prévention primaire, secondaire et tertiaire ont chacune leur légitimité et leur utilité si elles sont réalisées avec compétence et éthique. Mais leurs objectifs sont fort différents. Ceci implique que leurs méthodes et les compétences auxquelles elles font appel sont tout aussi différentes, comme nous le verrons par la suite.

C'est pourquoi il est regrettable que le même mot de prévention soit utilisé avec des significations si distinctes et je préférerais parler de prévention pour la prévention primaire, de dépistage pour la prévention secondaire et de réadaptation ou encore de « ré-ancrage communautaire » pour la prévention tertiaire. Mais, ne renions pas pour autant le langage de l'OMS, puisqu'il constitue la référence internationale.

Différencier prévention primaire et secondaire

La confusion entre prévention primaire et prévention secondaire n'est pas, comme on pourrait le croire un débat d'initiés, qui n'a d'intérêt que dans les congrès entre spécialistes. Il est régulièrement l'objet de confusions majeures, sur la place publique, dans la presse, ou chez les politiques et les conséquences de cette confusion sont parfois beaucoup plus graves que l'on ne pourrait croire.

Les objectifs de ces deux types d'action sont différents : éviter les causes ou les facteurs de risque de mal-être psychique pour la primaire, reconnaître les personnes concernées afin de leur faciliter l'accès aux soins pour la secondaire. Leurs démarches sont différentes : développer les facteurs d'équilibre affectif et relationnel en population générale, pour la primaire, porter une attention particulière aux personnes qui présentent des signes de souffrance psychique, pour la secondaire. Si l'on venait à mélanger les choses et à vouloir utiliser les méthodes de la prévention secondaire pour des objectifs de prévention primaire, on en viendrait à considérer toute population qui va bien comme un groupe de suicidants potentiels, qu'on s'intéresse à une famille, une classe d'école, une crèche, une équipe professionnelle, etc. Et ce regard porté pourrait induire par lui-même du malaise et de l'angoisse pour ceux qui vont bien. De plus, on risquerait de trouver beaucoup de gens qui présentent des signes de mal-être et de transformer la société en un vaste lieu de soins, qui dépasserait infiniment les capacités du système de santé et neutraliserait les fonctionnements sociaux habituels en déresponsabilisant ses acteurs au nom de la mission de protéger les gens contre le risque suicidaire. En outre les libertés démocratiques, liberté de pensée, liberté d'expression, les différences et les comportements originaux risqueraient de se voir réprimés au nom d'une normalisation sociale et de l'intervention autoritaire et intrusive de « ceux qui savent » et que Michel Foucault a dénommées le « bio-psycho-pouvoir ».

Jeter un regard inquisiteur sur une population n'a aucune chance d'être efficace, mais cette conception satisfait un phantasme, celui d'assurer la prévention par l'autorité. Le pouvoir pourrait décider à la place de la population des bons et des mauvais comportements et imposer ou interdire, selon les besoins. Cette approche implique de surveiller la population pour repérer ceux qui n'ont pas les comportements déclarés « normaux ». Ce type de conception a pour but de satisfaire une idéologie sécuritaire bien éloignée des droits de l'homme et de la réalité d'une société de liberté. Mais elle n'a pas besoin d'être réaliste ; peu lui importe de s'autojustifier sans se confronter aux réalités puisqu'elle relève avant tout d'une idéologie. C'est pourquoi il est important d'en montrer la faille quand il s'agit de penser la prévention. Et cette faille est justement la confusion entre prévention primaire et prévention secondaire.

Une application plus sophistiquée de cette idéologie autoritaire consiste à élaborer, à partir des facteurs de risque statistiques, un certain nombre de critères prédictifs à rechercher précocément dans l'enfance pour identifier les personnes qu'il faudra surveiller. Mais la tentation de chercher des signes prédictifs à long terme est une fausse piste pour plusieurs raisons. Tout d'abord parce que l'histoire personnelle n'est pas écrite ; il s'agit d'événements plurifactoriels et les personnes peuvent construire le chemin de la résilience, même dans des situations graves au départ. Ensuite, parce que le regard et l'attitude des intervenants serait induite par cette préoccupation et deviendrait source d'effets pervers, en enfermant des personnes en devenir dans l'étiquette que représente le regard posé sur elles. L'enfant qu'on regarde comme menacé va effectivement se sentir menacé ; mais ce qui le menace, c'est précisément de ne pas être comme les autres au regard de l'adulte, et ceci constitue en réalité une menace d'exclusion sociale. Ou encore, sans qu'il soit question de menace, la personne peut inconsciemment se conformer aux représentations de son entourage : des attentes moins élevées placées sur elles peuvent la conduire à une moins bonne performance (phénomène appelé effet Golem, envers de l'effet Pygmalion).

La notion de prédiction, délicate dans son principe même, ne s'applique pas à des situations complexes où de multiples facteurs s'intriquent et sont chacun évolutifs en fonction de l'histoire de la personne comme de ses relations sociales ou affectives. L'amalgame entre prévention primaire et secondaire n'est pas spécifique à la question du suicide et est largement pratiqué dans d'autres domaines, la prévention de la délinquance par exemple, par ceux qui n'ont pas d'exigence de cohérence et elle encourage ou cautionne le développement d'une société policière peu scrupuleuse vis-à-vis des libertés. Il s'agit dans cette conception de définir une population à risque et de la surveiller... pour réprimer le plus tôt possible les « déviances ». La prévention peut devenir alors une tâche de police et la médecine peut en arriver à participer à l'œuvre de normalisation de la population.

L'Institut national de la Santé et de la Recherche médicale (INSERM) a publié en 2008 un rapport sur les facteurs prédictifs de délinquance des enfants. En se basant sur des travaux nord-américains, les auteurs de ce rapport ont conseillé, au nom de la prévention, le dépistage et le suivi particulier des enfants de trois à quatre ans montrant des signes de conduites agressives ou de repli sur soi, ouvrant la voie à une utilisation sécuritaire du dépistage et à tous les dangers du contrôle social. Une mobilisation sans précédent des acteurs de santé, du social et de l'éducation a répondu à ce rapport avec une pétition signée par plus de 100 000 personnes sur le thème : *Pas de zéro de conduite pour les enfants de moins de trois ans.* L'INSERM est revenu en arrière à la suite de cette mobilisation et sous la pression du Conseil national d'Ethique.

De même, il y a une quarantaine d'années, certains ont conçu une politique basée sur le fichage systématique des enfants et la mise en mémoire des fiches médicales nominatives d'examens de santé à la naissance, au 8ème jour de vie, au 9ème mois et au 24ème mois. Ce fichier a été mis en place contre l'avis de la Commisson nationale Informatique et Liberté (CNIL) qui a publié à deux reprises un avis négatif du fait de son caractère nominatif. Ce fichier, intitulé Gestion Automatisée de Médecine Infantile (GAMIN), a été néanmoins créé et semble aujourd'hui anonymisé... Le but affiché était, au nom de la prévention, de demander à l'ordinateur de sélectionner les « enfants à risque » pour les surveiller. Beaucoup de professionnels hésitent à cocher les cases anormales, soit parce qu'il y a un doute et que le doute n'est pas prévu dans les cases à cocher, soit parce qu'ils se méfient du poids de l'étiquette d'« enfant à problème ». Mais reste la question de savoir où est l'intérêt de ficher tous les enfants sur ordinateur, si le but est de favoriser leur insertion sociale et leur bien-être ? Notons que ce fichier se distingue clairement d'une étude épidémiologique dite longitudinale, qui se base sur le suivi d'une population dans le temps. L'épidémiologie n'a pas besoin de l'ensemble de la population, mais d'un échantillon représentatif. Elle n'a pas vocation à un suivi individuel et se doit de rendre ses données anonymes. Enfin, elle a en revanche besoin d'une grande précision dans les indicateurs et dans le recueil des données afin de pouvoir exploiter statistiquement des données comparables. Or, ce n'est pas du tout le cas du fichier dans lequel les questions sont difficiles à objectiver, de telle sorte qu'il est impossible que l'ensemble des professionnels de santé le remplissent tous de la même façon. Vouloir mener la prévention primaire par l'autorité et le contrôle social relève de l'idéologie d'un pouvoir fort, peu soucieux des libertés, plutôt que d'une politique de santé publique.

A l'inverse, agir en prévention secondaire avec les méthodes de la prévention primaire serait aussi inadapté, car l'attention à porter aux signes d'alerte relève d'une formation spécifique. Il s'agit de se former pour développer sa propre capacité d'attention, sa capacité de poser les bonnes questions, sans être intrusif ; également pour développer sa capacité de prendre du recul vis-à-vis de son angoisse personnelle face à la souffrance psychique, à la mort et au suicide, afin de pouvoir différencier sa propre peur de la souffrance de l'autre, et ceci est indispensable pour évaluer aussi objectivement que possible une éventuelle menace d'acte auto-agressif de la personne. Compte tenu du besoin de compétence que cela représente, on peut être tenté de confier cette mission à des spécialistes, en créant une consultation de psychologue sur les lieux de vie, dans un établissement scolaire, par exemple. Mais cette solution est une fausse piste pour plusieurs raisons. Tout d'abord, ceux qui en ont besoin parce qu'ils vont mal, mais qui n'ont pas pris conscience qu'ils ont besoin d'aide, ne viendront pas, alors que c'est précisément eux qui sont concernés par la prévention secondaire. Quant à ceux qui font la démarche de pousser la porte d'une consultation spécialisée, ils en feront nécessairement un lieu de soin, à juste titre d'ailleurs, puisque cela correspond à leur besoin. Mais il y a alors deux inconvénients : le premier est de transformer un lieu de vie en lieu de soin alors que le positionnement social et les règles de fonctionnement d'un lieu de vie, par exemple d'éducation, et d'un lieu de soins sont très différents et ne sont pas à mélanger ; le second est de déresponsabiliser les personnes et l'institution vis-à-vis de leur rôle de santé, en les incitant à se décharger de tout ce qui concerne la santé sur la consultation spécialisée, qui ne peut pas suffire à animer la prévention primaire.

La prévention secondaire ne doit pas envahir la vie quotidienne au risque de déformer les relations sociales pour ceux qui vont bien. Les lieux de vie participent à une mission de santé mentale, mais en différenciant bien la prévention, le dépistage et les soins. Ils ont à assurer les prises en charge d'urgence en cas de besoin. Ils ont à se préoccuper de former quelques personnes au dépistage dans la vie quotidienne afin de pouvoir faciliter l'accès aux soins, dans les structures extérieures, pour ceux qui en ont besoin. Mais leur rôle principal en matière de santé devrait s'exercer en prévention primaire.

Ces remarques sur la différence entre prévention et dépistage sont d'autant plus importantes que, chez les profanes comme chez les professionnels, ces notions sont souvent confondues dans le langage courant et le terme de prévention est utilisé dans une acception parfois très floue. La confusion entre prévention primaire et secondaire peut insécuriser une population qui va bien, en focalisant la préoccupation sur le suicide, tout en augmentant le repli sur soi de ceux qui ne vont pas bien, s'ils se sentent épiés par un regard intrusif. Si elle n'est pas accompagnée de compétence méthodologique et d'exigence éthique, la prévention peut être inefficace ou, pire, dangereuse pour le bien-être des personnes ou pour les libertés démocratiques.

La prévention primaire tardive

– Limiter l'accès aux moyens létaux

Un aspect de la prévention tardive entre dans le champ de la prévention primaire : limiter l'accès aux moyens létaux. Il s'agit par exemple de limiter le commerce des armes à feu, de donner des consignes pour que les armes à feu existantes ne soient pas chargées, qu'elles soient rangées sous clef, ou encore de ne pas conserver des stocks de médicaments, etc. Il s'agit de prévention primaire puisqu'elle vise à éviter le premier acte suicidaire. Elles peuvent en outre faire l'objet de mesures de réglementation ou d'interdiction.

Ce type de mesure peut donc contribuer réellement à protéger contre le suicide et est donc à intégrer dans un programme de prévention. Mais il est clair qu'il n'empêche pas la souffrance psychique ni les idées suicidaires et qu'il ne vise pas à développer la capacité de la personne à gérer par elle-même sa santé. Ces mesures ne sont pas suffisantes et il est nécessaire d'agir beaucoup plus en amont. Les mesures de protection de la population par la réglementation sont utiles, mais elles ne peuvent pas remplacer les actions de responsabilisation.

Ces deux approches ne sont pas incompatibles, à la condition que les pédagogues et les technocrates se respectent mutuellement et ne confondent pas les objectifs et les méthodes de chacun. Mais la culture administrative, telle qu'elle est conçue le plus souvent dans notre pays, ne réussit pas à envisager réellement la participation de la population. C'est pourquoi elle réduit les programmes aux mesures de réglementation, ou d'information, qui sont de la responsabilité des « décideurs ». Cette culture envisage la population en tant qu'objet d'actions, et la désigne comme une « population-cible » parce qu'elle ne laisse pas de place d'acteur à cette population et qu'elle ne peut pas réellement intégrer les actions de prévention primaire visant la responsabilisation.

Au total, il est utile de prendre en compte les mesures de prévention primaire tardive, décidées sans la participation des personnes concernées, mais en les mettant à leur juste place, c'est-à-dire des mesures complémentaires qui ne se substituent pas à une politique de prévention primaire fondée sur la participation et la responsabilisation des usagers.

– **Eviter les évènements déclenchants…**

Il est tentant de considérer que la prévention consiste aussi à agir pour supprimer les évènements déclenchants des actes suicidaires, diminuant ainsi les risques de passage à l'acte. Mais, là encore, les moyens d'action sont limités et l'on pourrait rapidement aboutir à un non-sens. Ainsi, pour des personnes que l'on considère comme fragiles psychologiquement ou à tendance dépressive, il faudrait éviter les ruptures amoureuses ; pour des agriculteurs endettés, en difficulté et que l'on pense incapables de se reconvertir, il faudrait éviter tout refus de prêt de la part de la banque ; chez des travailleurs endettés et fragiles, il faudrait éviter tout licenciement ; chez des financiers qui prennent des risques et ont perdu le sens des réalités, il faudrait éviter la banqueroute…

Certes les ruptures amoureuses, les faillites, le chômage posent des problèmes psychologiques, économiques et sociaux. Mais ces problèmes sont suffisamment sérieux par eux-mêmes pour mériter d'être traités en tant que tels ! L'échec d'une relation amoureuse, la condamnation de l'agriculture paysanne, les restructurations industrielles, la prise de risque démesurée des spéculateurs sont à prendre en compte, évidemment, mais pas nécessairement en tant que problèmes de santé. Si certains de ces problèmes peuvent être résolus, c'est d'abord pour leurs causes et leurs conséquences propres. Et les résoudre implique de les analyser pour en dégager les tenants et les aboutissants spécifiques. Vouloir les supprimer pour des motifs de prévention risque d'aboutir à les entretenir en occultant leurs causes. Ces remarques sont valables, qu'il s'agisse de difficultés affectives, économiques ou sociales.

Certes, dans des circonstances qui peuvent être déclenchantes d'acte suicidaire, une attention particulière est à porter aux personnes, sans oublier qu'on se trompe souvent sur le point de savoir qui est particulièrement fragile psychologiquement. Mais il s'agit alors d'aider des personnes à gérer la crise, voire de les protéger si on les sent menacées, ce qui nous ramène à la prévention secondaire et aux soins.

Au total, on peut se donner pour objectif de prévenir le suicide en portant une attention particulière aux circonstances susceptibles d'être déclenchantes sans pour autant déplacer les problèmes affectifs, économiques ou sociaux au nom de la prévention.

– **Réhabiliter la parole**

Puisque l'on sait que les idées suicidaires s'inscrivent dans un contexte d'incommunicabilité, il est possible de « tendre une perche », en dehors de ce contexte pour donner la possibilité aux personnes en souffrance de reprendre la parole. C'est ce que font des services, souvent associatifs et bénévoles, tels que SOS Amitié, en offrant une écoute téléphonique, anonyme, mais disponible, et accueillante au mal de vivre. La forte sollicitation de ces services suffit à montrer qu'ils répondent à un besoin et il est plus que probable qu'ils permettent d'éviter des actes suicidaires, des personnes ayant le réflexe d'appeler au moment où elles sont tentées par le passage à l'acte.

Au-delà de la prévention du suicide, le besoin de lieux de parole se fait sentir fortement dans notre société et, par exemple, plusieurs stations de radio offrent une écoute, dans la nuit, qui rend service aux personnes insomniaques et angoissées.

Notons aussi que bien des professionnels, psychologues ou médecins, travailleurs sociaux, jouent aussi ce rôle d'écoute dans leur pratique quotidienne.

Reste, également, que bien des proches qui ont un peu de distance avec les situations ancrées dans le silence et l'incompréhension, offrent par exemple en tant qu'ami-e, un espace de parole, certainement facteur de prévention, même si la relation affective ne peut pas remplacer le recul et la formation.

Rétablir la communication représente une prévention tardive qui peut à la fois aider sur le chemin de la résilience, et/ou permettre d'affronter des circonstances difficiles, qui pourraient être déclenchantes dans la phase de souffrance aiguë. Dans ce domaine, la frontière devient d'autant plus ténue entre le soin et la prévention, que l'intervention est tardive.

L'action sur les facteurs de risque

Une autre approche, plus précoce, est l'action sur les facteurs de risque. Ils ont été présentés plus haut pour les jeunes et on peut analyser chacun de ces facteurs pour essayer de comprendre comment il serait possible de les supprimer, si c'est envisageable, ou au moins de les diminuer, ou encore de se protéger contre leurs conséquences dangereuses, s'il n'est pas possible de supprimer la cause. Il s'agit donc d'une démarche de prévention primaire, mais le problème est que beaucoup de ces facteurs de risque échappent aux possibilités d'action, en tout cas à court terme. On ne peut pas empêcher, quand on prend une situation à un moment donné, que des jeunes filles soient par exemple d'origine étrangère, en échec scolaire, que leurs parents soient séparés et en difficulté sociale. Il faudrait remonter à la génération précédente et avoir des moyens d'action importants sur le contexte social et historique international. Les inégalités nord/sud, le colonialisme, l'immigration et l'accueil des immigrés ne sont pas la fatalité, mais relèvent des choix de société, pour une part du passé. Ils sont accessibles à l'activité humaine, mais pas à l'échelle individuelle et pas à court terme. Les facteurs de risque sont souvent intriqués à l'histoire personnelle et sociale qui s'étend sur plusieurs générations.

S'il est légitime et important de porter une réelle attention à l'accompagnement des familles sur le plan social et scolaire, à la prévention de la violence agie ou subie, à l'absentéisme scolaire, à la consommation d'alcool et de drogue, là encore, regarder une personne ou une famille comme « celle qui a une difficulté d'intégration », même avec de bonnes intentions, est une manière de rendre plus difficile cette intégration. Ainsi, la dénomination d'« exclus », utilisée souvent dans des politiques sociales, est un facteur qui contribue à l'exclusion.

Ce serait aussi une illusion de penser que la connaissance des facteurs de risque statistiques permet d'agir à l'échelle individuelle. Plus généralement ce serait une illusion de croire que plus on a d'information sur leurs problèmes et plus on peut aider les gens. C'est même parfois le contraire, car, à tout divulguer du champ privé des personnes, on restreint encore leur autonomie et leur liberté, qui sont pourtant des objectifs de l'intervention d'aide et des moyens de la résilience. La condition d'un soutien efficace est que chaque intervenant sache ce qu'il a besoin de savoir, et pas plus que ce qu'il a à savoir, pour apporter le service de sa compétence, par exemple, la protection de l'enfant. Et les informations à connaître pour aider sont très différentes selon les statuts et les compétences. Le travailleur social, le policier, le juge, le psychologue, le médecin, l'aide à domicile n'ont pas du tout besoin des mêmes informations pour exercer leur rôle. Et disposer des informations nécessaires aux autres ne permet pas à chacun de jouer son rôle. Aux deux extrêmes, le juge n'a pas besoin de savoir ce qui se dit chez le psy, et le psy n'a pas besoin d'avoir l'intégralité du dossier judiciaire. L'aide à domicile n'a pas besoin du dossier médical et du diagnostic et le médecin n'a pas besoin de toutes les confidences que l'on peut faire à une personne qui approche votre intimité. De plus, une personne a besoin de garder une vie privée et de se confier à la personne en qui elle a confiance, sans que ses confidences ne soient répétées systématiquement, au risque de se sentir trahie et de se retrouver encore plus seule.

Il est donc utile d'analyser les méthodes de « travail en réseau » du système sanitaire et social, car, si la collaboration pluridisciplinaire est certainement nécessaire face à la complexité des problèmes, il serait contraire à l'objectif de transformer la personne en objet du discours des professionnels, sans possibilité d'échapper à la divulgation d'informations confidentielles. Le réseau peut devenir un « filet » qui vous piège et vous enferme. Or, le but poursuivi est d'aider la personne à mener son propre projet de vie. Il est parfois possible de limiter les circonstances défavorables, quelquefois de créer des conditions favorables, d'encourager et accompagner, mais il n'est pas possible de vivre à la place des personnes que l'on prétend aider. Il s'agit bien de construire de l'autonomie en s'appuyant sur le désir de vie et de qualité de vie de la personne elle-même. Il est possible de concevoir, de mettre en place et de faire fonctionner un travail de réseau qui s'inscrive dans cette perspective, mais à condition d'investir dans la formation adéquate des intervenants et de mettre en place les compétences spécifiques à une coordination adaptée, organisée autour d'un strict respect du secret professionnel, celui-ci étant compris comme un élément important du service rendu.

Les facteurs de risque sont à prendre en compte comme des éléments de compréhension, en particulier en ce qui concerne les soins. Mais, le plus souvent, ils ne permettent pas une action de prévention dans l'immédiat vis-à-vis des personnes concernées. S'ils permettent d'agir, c'est à long terme, et dans des champs qui ne sont pas souvent du ressort direct du système de santé. C’est pourquoi un service de promotion de la santé pourrait être associé en conseil à la définition d’un certain nombre de politiques, telles que celle du logement par exemple....

En conclusion, il faudra tôt ou tard développer les théories et les pratiques de prévention et prendre du recul par rapport au système de santé français qui reste beaucoup trop centralisé et « médicocentrique ». Si l’objectif est de développer un service de santé qui favorise les libertés des citoyens, il faut renoncer à l’idée que la santé peut être imposée d'autorité, qu'on peut faire le bien-être d'une population à sa place ou sans sa participation. La culture de la promotion de la santé protège contre l’utilisation d’un concept de prévention qui justifierait une société normalisante, voire policière. Nous nous inscrivons dans cette culture internationale humaniste, respectueuse des libertés et de la citoyenneté, développant une conception de l’homme visant l’autonomie et la responsabilité face à sa propre vie et à son environnement.

Prévention précoce et promotion de la santé mentale

D'une façon générale, l'esprit de la promotion de la santé implique de chercher à identifier et à comprendre les facteurs de santé, c'est-à-dire non plus seulement les facteurs de risque, mais les facteurs positifs, les éléments d'équilibre et de bien-être psychique et plus particulièrement, en l'occurrence, les facteurs qui favorisent le goût de vivre. Ainsi, certes on continuera de porter attention aux signes de souffrance psychique ou aux manifestations de relations pathologiques pour orienter ceux qui en ont besoin vers le système de soin, mais on ne se contentera pas de faciliter l'accès aux soins, et l'on cherchera à concevoir et mettre en place des actions dont le but est directement la santé mentale, en termes positifs.

Puisque les causes s'intriquent et s'organisent généralement par des processus qui s'étendent sur des années depuis la petite enfance, il est logique d'essayer d'agir dès l'accueil d'un enfant. A condition, bien sûr, de ne pas se centrer sur la question du suicide en tant que telle, mais sur les facteurs de construction du bien-être psychique.

C'est ce que font bien des familles, comme M. Jourdain fait de la prose, en maternant et en élevant leurs enfants dans une ambiance d'amour, d'écoute et de respect mutuel, avec ou sans les professionnels, et sans notion de « promotion de la santé mentale ». De plus, la santé est le fait d'une lignée. La santé ne concerne pas seulement une personne, comme si le monde commençait avec la vie à l'échelle individuelle, mais la santé est aussi le résultat de la qualité de vie et des conditions de vie des générations précédentes, en particulier sur le plan psychique. C'est pourquoi la santé n'a pas de commencement, et l'action de santé peut toujours s'exercer pour chaque génération, en prenant la situation telle qu'elle se présente à un moment donné. De même, la qualité de la vie est à rechercher à tout âge.

L'intervention de santé communautaire en promotion de la santé mentale peut jouer un rôle important depuis la naissance jusqu'à la mort, adaptée à chaque âge, et une action particulière est également à mener avec les personnes âgées comme avec les jeunes parents, les enfants ou, bien sûr, les adolescents.

Changer de paradigme

Et là, surgit un quiproquo, car personne ne pense aux enjeux de santé devant le fait qu'une famille se porte bien sur le plan psychique. Au contraire, on a tendance à considérer que, si une famille va bien, elle n'est pas concernée par la santé, puisque la santé est généralement assimilée aux problèmes de santé et à la prise en charge de soins curatifs. Il y a besoin d'un changement profond du mode de pensée et du positionnement puisque, dans ce nouvel esprit, la prévention d'un risque donné n'est plus l'objet direct, mais représente une incidence souhaitable à long terme, et non repérable à l'échelle individuelle. La santé psychique est à concevoir en termes positifs et les signes de santé, objets de l'action, ne sont plus à définir par la négative, en termes de suppression du risque, mais obligent à expliciter le sens même de la notion de santé psychique. Il faut reconnaître ici que peu de travaux disponibles contribuent à cette explicitation, comme si la communauté scientifique était installée dans l'implicite ou qu'elle n'en faisait pas un objet aussi sérieux que lorsqu'il s'agit de la souffrance ; ou alors, plus prosaïquement, que la recherche est essentiellement financée par ceux qui développent un marché commercial, à commencer par l'industrie pharmaceutique, et que le bien-être n'est pas un produit à vendre, tant qu'il ne s'agit pas de vendre du rêve qui, lui, n'a surtout pas besoin d'études pour développer le service vendu...

L'enjeu de la prévention du suicide n'est pourtant pas accessoire, il s'agit de la vie et de la mort, du goût de vivre, du bien-être psychique. C'est pourquoi il s'agit d'un véritable changement de paradigme concernant l'approche et la conception de la santé. Certains psychologues, autour de Jacques Lecomte, sont impliqués dans cette perspective et l'ont théorisée dans le cadre du concept de « psychologie positive ». Par ailleurs, quelques travaux ont pu montrer une efficacité des programmes de prévention des actes suicidaires. Alain Jourdain, professeur à l'Ecole nationale de santé publique, a pu montrer une différence d'évolution de la mortalité par suicide entre les régions qui ont mené un Programme régional de Santé en prévention du suicide et celles qui n'en ont pas bénéficié. J'ai moi-même pû observer une inflexion de la courbe de mortalité par suicide dans la région de Basse-Normandie à l'occasion du Programme régional de Santé sur ce thème.

Reste que, plus on agit en amont, plus la préoccupation s'éloigne de la question directe du risque suicidaire. L'intervention peut jouer un rôle important, mais d'autant moins spécifique du risque qu'elle est précoce. Ainsi, en développant les facteurs de bien-être psychique, on agit probablement en prévention du suicide, mais on agit aussi sans doute en prévention de la violence d'une façon générale, ou encore en prévention de la toxicomanie ; probablement en prévention de beaucoup d'autres problèmes encore, sans qu'il soit possible d'identifier les risques spécifiques qu'on aura évités à l'échelle individuelle. L'orientation vers la promotion de la santé mentale n'est pas spécifique de la seule prévention du suicide.

Quelques axes en promotion de la santé mentale

Il est possible de caractériser un certain nombre de signes de santé psychique. Ils ont en commun de ne pas pouvoir être imposés de l'extérieur, mais ils peuvent constituer des objectifs d'action qui permettent de mettre en place des projets. Les objectifs ne sont pas simplement les intentions des intervenants, mais sont conçus et formulés du point de vue des personnes concernées par l'action, considérées dans un rôle actif vis-à-vis de leur santé.

Voici quelques exemples qui portent chacun sur un éclairage particulier, concernant le plus souvent les jeunes, et qui ont fait l'objet d'expériences positives sur le terrain. Certaines n'ont rien de spécifiques et relèvent simplement d'une vie sociale bien menée. D'autres relèvent d'une intervention spécialisée.

- **Avoir une place reconnue dans la communauté**

Il s'agit d'exister, pour soi comme pour les autres, en tant que personne : dans la famille, dans la communauté et dans la société.

Un facteur de base de la sécurité affective est sans doute de savoir d'où l'on vient, de connaître au moins un petit bout de son arbre généalogique, de situer ses ancêtres proches, d'identifier sa famille biologique, quelle qu'elle soit. Il est a contrario impressionnant de considérer l'angoisse que peut déclencher pour certains le fait d'avoir été adopté, ou conçu par PMA, et de ne rien savoir de ses origines.

A l'extrême, j'ai été très frappé d'observer que, dans des milieux « à la dérive », déstructurés sur le plan affectif et social, des enfants en grande déshérence, dont les parents, minés par l'alcool, n'avaient plus de repères sociaux ni affectifs, ces enfants gardent comme valeur première l'image du père, l'image de la mère et l'image de la famille. L'injure suprême entre eux, alors qu'il n'y a plus de couple et plus de référents de la vie quotidienne, consiste à traiter l'autre de « bâtard ». Que les raisons en soient sociales ou psychologiques, l'appartenance à une lignée, à une famille, est un facteur majeur de sécurité affective.

Il s'agit ensuite d'avoir une place dans son « groupe de vie », en fonction de son âge. Pour les enfants, de vivre avec des adultes référents et aimants. Là encore, il est remarquable que les enfants les plus en difficulté soient particulièrement sensibles à l'affection que peut leur donner leur entourage. Leur reconstruction personnelle commence avec une place dans le regard des adultes avec lesquels ils sont liés affectivement.

Il s'agit ensuite d'avoir une place dans son « réseau de vie », par exemple, pour un adolescent, le « groupe d'ados », pour une jeune mère, de pouvoir rencontrer d'autres mères, pour des personnes âgées, de se rencontrer et d'avoir une activité ensemble, etc.... Il y a là une mine d'actions à mener, de type santé communautaire. L'initiative peut venir des professionnels, des élus, des associations de citoyens ou des usagers eux-mêmes.

A un troisième niveau, il s'agit d'exister en tant que personne dans la société. Un lieu déterminant est le travail, pour ceux qui en ont un. Aujourd'hui se pose la question de l'insertion sociale des personnes qui sont au chômage, dans la durée.

C'est pourquoi les fonctions d'accueil et d'intégration sociale jouent un rôle de prévention.

– **Conjuguer insertion communautaire et liberté**

Les jeunes élaborent leur identité en constituant des groupes d'appartenance, différenciés du monde des adultes. Cette recherche implique précisément de s'éloigner du monde des adultes, c'est-à-dire des règles de vie et des valeurs familiales qui ont bercé leur enfance. Mais, la remise en question de ce qui avait été jusque-là intangible et rassurant est nécessairement inquiétante pour eux, car, en cherchant à s'autonomiser, ils se trouvent face à l'inconnu et ils découvrent que l'exercice de la liberté n'est pas toujours chose facile. Pour se rassurer, ils ont besoin d'un groupe sécurisant où leur identité n'est pas menacée. C'est pourquoi ils ont tendance à rendre le groupe cohérent, voire fusionnel. Ceci les amène souvent, dans cette période, à sous-estimer les différences entre eux et, sous la pression de l'inquiétude et de la peur de l'isolement, certains adolescents peuvent avoir tendance à renoncer à leur autonomie et à leurs idées propres pour se faire admettre et se fondre dans le groupe. De même, certains groupes ont tendance à créer de la sécurité en s'isolant de l'extérieur, en imposant des idées communes, en développant de l'intolérance. C'est pourquoi il peut être difficile de s'intégrer dans un groupe tout en développant sa liberté de pensée. Il existe plusieurs types de groupes, plus ou moins ouverts, plus ou moins tolérants, dans lesquels il est plus ou moins facile de s'intégrer.

La maturité à acquérir est collective et implique que le groupe prenne conscience des différences, les accepte et les intègre positivement comme une richesse permettant le débat entre ses membres. Des intervenants peuvent aider les jeunes à réfléchir sur les groupes qu'ils constituent, leurs liens, leur ouverture, leur tolérance et sur la place des différences dans la vie de la communauté. L'équipe que je dirigeais au Comité régional d'éducation pour la santé de Basse-Normandie a par exemple expérimenté ce type d'intervention dans un lycée, en partenariat avec une enseignante et avec le lycée, en proposant dans une classe de se mettre en petits groupes pour échanger sur des questions simples telles que : quels sont les groupes dans la classe ? Qu'est-ce qui les réunit ? Sont-ils fermés ou ouverts ? Comment fonctionnent-ils ? A quels besoins répondent-ils ? Que se passe-t-il si l'on ne fait pas partie d'un groupe ? Etc. Les petits groupes de réflexion mis en place étaient animés par des professionnels de l'éducation pour la santé, formés à l'animation de groupe et qui bénéficaient d'une réunion d'équipe pluridisciplinaire pour analyser les séances et préparer les suivantes. Bien que les rencontres aient eu lieu le vendredi en fin d'après-midi, les jeunes ont été très participants à ce type de réflexion, et très intéressés d'observer et de comprendre comment se forment et fonctionnent les groupes à l'intérieur de leur classe. Cette action leur a permis d'analyser des processus dans lesquels ils étaient eux-mêmes impliqués et a fonctionné sous forme de rencontres régulières, dans le cadre de ce que l'Education nationale a nommé : « heures de vie scolaire ».

Ce type d'action est caractéristique de ce que nous appelons l'intervention de santé communautaire. Elle touche la santé psychique et sociale et s'adresse aux personnes individuellement et collectivement. Elle concerne leur personnalité propre, en tant qu'individu, mais aussi la dimension collective, les rôles sociaux dans lesquels chacun trouve sa place dans la communauté et se situe à la frontière de la promotion de la santé mentale et de l'éducation à la citoyenneté.

– **Développer l'estime de soi**

L'estime de soi est par nature un facteur de prévention du suicide, puisque la dépression et le suicide sont un aboutissement de la perte de l'estime de soi, quand elle est associée à la violence. L'estime de soi est une forme de confiance dans la vie, qui permet de se sentir légitime et d'oser agir ou prendre sa place dans la communauté. Elle est une ressource pour le développement de la personnalité, ainsi que pour les apprentissages, sur le plan intellectuel comme sur le plan social.

L'estime de soi ne s'oppose pas à la générosité, à la solidarité. Elle n'est pas la racine de l'arrogance et de l'égoïsme et n'empêche pas de reconnaître les qualités des autres et ses propres limites. Dans une éducation bien menée, l'estime de soi ne construit pas des êtres prétentieux et élitistes. L'exacerbation de la concurrence, le besoin de dominer les autres sont plutôt des manifestations d'insécurité psychique et de faiblesse narcissique.

Pour développer une conscience collective, il faut exister par soi-même ; pour aimer les autres, il faut s'aimer soi-même. Mais, il y a, pour chacun, à construire un équilibre entre soi et les autres, entre concurrence et solidarité. Le rôle des adultes et des institutions, dont en premier lieu l'institution scolaire, peut être très important pour accompagner les jeunes dans la construction de cet équilibre parfois difficile. S'affirmer, mettre en valeur ses qualités propres, sans être envahissant ou gênant pour ceux qui n'ont pas ces mêmes qualités et sans occulter les domaines où l'on a des faiblesses, tel est l'objectif de formation humaine pour les équipes qui s'investissent sérieusement dans l'éducation. Se considérer comme acteur du groupe social dans lequel on vit tout en construisant son propre bien-être, construire sa personnalité et son autonomie tout en devenant un citoyen solidaire et responsable, tel est l'enjeu de l'accompagnement éducatif.

L'estime de soi peut permettre, en même temps, d'être bien dans sa peau, bien dans sa tête et de rendre plus intelligent, plus responsable, plus citoyen. Le soutien scolaire, par exemple, est une activité qui s'attache à l'estime de soi des enfants en difficulté. Faire répéter les leçons non compris en classe ne sert à rien si la relation n'a pas établi un climat qui permette à l'enfant de retrouver confiance en lui et en ses capacités. L'objectif pédagogique est à décentrer des programmes pour mettre en priorité le rapport de l'enfant à lui-même.

– **Préserver l'image de soi face à l'échec**

Dans le cadre d'une approche réaliste, il n'est pas envisageable de garantir la réussite à tous, dans tous les domaines. Chacun est amené à vivre, plus ou moins souvent, des échecs, dans son cursus scolaire, dans sa vie professionnelle, dans ses entreprises personnelles, dans sa vie amoureuse... Mais si l'on n'est pas « cassé », ces échecs peuvent être formateurs et permettre de rebondir. Où est l'enjeu ? Est-il possible de différencier la déception et la tristesse liées à l'échec de la souffrance destructrice aboutissant à la dépression et la dévalorisation de soi ? Peut-on induire la capacité de rebondir plutôt que l'anéantissement ? Sans doute, si l'on comprend la nature de ce qui est destructeur : il s'agit avant tout de l'humiliation.

Prenons l'exemple de ce qui se passe dans l'enseignement, il y a une énorme différence entre rendre un devoir avec une mauvaise note en disant : « Ton devoir n'est vraiment pas bon. Il faut essayer de comprendre pourquoi afin que tu te remettes au travail », voire en ajoutant : « Veux-tu qu'on en parle ? » Ou bien, au contraire, en déclarant de façon péremptoire : « Décidément, tu es vraiment nul ! ». La condamnation plus ou moins définitive comme la confusion entre le devoir et la personne sont particulièrement délétères sur le plan psychologique. Les pédagogues, tel Philippe Mérieu, définissent l'humiliation comme les remarques péjoratives concernant le physique, l'intelligence ou la famille de l'élève. Et de citer l'exemple du rendu d'un devoir avec cette assertion définitive : « et le zéro, c'est pour le gros lard ! ». On pourrait multiplier les exemples et l'on voit bien qu'il y a des remarques qui aident, en ouvrant le dialogue et des remarques « qui tuent », comme les qualifient les jeunes. Différencier le travail produit et la personne est fondamental du point de vue de la relation interpersonnelle, comme en ce qui concerne l'image de soi de l'élève. Il est clair qu'on ne peut pas assurer des tâches d'éducation favorisant la construction de la personnalité et l'équilibre psychique sans bannir l'humiliation. On ne peut pas faire progresser une personne sans lui faire l'estime qu'elle est capable de progresser et, plus encore, sans aider cette personne elle-même à se convaincre qu'elle en est capable. Tout jugement de valeur est à replacer dans ce cadre. Cet aspect, à lui seul, mériterait une observation des comportements et une formation de tous les adultes en responsabilité.

La solution n'est pas de « faire la leçon » aux adultes, qui sont déjà en difficulté avec les jeunes, mais de leur donner la parole en petits groupes sur leur pratique. Il serait possible aussi d'aborder ces questions dans la formation des enseignants, conseillers d'éducation, infirmières scolaires, avec des exercices pratiques qui permettraient des prises de conscience, ce qui implique de mettre la pédagogie au cœur de leur formation, avec des mises en situation qui permettent d'expérimenter et d'analyser ensuite les discordances entre la théorie et la pratique.

- **Favoriser écoute et parole pour gérer les conflits et prévenir la violence**

Il ne s'agit pas de rêver d'un monde sans aucune violence. Il s'agit de prendre en compte les différences et les difficultés de vie des uns et des autres, en assumant les conflits et en désamorçant la violence. Il s'agit d'assurer une médiation qui permette de calmer les esprits et de donner la parole à chacun pour tenter de trouver un compromis ou une sortie honorable, y compris pour celui qui doit reconnaître ses torts. Les adultes interviennent naturellement en tant que médiateurs quand il s'agit d'un conflit entre de jeunes enfants. Mais cette médiation, qui permet de prévenir l'humiliation et d'imposer le respect mutuel, demande une présence disponible et compétente qui est plus délicate à mettre en œuvre, mais tout aussi nécessaire quand il s'agit des adolescents et des adultes. Ce type d'intervention pourrait davantage faire partie de l'action éducative, de l'action sociale ou de l'action de santé. Là encore il s'agit de réorienter la formation des professionnels et de faire évoluer les pratiques, car le cours de l'enseignant comme la consultation individuelle du travailleur social ou du professionnel de santé ne constitue pas toujours un cadre adapté. De même, dans la plupart des grandes institutions un accompagnement de la qualité des relations au travail serait la clef à la fois d'un meilleur service rendu et d'une meilleure santé psychique des personnels.

À côté du traitement économique et social des questions lancinantes du chômage et des injustices sociales, une réorientation en profondeur du travail social et de l'action de santé vers la médiation sociale pourrait permettre d'endiguer la montée actuelle de la violence, car toutes les mesures de répression ne suffiront pas à inverser la tendance. La force de pacification de la parole est telle qu'il est urgent d'investir ce champ.

Mais il n'est pas question ici d'angélisme et de rêve d'un monde parfait, harmonieux et sans contradictions. C'est pourquoi il s'agit encore d'être capable d'accéder à la parole en cas de désaccord ou de conflit, voire de rapport de force. Ces aspects impliquent une certaine maturité individuelle et sociale, qui permette un équilibre entre compétition et solidarité, entre autorité et participation, entre rapport de force et négociation. Le bien-être psychique des uns et des autres est justement le signe qu'une forme de ces équilibres est atteinte par la société.

– **Soutenir et réguler la qualité de communication interpersonnelle**

Tirer une satisfaction personnelle de ses relations avec les autres fait partie intégrante du goût de vivre. C'est un domaine éminemment subjectif, dont on ne peut pas juger à la place de l'autre. Il relève d'une grande liberté, hors de toute modélisation. Chacun a donc à se préoccuper de savoir si les autres tirent eux aussi satisfaction et bien-être de cette relation.

Certes, dans certains cas, on peut se déclarer satisfait de relations de dépendance voire de maltraitance qui représentent en réalité des situations pathologiques. Ces situations sont à traiter en tant que telles et relèvent des soins. Mais dans le cas général, il s'agit de tirer satisfaction de ses relations affectives et sociales. Sur le plan affectif, d'être cher à son entourage et de chérir les personnes qui vous entourent ; pour les adultes, de tirer satisfaction de ses relations sexuelles. Sur le plan social, de tirer également une - souvent relative - satisfaction de ses relations de travail, y compris des relations hiérarchiques avec ses supérieurs ou ses subordonnés, contribuant à une œuvre commune, dans le respect des personnes. Il semble, par exemple, que créer l'occasion de rire, plusieurs fois par jour, malgré les difficultés quotidiennes, est un facteur favorable à la santé psychique.

Il est vraiment utile de créer des moments ou des lieux de parole où chacun peut s'exprimer sur son ressenti de la relation avec les autres, lorsque cette relation engage une implication personnelle et déclenche des émotions qui ne permettent pas toujours de juger sereinement de son investissement affectif, de ses réactions impromptues ou de ses attitudes éducatives. Cette remarque s'applique bien sûr tout particulièrement à la relation entre adultes et adolescents, car la période peut être délicate. Chacun doit « apprendre » son rôle dans une situation qui est nouvelle pour lui, l'adolescent sentant son corps et son psychisme se transformer et le parent ne reconnaissant plus le caractère de son enfant du fait de ces transformations.

Les parents ont souvent besoin de ne pas rester seuls avec leurs incertitudes, voire leurs angoisses concernant leur rôle et leur comportement de parents. C'est pourquoi les expériences de groupes de « soutien à la parentalité » sont aujourd'hui nombreuses. Ces groupes, s'ils sont animés par un professionnel expérimenté, permettent de s'interroger sur ses attitudes vis-à-vis de son enfant, de débattre avec les autres parents de ses doutes, de maîtriser davantage son investissement et ses comportements éducatifs. De tels groupes peuvent aussi réunir les adultes dans l'Education nationale, où les relations adultes - jeunes sont souvent difficiles, voire parfois conflictuelles. Mon équipe a animé des groupes d'adultes dans des établissements scolaires réunissant des enseignants, infirmière scolaire, conseillers d'éducation, assistante sociale. Il est possible de créer une relation de confiance permettant de parler réellement des relations avec les jeunes et des incertitudes ou des difficultés de chacun. Mais il faut du temps. Il a été possible de se parler et s'écouter vraiment en confiance, sans se sentir obligé de jouer un rôle, au bout d'environ un an de rencontres mensuelles régulières. En effet, dans la situation actuelle, il faut commencer par « remonter le courant » pour apprendre à se parler en confiance et laisser tomber le jeu de l'image sociale où celui qui aborde ses difficultés est considéré comme peu compétent et faible psychiquement, alors que les autres vivent des difficultés identiques ou proches, mais les taisent parce que c'est la règle tacite. Mon équipe a pu faire fonctionner également de tels groupes avec les parents (souvent des mères !), autour d'un café, après avoir déposé les enfants à l'école. Mais là, la parole est beaucoup plus libre !

Plus rares sont les groupes mis en place pour donner la parole aux jeunes eux-mêmes, alors qu'ils sont tout autant nécessaires. Un adulte situé dans une position de relative extériorité peut permettre aux adolescents de s'exprimer vraiment, de dépasser les provocations, de ne pas se bloquer sur les malentendus, de donner du sens à la violence reçue ou agie. Tout l'art, dans leur animation, est de faire sentir à quoi peuvent servir ces groupes et la circulation de la parole qui les caractérise, et de donner envie aux jeunes d'y participer. Certaines infirmières scolaires, qui n'ont pourtant pas de formation psychologique spécifique, ont cette capacité d'écoute et de régulation et ce sont les jeunes eux-mêmes qui transforment l'infirmerie en « lieu de parole ». Mon équipe a pu, en partenariat avec les adultes de l'institution, mettre en place des moments de parole avec les adolescents, dans des internats. Ces rencontres étaient tout simplement intitulées « veillées ».

On peut enfin envisager des groupes entre adultes et adolescents, animés par un professionnel, qui permettent de se parler hors des relations hiérarchiques et d'essayer de dépasser les incompréhensions. Ce type de groupe est possible à mettre en place dans l'Education nationale. Quand la situation est grave, les services de pédopsychiatrie sont sollicités pour organiser des réunions de ce type, par exemple après un suicide… Mais il est dommage qu'il faille souvent attendre des problèmes justifiant que la psychiatrie soit sollicitée pour tenter de se parler véritablement. Au titre de la prévention, on peut envisager d'intégrer de tels groupes dans la vie quotidienne, dans l'Education nationale, dans les centres de vacances ou encore, tout simplement, dans la famille.

– **Développer les relations adolescents - adultes référents**

Les adolescents ne se construisent pas en dehors de la communauté. Ils ont besoin des adultes, parfois comme guide pour montrer l'exemple ou fixer des limites, parfois pour s'en séparer et construire leur propre groupe et leur système de valeurs en se différenciant de celui des adultes. Mais, dans les deux cas, les adultes sont pour eux une référence pour construire, à leur tour, leur propre monde. L'humain est un être social. Que ce soit pour s'identifier ou pour se différencier, les adolescents ont besoin d'adultes qui « tiennent debout », sur lesquels ou contre lesquels on puisse s'appuyer. Ce qui signifie qu'ils n'ont pas besoin d'adultes qui « jouent aux ados », qui voudraient être des copains, c'est-à-dire qui n'assument pas leurs responsabilités éducatives d'adultes.

Les adolescents ont en particulier besoin d'images positives auxquelles s'identifier, d'adultes qui les écoutent et qui leur ouvrent de nouveaux horizons, c'est-à-dire d'adultes référents positifs. Chaque adolescent choisit par lui-même ses images d'identification et, il ne s'agit pas toujours des parents. Il peut s'agir d'un autre membre de la famille ou encore d'un professeur, d'un animateur d'activités ou de camps de vacances, d'un éducateur de rue, etc.…

Mais dans tous les cas, les adultes ont à comprendre que les enfants ne peuvent pas se construire seuls et qu'ils ont besoin d'adultes référents. Si les parents sont absents, si les enfants n'ont pas d'affinité avec d'autres adultes, de l'Education nationale par exemple, s'ils n'ont pas d'activités encadrées, s'ils sont laissés à eux-mêmes ou face à la télévision, la relation éducative ne fonctionne pas et l'on risque de favoriser bien des problèmes tels que l'alcoolisation, les incivilités, voire les drogues et les différentes formes de violence.

Il est donc de la responsabilité des adultes de la famille et de la société de faire en sorte que les enfants et les adolescents soient en contact suivi avec des adultes dans leur vie quotidienne. Il faut reconnaître que ce besoin n'est pas toujours assuré dans les conditions de vie moderne, alors que c'est un objectif qu'il est tout à fait possible d'atteindre avec les moyens de la société actuelle. Il est possible de créer des occasions favorables à ce type de relation soit dans les établissements scolaires, soit dans les lieux de loisirs ou les camps de vacances. Mon équipe a organisé des ateliers santé dans des centres aérés qui ont pu faciliter ce type de relation, à partir de questions simples en santé positive telles que : « décrivez un moment de bien-être... ».

– **Rechercher la cohérence entre la parole et l'action**

Il s'agit, dans toute la mesure du possible, de faire ce que l'on dit. Si nous avons tous conscience, et ceci dès l'enfance, qu'aucun être humain n'est à 100% rationnel et cohérent dans ses comportements, il est néanmoins très important de rechercher la cohérence entre la parole et les actes, en particulier vis-à-vis des adolescents et dans tout ce qui concerne la relation éducative en général. En effet, les adolescents sont particulièrement sensibles à cet aspect et irrités lorsque les conseils voir les injonctions des adultes sont contraires à leurs comportements. D'une façon générale, on discrédite les règles de vie en société et les règles morales s'il peut sembler normal de faire le contraire de ce qu'elles énoncent. Ces remarques s'appliquent en particulier à l'apprentissage de la citoyenneté et de la démocratie. Il y a bien sûr une place pour l'autorité, et tout n'a pas à être démocratique. Mais il est essentiel que les dispositifs de participation démocratique que l'on met en place respectent scrupuleusement la lettre et l'esprit de la démocratie. Par exemple, quand on a affaire dans un établissement scolaire à des délégués de classe élus par leurs camarades, il n'est pas acceptable de les considérer comme de simples émissaires de l'administration susceptibles de distribuer des consignes descendantes aux élèves. Ils sont également à considérer comme des porte-parole et des interlocuteurs à écouter et à respecter, si l'on veut prétendre à une éducation à la citoyenneté. De même, si des élèves sont élus président et trésorier du foyer socio-éducatif, ou d'une structure similaire, le chef d'établissement ne peut pas disposer du budget de ce foyer sans leur avis et sans une décision du bureau élu, comme j'ai pu l'observer, car, sinon, l'élection et les statuts associatifs sont totalement discrédités. Dans ce type de cas, c'est l'institution elle-même qui adopte une attitude de violence qui ne manquera pas de faciliter les actes de violence ou d'incivilité des jeunes.

D'une façon générale, on ne pourra pas enrayer la violence qui se développe actuellement chez les jeunes sans repérer et réguler la violence institutionnelle elle-même. Il est clair que ce principe n'est pas spécifique des jeunes et s'applique à tous, jusque dans les prisons, ou encore aux personnes âgées dans une maison de retraite, par exemple. C'est pourquoi il y a là aussi des ressources très importantes de prévention.

J'ai eu l'occasion de favoriser une prise de conscience de ce type lorsque j'ai été sollicité pour mener une action de santé en prison. J'ai déplacé la demande et j'ai pu mener avec mon équipe une étude préalable associant les détenus. J'ai présenté les résultats de l'étude à tous les acteurs concernés, administration pénitentiaire, gardiens, administration hospitalière, médecins, psychiatres, travailleurs sociaux, ... lors d'une réunion de restitution qui a été l'occasion d'un dialogue et de propositions susceptibles de prévenir un certain nombre de violences entre institutions et détenus, ainsi qu'entre les détenus, mais aussi dans les institutions elles-mêmes ou entre les différentes institutions, hôpital et prison, par exemple.

– **Donner du sens à sa vie**

Il s'agit d'être motivé par ses activités, de se sentir légitime et utile. L'utilité sociale, l'intérêt général, la solidarité, la protection de l'environnement, la cohérence entre les actes et les discours sont des valeurs qui apportent une certaine paix intérieure, une sécurité psychique, ceci dès lors qu'on a dépassé le stade de la survie (assurant au moins l'alimentation et le logement de soi-même et sa famille) pour atteindre un développement personnel et social.

Notons qu'à l'échelle individuelle, la sécurité affective peut être trouvée par le fait de servir un chef, une grande entreprise ou un pouvoir fort, y compris s'il y a contradiction avec l'éthique. Mais, même si beaucoup n'ont pas l'idée ou le courage d'aller contre le pouvoir en place ou l'idéologie dominante, ils ressentent néanmoins les contradictions et la perte de sens. Et il y a toujours une partie de la population qui garde une liberté de pensée et qui s'inspire d'une éthique humaniste de justice, de partage, de libertés publiques. Si le sens est obscur et l'éthique douteuse, beaucoup s'installent tant bien que mal dans une attitude passive, plus ou moins dépressive. Le niveau élevé d'alcoolisme et de suicide dans des sociétés non démocratiques correspond largement à ce processus. C'est pourquoi, à l'échelle sociale, on peut penser voir baisser le taux de suicide en conjuguant le sentiment d'utilité individuelle avec un positionnement social d'éthique et de cohésion collective.

La question du sens n'est pas non plus une affaire purement rationnelle. On peut donner du sens à sa vie par la foi religieuse, ou par différentes croyances, dont, d'ailleurs, la confiance aveugle dans la science, appelée le « scientisme ». Remarquons que les humains peuvent avoir un esprit scientifique développé dans un domaine donné, physique, mathématique ou technique, par exemple, et une approche très irrationnelle dans un autre champ, relationnel ou psychologique. La question du sens est largement affaire de représentations et d'insertion dans un groupe social, unifié par un système de représentations. Les humains ont une grande capacité de cécité, plus ou moins volontaire, sur ce qui les dérange et qui n'est pas conforme aux croyances qui les sécurisent affectivement.

Bref, la question du sens de ses activités et de sa vie est complexe et ne préoccupe pas tout le monde de la même manière. Elle est à gérer face à soi-même et s'inscrit dans la construction de la paix intérieure. C'est pourquoi réserver régulièrement un temps de méditation favorise grandement la construction du bien-être psychique. Cela étant, l'importance du sens, au-delà des croyances, comme facteur de santé psychique, se manifeste par deux éléments fréquemment observables.

Le premier est que, lorsqu'on a commencé à prendre conscience de certaines contradictions et à ouvrir les yeux sur ce qu'on ne voulait pas voir, il est alors très difficile de revenir en arrière. Dans cette situation, continuer à vivre de la même façon déclenche un réel malaise. Le fumeur qui côtoie le cancer est soudain motivé pour arrêter de fumer. Le parent trop souvent absent, qui voit son adolescent faire un acte suicidaire est souvent prêt à prendre du temps pour lui, voire à accepter d'aller consulter un psychothérapeute.

Le deuxième est, a contrario, que la cohérence entre ses idées et ses comportements, entre ses attitudes vis-à-vis de soi-même et vis-à-vis des autres, ses comportements de consommation et ce qui est viable pour la planète, tous ces éléments de cohérence sont facteur de paix intérieure, de sérénité, de bien-être. On se sent bien, par exemple, de respecter soi-même les règles de vie collective qu'on impose à ses enfants, ne pas couper la parole, frapper avant d'entrer, remercier, saluer, de limiter sa consommation, économiser d'énergie pour se déplacer ou se chauffer, etc....

Ainsi, d'une façon générale, il y a une forte cohérence entre la santé et la citoyenneté.

- **S'intéresser à l'enfance**

Le rapport à la vie en tant que transmission de génération en génération passe par une conscience et un intérêt pour l'étape de transmission que constitue l'enfance. Il s'agit bien sûr, si l'on a des enfants, de ne pas passer à côté de leur éveil et de leur développement, occupé qu'on peut être par des choses que l'on croit plus importantes… jusqu'au moment où l'on regrette de ne pas avoir bâti une relation plus forte avec eux, bien souvent lors de leur adolescence. Il s'agit plutôt d'être attentif à ses enfants dès la grossesse et la naissance, de leur consacrer du temps, de l'attention et de l'écoute, en s'adaptant et en saisissant le goût de chaque étape.

L'enfance, c'est aussi la sienne propre, celle de ses parents, autrement dit la conscience de la transmission de génération en génération de codes génétiques comme de codes sociaux, de valeurs, de modes de pensée et de mode de vie, de relations, tout ce qui fait l'éducation et qui joue un rôle déterminant dans le rapport à la vie. L'enfance, c'est encore celle des petits enfants avec laquelle les relations sont plus souples parce qu'on se préoccupe davantage de bien-être et d'épanouissement et qu'on se sent moins responsable des règles de socialisation et des enjeux matériels ou sociaux. C'est la génération qui « vous empêche de vieillir » en vous sollicitant et vous questionnant, qui donne du sens à la vie en accomplissant la transmission, tout en construisant une histoire et des personnages nouveaux, qui développent chacun sa personnalité et sa liberté.

C'est encore s'intéresser à la place de l'enfant dans la société, d'une part parce que l'enfance est au cœur du rapport à la vie, mais aussi, simplement, parce que les enfants sont la société de demain. De ce point de vue, tous les adultes sont concernés, qu'ils aient des enfants ou qu'ils n'en aient pas personnellement.

Le rapport à l'enfance est fortement lié au rapport à la vie et au goût de vivre. Le développer est certainement une protection contre le suicide. C'est pourquoi, là encore, la hiérarchie des valeurs est à inverser et, par exemple, le travail auprès des jeunes est à reconnaître, valoriser et accompagner par la formation et l'échange de pratiques. Ainsi, par exemple, une formation santé a été l'occasion de faire prendre conscience aux responsables de l'institution et aux élus que, dans un foyer de jeunes travailleurs, une personne accomplissait un travail très important sur le plan relationnel, éducatif voire sanitaire et psychologique, c'était le veilleur de nuit. C'est lui qui accueillait les « couche-tard », écoutait leurs angoisses ou leur déprime, gérait l'abus d'alcool ou la consommation de drogue… Ceci sans formation et dans la solitude, à l'heure où les professionnels reconnus étaient bien sûr absents, et personne n'avait pensé à lui donner la parole, car il n'était pas présent à l'heure des réunions.

– **Protéger l'environnement**

Il s'agit ici de respecter la nature, comme on respecte tout ce qui touche à la vie. La qualité de l'air, de l'eau, de l'alimentation, la limitation des polluants toxiques sont bien sûr des facteurs de santé physique. Mais l'enjeu est aussi la santé mentale : La conscience que la planète a des limites, souvent atteintes et parfois déjà dépassées, en matière d'épuisement des ressources, d'effets de serre et de changement climatique, de pollution des eaux, de déforestation, d'accumulation de déchets dangereux se développe rapidement parmi les jeunes et est source d'angoisse et d'insécurité. Du tri des ordures à la suppression des pollutions, en passant par les modes de transport doux ou la réduction de consommation d'énergie, les jeunes commencent à modifier leurs comportements par rapport aux générations précédentes afin de préserver la capacité de la planète à assurer les facteurs de la vie de toutes les espèces, et des humains en dernier ressort. On le sait bien, il reste énormément à faire dans ce domaine, mais être cohérent, penser à l'avenir et agir dans le sens de la vie est psychologiquement rassurant. De même, la perte de biodiversité, c'est-à-dire la disparition de centaines d'espèces vivantes chaque année, du fait des activités humaines, a certainement une parenté symbolique avec les actes suicidaires ; peut-être aussi a-t-elle une parenté réelle, car toute menace sur la vie et les équilibres biologiques peut sans doute représenter une menace potentielle pour la survie de l'humanité. C'est pourquoi les actions de protection de l'environnement sont favorables à la santé psychique.

En conclusion, après avoir énoncé ici un certain nombre d'objectifs et d'exemples d'action de promotion de la santé mentale, j'apporterai dans les chapitres suivants ma pierre à l'édifice de la santé mentale et de la prévention du suicide en présentant trois secteurs d'action, qui pourraient paraître à première vue éloignés de la question des actes suicidaires, mais qui jouent un rôle clef dans la naissance complexe des causes de suicide : l'éducation des enfants, la régulation et la démocratie. Puis, le chapitre suivant abordera de façon générale la manière de conceptualiser la prévention, afin de classer les idées, et j'envisagerai ensuite comment le système de santé pourrait fonctionner en prévention.

Le rôle de l'éducation des enfants

Le petit nouveau-né de l'espèce humaine est totalement dépendant, sur le plan physique comme psychique, à tel point qu'il est tout à fait incapable de survivre seul. La naissance physique retenue par l'état civil, n'est qu'une étape sur le long chemin de la construction d'un nouvel être humain. Le nouveau-né de l'espèce humaine est un être social qui ne deviendra un humain que par la relation avec ceux qui se donnent la peine de le faire vivre sur le plan matériel et physique comme sur le plan psychique et qui lui transmettent un ensemble de valeurs, de liens sociaux et affectifs qui structureront sa personnalité et son existence même. Il n'y a pas un jour J. qui marque le début de l'existence d'un nouvel individu autonome. La naissance n'est pas une aventure individuelle ni ponctuelle. Elle est la transmission progressive de la vie, du couple homme-femme à la triade père-mère-enfant pour aboutir, ultérieurement, à un nouvel individu si possible autonome et responsable, capable lui-même d'enfanter. La relation de prise en charge qui évolue vers un accompagnement à l'autonomie est précisément ce que nous appelons l'éducation. Elle ne constitue pas une option. Elle est, au sens propre, vitale.

L'éducation est une relation physique, faite de toucher (laver, nourrir, câliner...), psychique, faite d'échanges d'affects et d'émotions (amour, sourires, rires, pleurs...), sociale, faite de valeurs et d'habitudes transmises de génération en génération dans la vie quotidienne (manière de s'alimenter, de s'habiller, de se laver, de ranger, d'entrer en relation...). L'éducation est au cœur de ce qui fonde l'humanité, la parole. Le petit enfant se structure en tant qu'être humain par le langage. Ce qui caractérise cette relation, c'est l'interaction permanente entre des êtres vivant, pensant, ressentant... C'est l'échange direct et la relation affective, qui prend autant de place, voire plus, que les apports matériels ou de connaissances. C'est pourquoi l'éducation ne pourra jamais être réalisée par une machine, ni un ordinateur, ni une télévision... L'éducation est une aventure interpersonnelle, interhumaine.

L'accueil de l'enfant

L'éducation commence avec le maternage. Le petit nouveau-né a besoin d'être nourri, et la meilleure alimentation est, dans la mesure du possible, le lait du sein maternel, à la demande. L'allaitement représente aussi une relation charnelle extraordinaire et exclusive, temporaire, qui justifie amplement le mot de maternage et son caractère sexué. L'homme ne peut pas allaiter, de même qu'il ne peut pas accoucher. Mais le nouveau-né a aussi besoin d'être protégé, changé lorsqu'il s'est sali, bercé, câliné. Il a besoin d'être consolé quand il pleure, couché quand il a sommeil. Dans tous ces domaines, l'homme peut s'impliquer autant que la femme et il est légitime de dire de façon imagée que bien des pères modernes « maternent » leur enfant. Cela ne les empêche nullement de jouer leur rôle paternel en contribuant ensuite à séparer la mère et l'enfant pour les aider à quitter la relation fusionnelle du début, afin que la mère reste sa femme et que l'enfant grandisse.

Le nouveau-né, puis le nourrisson, a aussi besoin de relations empreintes d'une douceur rassurante. La période de l'arrivée au monde, de l'accueil de l'enfant, joue un rôle majeur. La qualité des relations et la non-violence sont des facteurs importants de la sécurité affective de l'enfant et de sa construction narcissique. Les psychanalystes nous ont montré que, pour construire sa personnalité et sa sociabilité ultérieure, il a besoin de parole, de langage, d'écoute et de respect, et qu'il n'est jamais trop tôt pour construire une relation de qualité, adaptée à l'âge de l'enfant.

Lorsqu'on s'interroge sur la première violence et qu'on remonte à la petite enfance, les choses ne se passent pas comme entre pairs. La relation est évidemment dissymétrique et la responsabilité de la violence ou de la non-violence incombe aux adultes. Plus tard, lorsque deux enfants se chamaillent, on cherchera à savoir : « lequel a commencé ? » Puis, quand un adolescent se rebiffe et devient agressif, on ne peut pas partir du principe qu'il a toujours raison ! Mais là, dans la petite enfance, il est clair que c'est les adultes qui ont commencé ! C'est pourquoi la relation éducative est une véritable responsabilité, dont on ne peut pas se défausser une fois qu'on a mis un enfant au monde (sauf à la transférer à la société en abandonnant l'enfant).

Sur le plan de la violence, la médecine n'a pas toujours été bonne conseillère. Il y a quelques dizaines d'années, emportée dans le tourbillon et le piège du scientisme, la médecine avait décrété que le nouveau-né devait pleurer le plus vite possible. Certes l'intention était bonne, il s'agissait de faire en sorte que le nouveau-né déplie ses poumons et respire fortement dès son arrivée au monde, pour oxygéner son cerveau. Dans ce but, certains prenaient l'enfant par les pieds et lui frappaient les fesses pour qu'il crie. On pense aujourd'hui tout au contraire qu'il n'est pas bon que la naissance soit agressive. On baisse la lumière, on pose l'enfant sur le ventre de sa mère, on ne se dépêche pas de couper le cordon ombilical afin qu'il continue en partie à oxygéner l'enfant par l'échange avec le sang maternel. On encourage le père à être présent et participer à ce moment d'émotion. On réserve l'intervention médicale aux cas où elle est vraiment nécessaire, par exemple s'il y a besoin de pratiquer une réanimation néonatale et, dans ce cas, c'est une première urgence. Il est donc justifié d'assurer la sécurité médicale autour de la naissance, mais cela ne doit pas s'opposer au développement général de la « naissance sans violence », comme l'a développé le Dr Frederick Leboyer après son voyage en Inde.

Le maternage d'un tout petit n'est pas dangereux et ne peut pas être surprotecteur. Le nouveau-né et le petit nourrisson ne font pas de « caprices ». Il n'est pas temps de leur « inculquer de bonnes habitudes ». À cet âge, l'enfant a besoin d'être protégé et rassuré, de sentir que le monde qui l'entoure lui réserve une place bien à lui et que les adultes sont heureux de l'accueillir dans une « niche affective protectrice », selon les termes de Boris Cyrulnik. Il sera temps, plus tard, d'introduire des règles et de l'autorité, lorsque l'enfant se mettra à explorer le monde et à prendre conscience du fait que ses comportements ont une influence sur les adultes. Ce serait une erreur majeure de croire qu'il faut intégrer « le plus tôt possible » les règles de vie en société. L'éducation est un accompagnement du développement de l'enfant et elle ne peut être pertinente que si elle est adaptée au stade de son développement. Les enfants et les adolescents « faciles », ne sont pas ceux qui ont été « matés », mais ceux qui ont été bien maternés. A la condition, bien sûr, qu'on ait su tourner les pages, qu'on ait su sortir de la relation fusionnelle, apporter les règles de socialisation nécessaires quand ils grandissent et encourager l'autonomie au fur et à mesure des années et de ses possibilités.

Certains ont essayé de construire des rationalisations pour justifier un climat d'agressivité entre parents et enfants. L'enfant serait un « être mauvais », et l'éducation consisterait à redresser ses penchants dangereux pour lui-même et les autres. Les travaux modernes montrent qu'il n'en est rien. L'altruisme est aussi naturel que l'égoïsme, parfois plus, et la violence d'un jeune est une réponse à la violence qu'il a reçue dans sa famille et/ou dans la société. C'est bien le premier rôle de l'éducation que d'accueillir l'enfant de façon non-violente.

Les besoins des jeunes

Les enfants et les adolescents ont besoin des adultes. Au-delà de la petite enfance, les enfants ne se construisent pas dans le néant. Ils se structurent dans la ressemblance et l'identification, puis dans la différenciation des adultes qui les entourent. C'est pourquoi ils ont aussi besoin de s'opposer pour se différencier du modèle parental. C'est par cette dualité ressemblance - opposition que, petit à petit, ils construisent leur personnalité propre et leur autonomie. La démarche de différenciation est, bien sûr, caractéristique de l'adolescence et, si elle prend effectivement son ampleur dans cette période de sortie de l'enfance et de transition vers l'âge adulte, elle commence très jeune : on parle de la « première adolescence » vers l'âge de deux ans et demi, lorsque l'enfant découvre le plaisir de dire « non ». D'une façon générale, il a besoin de faire son expérience du monde et de la vie ; il a besoin de prendre des responsabilités adaptées à son âge, c'est-à-dire d'agir de son propre chef et de se rendre compte par lui-même des conséquences de ses actes. En un mot l'enfant aura aussi besoin de liberté.

Il est à noter que lorsque l'enfant construit son autonomie et sa liberté dans une attitude d'opposition, ceci n'enlève pas le besoin d'une certaine autorité, autorité qui s'exerce d'abord pour le protéger contre un certain nombre de dangers qu'il ne connaît pas ; autorité qui vise également à lui transmettre les règles et les savoirs qui lui permettront de vivre en société et d'y trouver sa place. Comme indiqué plus haut, les jeunes ont besoin d'adultes solides, qui ne se sentent pas menacés ou qui ne se fâchent pas au moindre désaccord et ils ont besoin d'adultes référents. Ils savent les chercher et, souvent sans en avoir conscience, si les relations sont détériorées dans le premier cercle familial ou s'ils ont simplement besoin d'élargir leur champ de référence, ils peuvent les trouver à l'extérieur de la famille.

Les jeunes ont besoin d'être écoutés par les adultes, avec un grand respect de leurs différences et de leur autonomie en construction, même quand leurs tentatives pour penser ou agir sont naïves ou velléïtaires. Ils n'ont pas besoin d'une approbation inconditionnelle. Ils ont besoin d'adultes qui peuvent leur renvoyer une image réaliste

Les jeunes ont besoin d'être regardés par les adultes et accompagnés dans leur développement. Ils ont besoin d'être encouragés quand ils progressent, consolés quand ils échouent. Ils ont besoin d'être reconnus et valorisés pour se développer. Ils ont besoin, de la part des adultes, d'un regard confiant et protecteur sans être possessif. Ces besoins sont parfois contradictoires, mais nous avons une approche de ces besoins complexes lorsque nous disons unanimement que les jeunes ont besoin d'être aimés pour ce qu'ils sont.

Le rôle des adultes

Les adultes ont à jouer un rôle d'adulte. Comme nous l'avons vu, ce rôle est fait d'attention, d'écoute et de respect, de disponibilité et de patience, mais aussi d'une certaine autorité, adaptée à l'âge de l'enfant. L'autorité sera d'autant plus respectée qu'elle se souciera d'être respectable, c'est-à-dire qu'elle aura du sens dans l'intérêt général et ne s'imposera pas arbitrairement. Ainsi, l'intervention d'autorité est toujours à expliquer, bien sûr avec des mots et des notions adaptés à l'âge et en référence au sens plutôt qu'à la règle.

De la même manière, les adultes ont une large responsabilité collective dans la prévention de la violence. En effet, s'ils ne veulent pas voir se développer la violence ils ont à se demander, quand ils ont des velléités de se mettre en colère, s'ils ont eux-mêmes subi une violence en amont, dans la famille, dans les relations avec leur pairs ou dans une institution. Mais le rôle d'adulte est aussi d'énoncer la règle et de la faire respecter, dans toute la mesure du possible. Comprendre, dans le but de prévenir, n'implique pas d'accepter la violence et ne consiste pas à l'excuser. Il n'est d'ailleurs pas contradictoire d'intervenir d'autorité pour faire cesser les actes de violence à un instant donné et d'essayer d'en comprendre le sens pour étudier comment on pourrait en limiter les causes.

Le rôle d'adulte vis-à-vis des adolescents est délicat. Il demande prudence et patience pour ne pas brusquer ni blesser les jeunes, qui sont en fait très fragiles, de ne pas abuser de sa position d'autorité en imposant des règles injustes ou des idées contestables. Il demande une réelle présence, pas toujours au moment où c'est le plus facile pour l'adulte. Il demande aussi, à d'autres moments, une certaine distance, pour « laisser les jeunes tranquilles », accepter qu'ils soient entre eux, qu'ils aient leur langage, leurs valeurs, leurs secrets, et ne pas dépendre d'eux lorsqu'ils cherchent à s'émanciper. Le poète Kahlil Gibran fait vivre cette relation, parfois contradictoire, en disant : « Vos enfants ne vous appartiennent pas. Ils sont les fils et les filles de la vie à elle-même ». Le rôle d'adulte demande encore un certain courage pour ne pas céder au premier conflit ou encore pour poser les bonnes questions sans être intrusif.

Mais une relation ne devient pas pathologique à la moindre incompréhension ou au moindre conflit. Il n'est pas dramatique d'être parfois impatient, fatigué ou malhabile, de n'avoir pas été disponible ou de n'avoir pas été à la hauteur ; mais ceci à une condition : c'est d'être capable de le reconnaître. Un jeune peut pardonner beaucoup de choses à un adulte, même s'il en attend beaucoup, à la condition que l'adulte soit capable de dire : « Excuse-moi, veux-tu qu'on reparle ? ». On peut construire une relation de qualité malgré les anicroches si chacun est capable de reconnaître ses torts. Là encore, c'est à l'adulte de commencer. Il sera d'autant plus acceptable pour un jeune de se remettre en question qu'il aura pu observer que c'était aussi acceptable pour les adultes.

La démarche éducative

La démarche éducative est caractérisée par la relation dissymétrique entre des adultes et des enfants dont ils ont la responsabilité. L'éducation implique donc à la fois les jeunes et les adultes, dans une relation où les rôles sont différenciés en fonction des besoins des jeunes. L'objectif est, à terme, de permettre aux jeunes de devenir eux-mêmes adultes. Ils pourront alors établir des relations à parité, y compris avec leurs propres parents. Mais en attendant cet accomplissement, l'éducation implique une responsabilité particulière des adultes. Cette approche signifie par définition qu'un enfant ne s'éduque pas seul et que les enfants ne sont pas responsables de l'éducation d'autres enfants. Il est clair que les enfants ont besoin d'être ensemble, de jouer, de se confronter pour apprendre les règles de vie collective. Il est très positif qu'ils soient capables d'apporter une attention aux autres et qu'ils construisent entre eux des relations d'entraide et de solidarité. Mais ce type de relations est à distinguer de la relation éducative. C'est pourquoi la notion aujourd'hui à la mode d'« éducation par les pairs » est à considérer avec réserve. S'il s'agit d'un langage imagé pour parler des méthodes participatives et des relations de solidarité, c'est recevable. Mais laisser entendre que des enfants auraient à assumer la responsabilité d'éducateur vis-à-vis d'eux-mêmes ou des autres enfants reviendraient à leur confier une responsabilité démesurée et constituerait une démission inacceptable de la part des adultes. La sur-responsabilisation des enfants comme la dé-responsabilisation des adultes ne sont pas favorables à la santé psychique et l'éducation reste une responsabilité d'adulte.

Comme nous l'avons vu, la démarche éducative est complexe, tant par ses objectifs que par ses méthodes, car ceux-ci sont pluriels et parfois contradictoires. Pour gérer cette complexité, il est possible de classer les idées en considérant que la démarche éducative permet de choisir une attitude dans les situations d'ambivalence.

- **Trois méthodes** : l'autorité, l'exemple, l'accompagnement de l'expérience

Du point de vue des adultes, les attitudes relationnelles que l'on adopte au quotidien, sans y réfléchir à chaque instant, peuvent se référer à trois types de méthodes.

- **L'autorité**

On pense généralement en premier à l'autorité. Face au jeune enfant, les adultes sont ceux qui savent, ceux qui ont les moyens, ceux qui peuvent décider, y compris ce qui est bon pour l'enfant. Cette autorité est légitimée par la responsabilité de le prendre en charge, de le protéger et de l'accompagner dans son développement. L'autorité vise à faire intégrer à l'enfant les règles de vie en société qui lui permettront de vivre en harmonie avec les autres.

L'enfant a donc besoin de pouvoir faire confiance à l'adulte qui prend des décisions « pour son bien » même, parfois, lorsqu'il aspire à décider lui-même. Du fait qu'il n'a pas toujours entièrement accès aux tenants et aux aboutissants de la décision, la confiance se doit de ne jamais être trahie. Si l'enfant vient à ressentir une décision comme arbitraire ou injuste ou à découvrir un mensonge de la part de l'adulte, l'enfant peut être profondément insécurisé et angoissé. Si cette expérience se répète, dans la durée, elle peut être source de réactions violentes et de ce qu'il est convenu d'appeler des troubles du comportement. L'autorité vise aussi à faire intégrer par les jeunes un certain nombre de comportements et de conventions sociales qui facilitent la vie en société. Il s'agit de règles de vie et de relation telles que la politesse et ces règles ont pour but d'assurer un respect mutuel. Intégrer ce sens du respect dans les relations interpersonnelles facilite grandement la vie collective et le comprendre rend facile et naturelle l'adoption de ces règles de vie collective, alors qu'une autorité arbitraire, qui impose la règle pour la règle, sans explication se référant au sens de cette règle, risquerait d'entrer en contradiction avec le besoin d'autonomie de l'enfant et, ainsi, être source de conflits difficiles.

L'autorité vise également à transmettre des connaissances. C'est d'abord le rôle des parents de transmettre aux enfants des savoirs et savoir-faire qui leur sont utiles dans la vie quotidienne et qui leur permettront de construire ou préserver leur propre bien-être comme celui de ceux avec qui ils vivent en société. L'autorité fait également partie de la relation enseignant/enseigné en ce sens que l'enseignant est porteur des savoirs accumulés depuis des générations et est chargé de transmettre tout ou partie de ces savoirs aux générations suivantes, de façon adaptée.

Le besoin de protection implique que l'adulte mette des limites et intervienne si besoin, mais pas trop tôt, car, si tout est interdit ou s'il est trop abreuvé de conseils, l'enfant ne peut plus faire son expérience par lui-même. Le risque est alors qu'il construise son autonomie dans la transgression, la fronde, l'indiscipline, voire l'opposition violente et qu'il adopte des comportements dangereux.

Le besoin de s'opposer d'un enfant, ou bien sûr d'un adolescent, peut irriter ou insécuriser les adultes, qui sont comblés par un enfant qui leur ressemble et qui « boit » leurs paroles. Mais, dans la mesure où les adultes tolèrent l'opposition et ne s'en offusquent pas, elle n'est pas nécessairement source de conflits difficiles ou violents. L'adulte peut simplement entériner les désaccords, quand il prend conscience de l'utilité des efforts d'autonomisation de l'enfant. Il s'agira d'établir une relation telle que : « tu as le droit d'avoir ton avis, mais je ne suis pas d'accord parce que…, et tu dois accepter que c'est moi qui décide parce que je suis adulte. Mais tu le deviendras aussi à ton tour ! »

Bref, l'autorité demande à être exercée avec discernement, à être explicitée et à s'adapter à l'évolution de l'enfant. C'est pourquoi elle est d'autant plus pertinente qu'elle laisse place à l'écoute et au dialogue.

- **L'exemple**

Le second type de méthode est l'exemple. Chez le très jeune enfant, il est tout naturel de reproduire les comportements parentaux. C'est valorisant de « faire comme papa » ou « comme maman ». Puis, vient vite le début de la différenciation, et l'on parle de la « première adolescence ». Notons que l'opposition manifestée par l'enfant qui dit : « non » s'exprime néanmoins en réponse, c'est-à-dire en référence aux comportements ou aux paroles parentaux et ne sortent pas du cadre de référence familial. Ce n'est pas encore une autonomie de pensée, qui impliquerait une distance vis-à-vis du modèle parental. Il s'agit d'une vélléité d'autonomie, qui est à entendre comme telle, sans pour autant la dénigrer, car elle représente une étape de la construction de l'autonomie. Ensuite, lorsque l'enfant développe sa capacité de jugement, il reste très attentif aux actes et discours de ses parents. Il n'en est pour preuve que l'acuité qu'ont les enfants à repérer les contradictions entre les paroles et les comportements de leurs parents ; ou encore, de voir à quel point est source de conflits d'essayer d'obtenir de l'enfant un comportement contraire à celui des adultes. Bref, donner l'exemple de l'attitude du comportement que l'on souhaite voir adopter par l'enfant reste un bon moyen d'obtenir l'harmonie dans les relations.

L'exemple joue aussi un rôle d'entraînement. C'est l'occasion pour l'adulte de s'impliquer dans les activités de l'enfant, de lui montrer l'effet positif d'un comportement adapté sans pour autant être donneur de leçon. C'est aussi l'occasion de développer la motivation pour telle ou telle activité ou pour un apprentissage. C'est encore l'occasion de transmettre non seulement un savoir-faire, mais aussi un savoir-être, simplement par l'exemple.

Donner l'exemple n'implique pas nécessairement que l'adulte en ait conscience, ni que l'enfant décide consciemment de suivre cet exemple. Une grande partie des comportements de la vie quotidienne se transmet de génération en génération, en positif ou en négatif, sans qu'on n'y ait jamais réfléchi, guidé par l'exemple ou par les émotions ressenties à l'occasion des relations avec la génération précédente. Pour s'en convaincre, il suffit d'observer un adulte dans une cuisine, et de poser la question : « pourquoi fais-tu ceci de cette manière ? » Dans 90% des cas, la réponse est la suivante : « parce que ma mère faisait ainsi dans sa cuisine ». Ce constat n'est ni particulièrement positif ni particulièrement négatif. C'est un fait. L'exemple structure nos représentations depuis la petite enfance, consciemment ou inconsciemment. Chaque être humain est porteur des attitudes et des comportements de ceux qui l'ont élevé et, donc, des générations qui l'ont précédé. L'humain existe dans une culture, par son éducation, son vécu depuis qu'il ressent et réagit, dès avant la naissance. Cette réalité est aussi importante que le bagage génétique qu'il a reçu de ses parents biologiques lors de la fécondation, sans qu'on puisse différencier le plus souvent ce qui vient de l'inné et ce qui vient de l'acquis.

L'exemple est une des clés de l'éducation. Les contradictions entre l'éducation qu'on souhaite donner à un enfant et l'exemple qu'on lui propose sont une source de conflits et d'angoisse. C'est pourquoi la cohérence entre les conseils, voire les ordres que l'on donne et ses propres actes est un facteur d'équilibre et d'harmonie dans les relations.

- **L'accompagnement de l'expérience**

Le troisième type de méthode peut s'intituler : l'accompagnement de l'expérience. Comme nous l'avons vu plus haut, il s'agit de répondre au besoin de l'enfant de faire sa propre expérience, en acceptant, justement, de le « laisser faire » à chaque fois qu'il a envie de faire par lui-même et dans la mesure où son projet n'est pas réellement dangereux. Il s'agit donc de ne pas faire à la place de l'enfant, simplement pour son confort personnel d'adulte, et sous prétexte que « ça va plus vite », « qu'il ne sait pas » ou « qu'il est trop jeune ». Il est nécessaire de se taire, sans pour autant se désintéresser, d'observer et d'encourager sobrement, voire de le laisser tout à fait libre au fur et à mesure de la progression de ses capacités d'autonomie. Il faudra même le laisser parler en premier de son expérience et des leçons qu'il en tire, car c'est ainsi qu'il s'approprie son rapport au monde et qu'il construit les savoir-faire et les savoir-être qui seront les siens propres. C'est là « l'expérience tâtonnée » chère à Célestin Freinet, qui considère que « l'enfant construit lui-même sa personnalité avec notre aide ».

Cette attitude éducative s'applique aux petites choses comme aux grandes. Prenons un exemple : comment un enfant commence à sauter. Apprend-on à un enfant à sauter ? Force est de reconnaître qu'il le fait de lui-même et par lui-même ; l'adulte n'intervient pas directement. L'enfant fait son expérience du monde, poussé par un profond désir d'expérimenter les possibilités de son être et sa relation avec l'environnement. Un adulte trop investi dans l'autorité, ou trop mobilisé par la peur que l'enfant ne se blesse, lui interdira systématiquement de sauter. Mais le résultat éducatif sera déplorable, car on sait bien que c'est plus souvent dans les familles où tout est l'objet d'interdits que les enfants entrent en conflit et se blessent. Au contraire, un adulte inattentif ou trop confiant pourra laisser un jeune enfant, qui ne maîtrise pas encore son rapport au monde, sauter de trop haut et se blesser. Cet adulte n'aura pas assumé sa responsabilité, qui est d'assurer la protection de l'enfant. Pourtant, il n'y a pas d'autre solution que de laisser l'enfant faire son expérience du saut, mais en veillant attentivement à ce que l'enfant ne prenne pas de risques inconsidérés, qu'il n'est pas capable d'imaginer. Le rôle d'adulte est de lui apporter quelques explications, quelques conseils, comme quelques ordres et quelques limites, mais, autant que possible, sans déverser sur lui ses peurs ni « l'inonder » de paroles qui l'empêcheraient d'observer, d'agir et de ressentir par lui-même, et de construire ainsi sa propre expérience. Il pourra être pertinent de parler avec lui de cette expérience a posteriori, de mettre quelques mots de commentaire qui pourront l'aider à conceptualiser son expérience et à l'intégrer sous forme de règles de prudence. Mais à condition de persister dans la sobriété, afin de ne pas s'immiscer dans son ressenti personnel. Ce n'est possible que si l'adulte écoute et ne met pas en doute le ressenti personnel de l'enfant. En effet, si l'adulte intervient systématiquement de façon intrusive sur le thème : « tu ne te rends pas compte », l'enfant finira un jour ou l'autre par faire davantage confiance à son ressenti propre qu'au discours de l'adulte et il désobéira, pouvant prendre des risques inconsidérés. Cette réaction de désobéissance est alors saine, car, s'il ne le fait pas, l'enfant pourrait perdre toute confiance en lui et entrer dans un positionnement dépressif face au monde.

Encourager une attitude de prudence chez l'enfant implique de lui faire confiance et de lui montrer, petit à petit, que la parole de l'adulte ne l'empêche pas de faire son expérience, mais peut l'aider à construire son rapport au monde. Il s'agit de gagner la confiance dans les deux sens, de l'enfant vers l'adulte et de l'adulte vers l'enfant. Si l'on peut exiger le respect de l'autorité, la confiance, elle, est à gagner, petit à petit, dans la durée, par la cohérence entre la parole et l'action, entre la relation et l'expérience. La relation subtile et forte qui s'établit alors constitue une démarche éducative que nous pouvons nommer « l'accompagnement de l'expérience » ou « l'expérience accompagnée ». Il s'agit vraiment d'une clé de la réussite éducative et du goût de vivre, si déterminante que, dans le cas contraire, son échec prolongé peut être source de graves difficultés psychiques.

– **Deux objectifs** : socialisation et autonomisation

Si l'on cherche à clarifier les idées dans le domaine de la démarche éducative, on peut classer les objectifs éducatifs en deux catégories : les objectifs de socialisation et les objectifs d'autonomisation.

o **La socialisation**

La socialisation consiste à intégrer les usages et les règles de vie d'une société donnée, afin de partager les codes sociaux ou les rites nécessaires pour être « facile à vivre » pour les autres et trouver sa place dans le groupe social. En effet, la manière de se côtoyer quand on ne se connaît pas, c'est-à-dire de se saluer, de se parler, d'entrer en relation tout en se respectant mutuellement, cet ensemble relationnel est fait de gestes ou d'attitudes codées, souvent relatifs, mais indispensables pour faire partie intégrante d'une société donnée. Les règles pourraient paraître à certains esprits rebelles comme une restriction des libertés et de la possibilité d'être créatif, donc, original. Il faut d'ailleurs admettre que certaines sociétés sont très normalisantes et font peser sur les individus une chape de plomb qui n'est pas de nature à faciliter l'épanouissement personnel. C'est le cas de sociétés traditionnelles fortement structurées autour du patriarcat, par exemple. S'il est clair qu'il peut y avoir, dans certaines sociétés, un abus de règles ou de normes sociales, il n'en reste pas moins que les humains sont faits pour vivre en société et que les relations sociales passent par des codes qui permettent de se comprendre et de se respecter. Connaître et intégrer ces codes constitue une condition préalable à l'exercice de sa liberté personnelle au sein de la société. Faire intégrer un minimum de normes sociales est donc un bagage de base qui facilitera aussi le développement personnel en assurant l'intégration sociale, et qui posera le cadre favorable à l'exercice de sa créativité, en donnant à la personne le savoir-vivre qui permet d'exister à côté des autres.

Il faut néanmoins reconnaître qu'une société qui prendrait comme objectif d'éducation uniquement la socialisation serait dangereuse pour les libertés et la créativité. Elle aurait du mal à supporter l'originalité, transformant l'éducation en embrigadement. Elle aboutirait à ne pas tolérer la différence, ce qui est la source du racisme. De telles sociétés ont existé et existent encore, mais ce sont des sociétés dangereuses pour les libertés, voire totalitaires, dans lesquelles il ne fait pas bon vivre pour les individus qui réfléchissent par eux-mêmes.

De la même manière, dans certaines de ces sociétés, l'épanouissement de la sexualité n'a pas bonne presse, car la sexualité représente une manifestation particulière d'autonomie. Elle est l'objet de moralisation et d'interdits d'autant plus puissants que c'est une activité particulièrement difficile à contrôler. Il n'échappe à personne que, dans beaucoup de sociétés, l'autonomie des femmes est doublement réprimée puisque, à la répression sociale s'ajoute l'autorité de l'homme sur sa femme ou sa fille.

Pour prendre un exemple, curieusement, une série de bandes dessinées à succès présente un tel type de société ; elle fait sourire les enfants comme les adultes, qui y voient, à juste titre, une caricature de talent, mais qui n'ont pas toujours la présence d'esprit de considérer que les valeurs qu'elle met en scène sont bien éloignées des objectifs d'éducation communément admis. Il s'agit des Schtroumpfs. Cette bande dessinée valorise le culte du chef, l'absence de pensée autonome, l'intégration au groupe par la similitude, l'intolérance à la différence. Il s'agit d'une société quasiment unisexe et l'image de la femme y est particulièrement caricaturée dans l'image de la « Stroumpfette », seule femme pour ce qui a tout l'air d'un régiment... Certes, comme l'a dit avec brio Pierre Desproges, on peut rire de tout. Et les enfants se défendent bien contre les maladresses des adultes. De plus, ils ont un certain besoin d'explorer les horreurs des contes. Tout cela n'est donc pas très grave, sauf quand le nom du méchant sorcier qui menace des Schtroumpfs prend un nom qui évoque le peuple juif : « Asraël » ! Mais, laissons là les Schtroumpfs, puisque quasiment personne ne s'offusque...

- **L'autonomisation**

Ce qui est clair, c'est que, si l'on ne veut pas organiser un système de normalisation sociale réprimant les libertés des individus, et si l'on veut prévenir la violence du totalitarisme, il est essentiel de conférer aux tâches d'éducation un deuxième objectif, d'autonomisation des personnes éduquées. Il s'agit de développer la personnalité propre de chacun, de l'encourager à sentir, penser et choisir par lui-même ou par elle-même, de valoriser sa créativité, et de construire son autonomie. Cette orientation implique de reconnaître, respecter, voire valoriser les différences, car l'autonomie n'aboutit pas à un résultat identique chez chacun, au même moment. Le projet éducatif ne peut pas définir a priori ses résultats attendus pour chaque personne puisqu'il porte aussi sur la liberté et la créativité. Ainsi l'éducation porte en elle un objectif d'émancipation. La découverte des différences est aussi une richesse à l'échelle de la planète, car elle permet de s'intéresser aux autres sociétés, avec respect, et contribue ainsi à développer des relations basées sur la tolérance et le respect entre les peuples. Il s'agit d'une orientation fondamentale de l'éducation, qui n'est pas seulement affaire de sensibilité personnelle, mais qui est liée au projet global que nous avons pour vivre en paix. Il est donc très important de donner la possibilité à chacun de développer ses facultés de création, d'exercer sa liberté, de construire des projets pour sa propre vie et de rencontrer d'autres cultures.

Ce projet de développement personnel et d'autonomie fait généralement consensus en ce qui concerne les principes et les intentions. C'est d'ailleurs le sens même de l'éducation : partir d'un nouveau-né profondément dépendant et l'accompagner jusqu'au stade adulte autonome et responsable, c'est-à-dire capable de choisir et de mener sa vie, à l'échelle de sa vie personnelle, de celle de ses proches, comme à l'échelle de citoyen, acteur, parmi les autres, de la société. Sur les intentions, même s'il s'agit de grands mots, tout le monde est généralement d'accord et affirme des objectifs d'autonomie et de responsabilité. Le problème commence quand il s'agit de l'action d'éducation à proprement parler et des méthodes choisies pour les mettre en oeuvre.

Ce projet implique de valoriser les activités d'expression et de création, en particulier les activités artistiques : musique, théâtre, expression corporelle, mais aussi travail manuel, bricolage, jardinage, etc. En effet, c'est par la possibilité de s'exprimer et de réaliser quelque chose par soi-même que l'on peut construire sa personnalité et, peut-être, choisir les activités à privilégier dans sa propre vie.

A contrario, ce projet n'est pas compatible avec un certain nombre de pratiques qui, au nom de normes sociales et de traditions, ne respectent pas voire agressent la personne humaine en tant que telle. Les humanistes proposent de renoncer sans ambiguïté à imposer quelque mutilation sexuelle que ce soit, à renoncer également à tout mariage forcé et à permettre à chacun de disposer librement de son corps, dans le respect des autres et la responsabilité sur la procréation.

Le projet éducatif d'autonomie implique aussi, de la part des éducateurs, de prendre des méthodes en cohérence avec l'objectif. Il s'agit de mettre en oeuvre une pédagogie active et, en particulier, de ne pas réduire l'éducation à l'enseignement, à un transfert de connaissances lié à l'autorité de la personne compétente.

C'est dire que cette orientation a des implications concrètes dans la vie de tous les jours.

Au total, socialiser et soutenir l'autonomisation sont les deux grands axes qui définissent les objectifs de l'éducation. Reste bien sûr à les concilier et à définir la place spécifique qui revient à chacun des deux, dans chaque situation.

– **Un seul sens**

Il n'est pas toujours facile, en pratique, de répondre à la question de la priorité entre autonomisation et socialisation, entre autorité et expérience personnelle. De plus, il n'y a pas de réponse dans l'absolu et il n'y a pas de compétence qui pourrait répondre, à coup sûr, à chaque situation, sans jamais faillir. C'est pourquoi il faut s'interroger sur les critères qui permettent de juger et de choisir une attitude adaptée. C'est précisément la question du sens qui permet de savoir quel est le service à rendre : intégrer les normes et se conformer aux règles sociales ou bien construire sa personnalité propre et s'exprimer librement ? Construire une personnalité conforme à ce que la société, voire le pouvoir, attendent de l'individu ou bien développer ses qualités particulières de créativité originale ?

S'il s'agit de choisir entre le conformisme et la créativité, entre un individu sans relief, facilement manipulé par les médias et une personne pensant par elle-même, entre un numéro aux ordres et un être acteur de sa vie, entre un « mouton de Panurge » et un homme libre de tracer son propre chemin, gageons que le choix est que l'on préférera les individus ayant développé leur personnalité propre. Mais nous souhaitons aussi que nos enfants soient des personnes agréables pour les autres, voire solidaires de leurs difficultés.

Est-il possible d'être à la fois attentionné, respectueux, agréables à vivre pour les autres, mais aussi libre dans son apparence, ses opinions et ses comportements ? C'est bien sûr possible, à condition que la liberté comporte une dimension collective ; que l'éducation vise à la fois l'autonomie de la personne et l'attention aux autres, la coopération et la solidarité ; que chacun accepte que les autres soient différents comme il souhaite que son originalité propre soit respectée. Il s'agit de faire primer le sens sur la règle pour inventer la manière d'être ensemble sans se gêner, pour que la règle ne soit qu'un support au respect des autres plutôt qu'une contrainte imposée de l'extérieur.

Cette question du sens concerne aussi la société : il est plus facile d'être libre si la société protège les libertés ; il est plus facile d'être différent si la société accepte les différences. C'est le sens d'une éducation visant l'intégration dans une société qui elle-même valorise l'épanouissement des individus et la liberté des personnes. Une société sans liberté fait toujours davantage appel aux règles, à la surveillance et à la répression. Le respect des règles collectives est beaucoup plus facilement en cohérence avec le développement personnel dans une société de tolérance. Et la tolérance vient plus naturellement dans une société qui se soucie de limiter la violence que représentent les injustices et les inégalités… L'éducation s'inscrit dans un projet global de société et nous incite à la cohérence. Développer les valeurs humanistes dans l'éducation implique de faire vivre ces mêmes valeurs dans la société. Les contradictions entre ces principes et la pratique est un des grands facteurs de la violence.

L'éducation humaniste vise à former des personnes autonomes et responsables, néanmoins capables d'altruisme, des citoyens, acteurs d'une société démocratique emprunte de solidarité et de tolérance. Tel est le sens et tel est le guide qui permet de choisir l'attitude éducative adaptée à chaque situation. Il est souvent difficile d'en juger quand on est soi-même impliqué dans la relation éducative. Les conséquences des attitudes que l'on adopte apparaissent en revanche beaucoup mieux de l'extérieur, quand on regarde les autres. C'est pourquoi il est vraiment utile de permettre aux parents de partager leurs questions sur l'éducation, entre eux et/ou avec des intervenants extérieurs.

Etre parent

Les premiers éducateurs sont les parents. Au fur et à mesure des années, consciemment et inconsciemment, ils transmettent à leurs enfants des valeurs, des habitudes de pensée, des modes de vie. Le rôle de parent consiste à accompagner la transformation de son enfant, depuis le nouveau-né dépendant jusqu'à l'adulte responsable. Le sens de cet accompagnement est d'aller de la dépendance vers l'autonomie. Ceci sur une période longue, dont il est difficile de définir les limites : 18 ans, aujourd'hui, en ce qui concerne la responsabilité légale, puisque, ensuite, les enfants sont majeurs. Mais, outre que cette frontière est discutable et a été modifiée, la relation parent-enfant dure beaucoup plus longtemps.

Ce qui caractérise cette relation, justement, c'est qu'elle évolue profondément dans le temps. Le rôle de parent est toujours à adapter. Un jeune parent est à peine habitué à s'occuper d'un nourrisson qu'il s'agit déjà d'un enfant qui se déplace à quatre pattes, touche à tout et vous oblige, par sécurité, à ranger les placards et à poser des interdits. Puis l'enfant découvre bientôt le plaisir de dire non et c'est une nouvelle relation, de différenciation, qui commence. On croit pouvoir s'installer ensuite dans la période de l'enfance et des nombreux apprentissages, mais émerge bientôt l'adolescence et la remise en question d'un type de rôle parental établi... L'important, dans le rôle de parent, est être présent de façon adaptée. Une mère qui n'accepterait pas la différenciation d'un enfant qui cherche à s'autonomiser, un père qui découvrirait la parole et la personnalité de son enfant seulement à l'adolescence, parce qu'il se différencie et s'oppose, auraient bien des difficultés à établir à ce moment-là une relation de confiance avec lui.

L'éducation demande de ne jamais faire à sa place ce que l'enfant peut faire par lui-même, de ne jamais répondre à sa place quand une question se pose à lui ; mais, en même temps, d'être présent, disponible et protecteur. La disponibilité ne se juge pas seulement en quantité, mais aussi en qualité. Il ne s'agit pas d'être présent en permanence, mais de garder suffisamment de lien et d'attention pour savoir quand l'enfant en a besoin. Il s'agit alors d'être capable de l'écouter et de l'entendre, de ne pas d'intervenir quand ce n'est pas utile, mais de prendre le temps de saisir ses questions et d'y répondre, sérieusement, honnêtement, de lui porter l'attention qui permet de se sentir ses moments de doute et d'insécurité. La clef nous a été donnée par Françoise Dolto : il s'agit toujours de considérer l'enfant comme une personne, de porter une réelle considération à sa présence et à sa personnalité, de le considérer réellement comme un interlocuteur, dès la naissance et la toute petite enfance tout en assumant son rôle d'adulte dans une relation qui n'est pas symétrique.

Cette description pourrait paraître surhumaine, car, en tant que parents, on n'est pas toujours en phase avec l'évolution de son enfant et l'on peut souvent se tromper dans l'interprétation de ses comportements. Mais il est clair que, pour jouer son rôle de parent, il n'est pas besoin d'être parfait. L'ambition que nous propose Bruno Bettelheim est simplement d'être des parents « acceptables ». On a simplement besoin de savoir et d'admettre que l'on n'est pas parfait ! Et que l'éducation n'est jamais parfaite ! C'est-à-dire qu'on a besoin de prendre du recul, de chercher du retour de la part de l'enfant afin de se rendre compte de ce qui peut faire quiproquo, sans laisser s'écouler le temps. Il est possible de réajuster quand on s'aperçoit qu'on ne s'est pas fait comprendre, de réparer une erreur de communication, mais il ne faut pas laisser s'installer le fossé et la solitude que créent le silence et l'absence d'écoute.

Si l'éducation est une affaire complexe, elle demande surtout, pour réussir, la disponibilité et le courage d'opérer les réajustements et les adaptations que réclament chaque problème, chaque difficulté, chaque incompréhension. Il n'est pas trop d'être deux pour cette évolution et le développement actuel des familles monoparentales rend souvent plus difficile le rôle de parent, qui n'a pas le recul et le soutien que l'autre peut lui apporter quand la famille va bien et que la communication est habituelle. On peut certes élever un enfant seul ou seule, sans traumatisme particulier et les modèles familiaux sont aujourd'hui diversifiés, mais il est toujours bénéfique de pouvoir échanger dans la vie quotidienne sur ses questions, sur ses attitudes et sur ses pratiques.

Le rôle de l'Education nationale

Si la famille reste le premier lieu d'éducation, en particulier dans la petite enfance, le temps passé avec des adultes par les grands enfants et les adolescents s'écoule principalement dans les établissements scolaires. L'Education nationale est donc concernée au premier chef par la relation adultes-jeunes.

L'Education nationale a donc de fait un rôle important concernant la relation éducative, quelle que soit la manière dont elle choisit de l'investir et de l'exercer. Il y a de ce point de vue un écart important entre les mentalités qui découlent des formations officielles, tournées essentiellement vers les disciplines à enseigner (dès qu'il ne s'agit plus de la maternelle), et les textes, qui valorisent une approche éducative plus globale. En effet, de nombreuses circulaires insistent sur les missions de prévention et d'éducation, portent par exemple sur la prévention des conduites à risque, l'alcool, l'éducation à la sexualité, la prévention des abus sexuels, la composition des repas servis au restaurant scolaire, les orientations de l'éducation à la santé, l'éducation à la citoyenneté, etc. Les textes prévoient explicitement un investissement spécifique dans le domaine de la santé.

Le milieu scolaire devrait s'impliquer davantage dans le domaine de la santé et, en particulier de l'éducation pour la santé en prévention primaire. Ainsi, il est prévu par le ministère de l'Education nationale, dans la circulaire du 24 novembre 1998 de créer dans les établissements scolaires des Comités d'éducation à la santé et la citoyenneté (CESC). Cette orientation est très positive, même si l'on peut regretter la formulation « éducation à la santé », car le concept d'éducation « à » la santé sous-entend que l'on sait ce que peut ou doit être la santé et qu'on va essayer de le transmettre, tandis que l'expression éducation « pour » la santé désigne plutôt des pratiques orientées vers l'éducation des personnes pour que celles-ci construisent par elles-mêmes leur santé.

Un important rapport a été publié en janvier 2004 par le ministère de la Jeunesse, de l'Education nationale et de la Recherche et le ministère des Affaires sociales, du Travail et de la Solidarité, dont la rédaction a été confiée en commun à l'Inspection générale de l'Education nationale, l'Inspection générale de l'Administration, de l'Education nationale et de la Recherche et l'Inspection générale des Affaires sociales. Ce rapport s'intitule : *Evaluation du dispositif d'éducation à la santé à l'école et au collège.*

Il présente un bilan des circulaires : *« l'importance de l'éducation à la santé pour les jeunes, et en particulier dans le cadre scolaire, a été souligné depuis de nombreuses années, à de multiples reprises... La mission a pu constater l'abondance, depuis cinq ans, de circulaires centrées sur des objectifs convergents voire similaires. En contrepartie, la traduction de ces objectifs en actions concrètes et durables reste l'exception. Les actions en milieu scolaire sont extrêmement disparates, très fréquemment ponctuelles, mais souvent aussi de facto absentes. Le dispositif des « rencontres éducatives sur la santé », d'une durée de 30 à 40 heures réparties sur la scolarité du collège est resté lettre morte. La mission n'a jamais pu constater que ce dispositif fonctionnait. Pourtant elle a pu mesurer l'efficacité d'actions bien conduites pour la santé des élèves et, au-delà, pour une éducation au respect de soi et des autres... L'éducation à la santé n'est pas, dans les faits, une priorité des responsables. Les projets d'établissement, les CESC ne tracent que rarement des perspectives opérationnelles... À côté de quelques personnels motivés, notamment s'ils ont l'entraînement et la disponibilité pour participer à une démarche de projet, la plus grande partie des personnels enseignants réduisent leur mission à la seule transmission de savoir disciplinaire.* »

Ce rapport est très critique sur la situation observée, mais il ne reste pas sur un constat défaitiste et qui pourrait, par là, jouer un rôle démobilisateur. Il fait ressortir aussi qu'il existe ici et là des actions positives, des formations adaptées et des équipes dynamiques, faisant le plus souvent appel à un partenariat avec des intervenants extérieurs, en particulier pour ce qui concerne les méthodes d'action. Les auteurs ont sélectionné sur le territoire national une douzaine d'actions qu'ils présentent comme exemplaires et qui montrent des voies possibles. Une des actions présentées dans le rapport a été menée par l'équipe du Comité régional d'éducation pour la santé(CORES) que je dirigeais à l'époque en partenariat avec le lycée Fresnel à Caen et porte sur l'animation du CESC :

« *Une dynamique de projet s'est concrétisée au sein de l'établissement par le fonctionnement du CESC.*

Une équipe pluridisciplinaire et multi-catégorielle composée du proviseur et son adjoint, du CPE, de professeurs (SVT, français, histoire et géographie), du documentaliste, de l'infirmière, l'assistant social, de deux parents d'élèves, des délégués de classe se réunit régulièrement autour d'un conseiller méthodologique du CORES.

Une convention signée avec le CORES permet le soutien méthodologique grâce à un financement de la DRASS. »

Il cite un extrait du projet : « *depuis septembre 2001, le CESC est une fenêtre sur la vie quotidienne dans l'établissement et une aide, une plaque tournante pour l'élaboration ou la poursuite d'actions visant la responsabilisation des adolescents à l'égard de leur santé et de celle de leur entourage.*

Les étapes de cette démarche sont nées d'une analyse des besoins liés au souhait de trouver des solutions communes, avec notamment :

– en 1996, une formation des personnels sur la prévention des suicides et du mal-être des adolescents.

–en 1997, une étude sur l'absentéisme des élèves. Ce travail s'est élaboré avec les élèves au sein du CESC sur la gestion de l'absentéisme (à partir d'un constat d'élèves absents en cours, mais présents dans l'enceinte du lycée - mal vécu par les enseignants), dans le cadre d'une commission pour préparer le projet d'établissement ; l'objectif étant de « mieux comprendre pour mieux agir ».

–une formation aux premiers secours offerte aux élèves et aux adultes.

–depuis 1998, il existe une formation offerte aux délégués de classe, pour mieux assumer leur rôle dans les instances.

–en 2000, une enquête réalisée sur les représentations des élèves, les besoins existants dans l'établissement et les thèmes prioritaires à travailler : prévention des violences et gestion du stress (professeurs et élèves).

–en 2001, le CESC s'est rendu compte que beaucoup d'actions existaient au sein du lycée et qu'il était nécessaire de communiquer pour les faire connaître. »

Les atouts de cette action :

–« La démarche a été initiée par un petit noyau de personnes qui avaient une volonté majeure d'ouverture et d'échanges (notamment à partir de constats communs sur l'absentéisme en cours, les passages à l'infirmerie...).

–Les élèves interviennent comme acteurs et force de proposition (dynamique créée par la formation des délégués et un investissement fort des élèves lors de la création d'un film sur la prévention de la toxicomanie : écriture du scénario, tournage, montage... projet né en Conseil de la Vie lycéenne, discuté en CESC et réalisé).

–les parents d'élèves sont partie prenante et acteurs à part entière de cette démarche.

–Il y a un soutien fort de la direction.

–un enrichissement par la présence d'intervenants extérieurs (discussions sur « instruire et éduquer », travail personnel sur la gestion du stress, place du psychologue...)

–son fonctionnement est relativement souple : « on y vient sans obligation et on échange ».

–Ce n'est pas un modèle type de CESC, mais un lieu de régulation de la parole, qui permet de donner du sens aux actions d'éducation pour la santé et la citoyenneté et d'analyser les pratiques.

–Le conseiller en santé publique du CORES permet un travail structuré d'animation et de suivi des réflexions et projets du groupe (intérêt d'un appuyant méthodes). »

Ce qui développe la pertinence d'une telle intervention est que les intervenants extérieurs, du CORES, bénéficiaient eux-mêmes d'une analyse de pratique au sein de cette structure, dans le cadre de son équipe pluridisciplinaire, permettant d'analyser les situations et les actions, de faire le lien, dans la durée, entre la théorie et la pratique et d'ajuster l'intervention et les propositions.

La caractéristique de ce type de dispositif ne porte pas d'abord sur les thèmes d'actions, ceux-ci recouvrent les préoccupations générales de prévention et de santé rencontrés couramment, mais sur la manière de les aborder par un angle d'approche plus opérationnel. Par exemple, concernant le repas de midi, le travail a porté sur l'absentéisme des jeunes, qui préfèrent prendre un sandwich ou un hamburger à l'extérieur de l'établissement, plutôt qu'un vrai repas au restaurant scolaire ; le changement de nom de « cantine » en « restaurant scolaire » n'est sans doute pas suffisant ! Mais le plus important est la dynamique collective. Elle est permise par un dialogue organisé, animé avec une véritable compétence en méthode qui permet, dans l'espace de temps bien limité qui est disponible, que chacun s'exprime, qu'on puisse s'écouter, se faire confiance et s'épauler les uns les autres. La caractéristique de ce type d'action est aussi de construire un projet ensemble, en menant la réflexion nécessaire pour préparer l'action, en actant par des écrits les étapes et les décisions prises, qui constituent le bagage collectif. C'est encore le type d'approche, orienté vers la santé positive et le bien-être communautaire et vers la participation la plus large possible du public concerné par l'action, quitte à adapter celle-ci en fonction de la dynamique qui se crée. Concilier des projets construits et la possibilité de les adapter au public qui participe n'est pas toujours simple. Mais c'est un des enjeux de la promotion de la santé.

Un certain nombre de professionnels membres d'une « équipe éducative » ont bien conscience de l'importance de la santé et s'investissent personnellement dans des réalisations. Ainsi, comme indiqué plus haut, certaines infirmières scolaires jouent un rôle d'écoute, au-delà des soins d'urgence et des visites médicales. Des conseillers d'éducation, des assistantes sociales, certains chefs d'établissement, bien sûr des enseignants peuvent aussi porter un regard sur les difficultés scolaires ou les difficultés relationnelles et, bien sûr, à l'échelle individuelle, ils peuvent orienter ceux qui en ont besoin vers les consultations des secteurs de santé mentale, mais ils peuvent aussi jouer un rôle dans les actions de l'équipe pédagogique et développer des projets concernant la santé. Mais, en pratique, ceux qui veulent s'engager dans des actions sont le plus souvent isolés. Ils sont en demande de savoir-faire d'animation de projet et de conseil méthodologique, et ils restent bien souvent avec leur demande

Pourtant, il faut reconnaître que les adolescents d'aujourd'hui ne sont pas toujours faciles - c'est un euphémisme - et que les enseignants sont parmi les premiers à en souffrir. Ce constat est de notoriété publique et justifierait pleinement la prise en compte de la relation éducative. La discordance est troublante, car, enfin, si les mots ont un sens, l'« Instruction publique » a été transformée en « Education nationale » au début du XXe siècle ; si cela ne signifie pas qu'on est passé d'une fonction d'enseignement pur à une approche plus globale de la jeunesse et à l'accompagnement de son développement par la relation éducative, alors il faut fermer définitivement les dictionnaires ! Plus frappant encore, sur le fond, cette situation explicite le système de représentation de notre société, qui considère le savoir et la science comme plus intéressants et plus valorisants que la relation et le développement de la personnalité des jeunes.

Ce constat devrait engager les enseignants comme l'Etat, qui organise leur formation, à valoriser la fonction relationnelle et à développer leur formation à la relation éducative. Mais, les concours de recrutement des enseignants portent quasi exclusivement sur le contenu des savoirs et ne font pas appel à la motivation et au savoir-faire concernant la pédagogie et la démarche éducative. C'est l'avis d'un pédagogue comme Philippe Mérieu : « Les concours de recrutement ne prennent nullement en compte les expériences professionnelles socioculturelles ou socio-éducatives. Pourtant, cela devrait aller de soi : un jeune qui a fait du soutien scolaire dans un quartier en difficulté, qui a animé une troupe de théâtre, qui a entraîné des jeunes à un sport quelconque… devrait pouvoir faire valoir ces expériences. Cela ne suffit évidemment pas, mais il est évident que c'est un plus pour enseigner ». Malgré les nombreuses réformes de l'Education nationale, la formation pédagogique des professeurs des écoles a même sérieusement régressé il y a quelques années, avec la suppression des Instituts universitaires de Formation des Maîtres (IUFM) jugés à l'époque trop orientés vers la pédagogie et remplacés par des Ecoles supérieures du Professorat et de l'Education (ESPE).

En ce qui concerne le rôle éducatif de l'Education nationale vis-à-vis de la santé, le rapport déjà cité propose d'*« intégrer l'éducation à la santé dans la formation initiale et continue des personnels de l'Education nationale »*. Il poursuit : *« la formation initiale doit assurer une formation de base sur la prévention... Un module santé obligatoire doit être intégré à la formation commune dispensée à l'Institut universitaire de Formation des Maîtres (IUFM)... Une formation à la pédagogie de projets,... l'élaboration en commun d'un projet santé avec un chef d'établissement et des professionnels du domaine santé-social représenteraient des moyens pragmatiques de formation, proche des besoins des futurs enseignants...*

Dans la formation des autres catégories de personnels, médecins, infirmiers, assistants de services sociaux, personnels de direction, il conviendrait de ménager un temps de travail en commun. L'échange des spécificités, dans ce domaine centré sur l'enfant et l'adolescent contribuerait à renforcer la dimension éducative des missions de l'école ; il fonderait aussi l'adaptation permanente de la relation éducative à l'évolution des comportements des élèves.

Il serait aussi tout à fait souhaitable de faire bénéficier les inspecteurs de l'Éducation nationale (IEN) du premier degré de cette formation.

En outre, la formation continue devrait être organisée au plus près des établissements, dans le cadre du fonctionnement du réseau qui a été envisagé pour la constitution des ressources documentaires et des lieux d'échange au niveau du bassin de formation du district. Les acteurs associatifs peuvent participer à cette démarche grâce à leur compétence spécifique.

L'animation et la formation articulées entre elles sont de nature à faciliter l'implication collective en appui sur les expériences complémentaires des établissements et complétées par des apports fondamentaux touchant aux divers aspects de la santé individuelle et publique ainsi que de leurs enjeux sociaux. »

La mission ne se borne pas à constater, mais formule un certain nombre de recommandations en synthèse, en particulier : *« mettre en conformité des actions d'éducation à la santé et la vie quotidienne dans les écoles, les collèges et lycées. Une meilleure articulation de l'enseignement et de la vie scolaire, renforcement du lien entre instruction et éducation à chaque moment de la vie de l'établissement est à rechercher. Il est utile de rappeler l'indispensable cohérence dans les comportements des différentes catégories de personnels, dans la relation éducative au sein des enseignements, mais aussi dans les dispositions relatives, par exemple, à la restauration, à l'utilisation des distributeurs d'eau potable, de boissons et de friandise, comme dans l'interdiction de fumer dans l'établissement... »* Elle propose également dans sa synthèse en fin de rapport de *« trouver des formules de reconnaissance et de valorisation des élèves et des personnes impliquées dans les actions... Faciliter la mise en oeuvre d'action dans les établissements et/ou des groupes d'établissements. Les freins actuels liés aux personnes et aux organisations incitent à porter une grande attention à la mise en place d'un réseau de formation, de conseil et d'aide au plus près des établissements scolaires. Il convient d'expérimenter le travail en réseau au niveau des bassins de formation, avec des personnes relais, animateurs et formateurs. Ce dispositif devrait associer des personnels de l'Education nationale, notamment les enseignants des personnels de santé, et des professionnels de l'éducation à la santé... La mise à la disposition des équipes interprofessionnelles d'établissements de ressources documentaires et méthodologiques facilement accessibles est fondamentale. Des centres ressources (comme il en existe déjà dans certaines régions) peuvent s'appuyer sur l'Institut national de Prévention et d'éducation pour la santé (INPES) par exemple.* »

Sur le fond, elle propose de : « *élargir le champ d'action de l'enseignant. Les aspects psychiques et moraux de la prévention, ou encore l'éducation aux responsabilités individuelles et collectives nécessitent un élargissement du champ d'action de l'enseignant porteur de projet...* »

On ne peut pas mieux dire.

Depuis la publication de ce rapport, malgré la réécriture par le ministère de l'Education nationale de la circulaire définissant les comités d'éducation à la santé et la citoyenneté en 2006, puis en 2016, et malgré la signature d'une convention définissant un programme d'action commun entre la Direction générale de l'enseignement scolaire et Santé publique France, nouvelle structure qui fait suite à l'Institut national de prévention et d'éducation pour la santé, la situation a peu évolué en termes de mobilisation des différents acteurs comme en termes de démarche pédagogique participative. Bien des expériences locales existent, mais sans s'inscrire dans une dynamique générale.

Education, laïcité et laïcisme

Le constat qui précède soulève une interrogation importante : d'où vient ce clivage entre enseignement et éducation, entre connaissance disciplinaire et relation pédagogique ? Comment imaginer qu'il y ait incompatibilité, car personne ne soutient qu'une bonne relation pédagogique n'est pas utile pour l'enseignement lui-même ? Et comment se fait-il que l'éducation ne soit pas une fonction socialement valorisée ? Par quel chemin et dans quelle logique est-on arrivé à ce système de représentation dominant, car, enfin, on peut très bien imaginer que la fonction de relation entre humains soit reconnue comme une des fonctions sociales les plus nobles, puisque c'est celle qui ne pourra jamais être remplacée par des ordinateurs ? Sur le chemin de cette réflexion, une remarque « iconoclaste » se vérifie souvent : l'éducation est souvent davantage prise en considération, en France, dans les établissements scolaires privés, c'est-à-dire pour l'essentiel dans les établissements religieux gérés par l'Eglise catholique, que dans l'enseignement public.

Ce constat est troublant et il n'est pas dans mon intention de faire ici la promotion de l'enseignement privé. Au contraire, dans ce domaine, la République française est plutôt en avance, énonçant clairement le principe de la laïcité de l'Etat et de l'école, laïcité qui assure un grand respect des convictions et des pratiques religieuses. Celles-ci sont de libre exercice, mais doivent, en principe, se maintenir dans la sphère privée. Qu'il n'y ait pas d'ambiguïté : il me semble utile de défendre la laïcité et de protéger la société face au rôle social des religions, compte tenu du fait que l'Ecole privée entretient la ségrégation sociale dans les établissements scolaires, mais aussi compte tenu de l'histoire et des liens que les religions ont établis avec les nationalismes ; de la manière dont elles se sont liées aux pouvoirs politiques, par exemple pour devenir des « religions d'Etat » et sacrer des rois ! Les religions sont aussi concernées en ce qui concerne la place des femmes. Le plus grand respect de la liberté de conscience et de foi, oui, mais à condition que les religions respectent la société, la démocratie et les choix intimes des citoyens et les choses de la vie…

Le propos est ici simplement d'essayer de comprendre la situation paradoxale de la place réservée à l'approche éducative dans le système d'enseignement. L'histoire est sans doute éclairante à ce sujet. En effet, la laïcité a longtemps consisté en une résistance à l'emprise démesurée de la religion catholique sur la société et sur les personnes. Religion qui s'est immiscée dans les consciences et les relations, tout particulièrement en matière de sexualité alors que ce n'est pas dans ce domaine qu'elle a une compétence ou une pertinence particulière ! La religion catholique a de fait joué un rôle de contrôle individuel et de contrôle social, dans le passé. En témoigne la notion de « directeur de conscience », prêtre qui entretenait une relation éducative avec un jeune, dans une conception de l'éducation fort intrusive en ce qui concerne les choix de vie et la construction de la personnalité. De même, la confession, si elle permettait de mettre des mots et de ne pas rester seul dans un silence coupable, donnait le pouvoir au prêtre de dire ce qui est bien ou mal et de faciliter l'intériorisation d'une morale imposée dans des domaines qui relèvent plutôt de la vie personnelle. C'est pourquoi la laïcité a représenté jusqu'au début du XXe siècle un combat contre l'emprise sociale et politique intrusive de l'Eglise catholique. La trêve et l'apaisement ont été apportés par la loi de 1905 établissant la séparation de l'Eglise et de l'Etat et, donc, la laïcité de l'enseignement public.

En réaction, l'enseignement public laïc a mis son point d'honneur à ne pas s'immiscer dans la vie privée des élèves et de leur famille. On a assisté à un effet de balancier où le respect nécessaire des consciences et des choix de vie personnelle est allé jusqu'à l'indifférence et jusqu'à la dévalorisation de la notion d'éducation considérée comme uniquement du ressort des familles au nom de la liberté de conscience. Il est troublant de constater qu'aujourd'hui, pour beaucoup d'enseignants, s'intéresser à la relation éducative est perçu comme dévalorisant. Dans les représentations et dans le langage même de beaucoup d'entre eux, ce serait déchoir que de jouer un rôle d'« éducateur » ou d'« assistante sociale ». Et, ainsi qu'ils l'affirment volontiers, ils n'ont pas été formés pour cela. Ceci signifie qu'il ne s'agit pas d'enseignants de mauvaise volonté, mais de l'orientation délibérée de la société vis-à-vis du métier d'enseignant et des choix de la hiérarchie en matière de formation. S'il n'y avait pas cette explication qui donne un sens idéologique à ces combats historiques, on pourrait légitimement se demander pourquoi il est si difficile de reconnaître que la relation enseignant/élève a une dimension éducative et que cette dernière ne représente pas forcément la part la plus ingrate du métier, à condition, bien sûr, qu'elle soit reconnue comme telle et qu'elle fasse l'objet d'une formation et d'un accompagnement en début d'exercice, ou en formation continue.

Dans cette même période, l'enseignement privé a dû s'adapter à l'évolution de la société et à la diminution de l'emprise de la religion. Le plus souvent, l'intervention religieuse dans l'enseignement privé est devenue nettement moins caricaturale et le recrutement des enseignants comme des élèves correspond davantage à des critères géographiques ou des critères sociaux qu'à des choix religieux. Certes, il n'est pas satisfaisant de voir l'école privée parfois en situation de monopole localement, ou sélectionnant les catégories sociales lorsqu'il y a une école publique proche, mais là n'est pas le propos. Il n'en reste pas moins que la relation personnalisée n'y a pas été abandonnée et que l'école privée, se sentant une mission d'éducation, qu'elle partage avec les familles, est souvent plus ouverte que l'école publique à un véritable dialogue avec les enfants… comme avec les parents.

Reflet de ces contradictions historiques, on nage en plein double discours, car, c'est dans les années qui ont suivi la loi de 1905, qu'on a éprouvé le besoin de transformer l'institution d'Etat « Instruction publique » en « Education nationale » !

De graves confusions sont entretenues par l'ensemble du système éducatif, qui aboutissent à une sorte de collusion pour négliger l'éducation. Les décisions de ces dernières années de supprimer un certain nombre de personnels non-enseignants dans les établissements scolaires puis de réduire la formation pédagogique des enseignants ne peuvent qu'aggraver cette situation. Pourtant la situation devient critique dans un certain nombre d'endroits, en particulier dans les collèges ou des jeunes en échec attendent leurs 16 ans. Pourra-t-on encore longtemps fermer les yeux sur la manière dont la fonction éducative est délaissée dans notre société et particulièrement dans l'école publique, pour des raisons historiques et idéologiques ?

Aujourd'hui, ce sont des écoles musulmanes qui se créent. Bien sûr, comme les autres religions, l'Islam doit être respecté, dès lors qu'il respecte la république et s'exerce dans un esprit de paix et de tolérance. Mais des élus et le gouvernement s'inquiètent de voir des établissements scolaires sous la coupe des islamistes, qui ne s'inscrivent pas réellement dans une dynamique de développement personnel et de développement social, de promotion de l'autonomie, de la liberté et de l'égalité et qui favorisent quelquefois une logique de rupture avec le projet républicain.

La question de la laïcité est à remettre au goût du jour en tournant la page de l'histoire du XXe siècle, et à réaffirmer comme guide du vivre ensemble dans une société démocratique et en particulier comme référence pour que l'école reste un lieu de promotion des libertés, de la citoyenneté et… de la santé physique et psychique.

Education et télévision

Il y a à s'interroger, en matière d'éducation, sur la place de la télévision. Elle fait aujourd'hui partie intégrante de la vie, et de la vie des enfants en particulier. Dans beaucoup de familles, ils passent plus de temps devant la télévision qu'en relation avec leurs parents. Sans doute faut-il ajouter la navigation sur Internet et le téléphone portable...

Il faut reconnaître le rôle que peuvent jouer les médias et la télévision pour apporter des connaissances, faire découvrir d'autres régions de la planète, d'autres peuples et d'autres modes de vie ; la télévision peut faire partager des témoignages sur la vie et, en ce sens, elle représente une ouverture d'esprit. De ce point de vue, il n'y a pas à s'inquiéter, par exemple, de la fascination des ados pour les feuilletons de fin d'après-midi, plutôt pauvres, mais qui témoignent de la découverte de la relation garçons/filles et de la relation amoureuse, car ces émissions leur permettent de ne pas rester seuls avec leurs émotions et avec des questions qu'il n'est pas toujours facile de partager avec les parents.

De là à dire que les médias les éduquent… je ne franchirai pas ce pas, car l'éducation reste une affaire de relation, et de relation asymétrique, dans laquelle l'éducateur accompagne la personne en processus d'éducation. C'est la pertinence de l'intervention en fonction des situations qui fait la qualité d'une éducation. L'accompagnement consiste, selon les besoins et les situations, en écoute, en encouragement à faire son expérience, en exemple, en conseil ou en autorité. Le choix entre ces modes d'intervention est précisément basé sur l'interaction attentionnée entre des personnes. C'est pourquoi la télévision ne peut pas remplir ce rôle. L'éducation commence quand on arrête la télévision et qu'on parle ensemble de l'émission qu'on vient de voir ou bien que l'on commente ensemble les images ! La télévision peut être un outil de culture et une aide à l'éducation. Mais elle ne peut pas remplacer la responsabilité éducative des adultes vis-à-vis des jeunes.

Restent deux grands domaines qui risquent de poser des problèmes d'équilibre psychique si l'utilisation de la télé et des ordinateurs ne sont pas maîtrisée. Il s'agit, d'une part, de la violence et, d'autre part, de la sexualité.

Le problème de la violence ne porte pas sur le principe. La violence fait partie de la vie et les enfants le savent bien. Elle fait partie des fantasmes des vivants, de l'angoisse existentielle devant la fragilité de cette vie si facilement menacée, et que l'on peut perdre. Il suffit pour s'en convaincre d'observer le contenu des contes racontés de génération en génération et qui plaisent aux enfants, comme aux adultes. Du Petit chaperon rouge dévoré par le loup, à l'ogre qui mange les enfants, ces histoires sont terribles et meurtrières, en particulier vis-à-vis des enfants. Mais tout le monde sait qu'ils parlent de phantasmes et s'adressent à l'imaginaire, et rares sont les adultes qui considèrent ces contes comme dangereux.

Ce qui fait de la violence à la télévision un problème spécifique porte sur deux points. Le premier et le caractère visuel. Parfois dans les informations, souvent dans les films, on montre le meurtre et l'on s'y complaît dans des scènes détaillées et sanglantes. Ce n'est pas du tout la même chose que d'exciter l'imaginaire, car, en général, tout le monde comprend bien qu'on peut rêver de meurtre ou raconter des histoires horribles sans devenir un meurtrier ou un tortionnaire. Le complément de cette banalisation s'accomplit dans les jeux vidéo ou le joueur, en appuyant sur un bouton, manie une arme et doit tuer le plus de monde possible sur son écran ! Là, ce n'est plus seulement du phantasme. La deuxième caractéristique de la violence cultivée dans de nombreux films accessibles aux adolescents est son caractère gratuit. Les motivations sont troubles et la faiblesse du scénario est compensée par une complaisance appuyée dans un regard sadique sur les détails les plus violents, s'apparentant souvent à de la torture. Le sens même de la violence devient alors pervers et, si un adulte à la personnalité solidement constituée peut prendre de la distance et exercer son regard critique (et encore pas toujours), des enfants ou des adolescents laissés à eux-mêmes, en manque de relation éducative avec des adultes, peuvent être déstabilisés et intégrer sans différenciation la violence et la non-violence, le sens et la perversité. Les exemples régulièrement médiatisés d'adolescents, adeptes de ces jeux, prenant une arme réelle et réalisant une tuerie dans leur établissement scolaire ou dans un autre lieu suffisent à montrer qu'on a perturbé le lien entre le réel et l'imaginaire.

Un deuxième grand problème concernant l'accès des enfants et des adolescents à la télévision et aux sites Internet concerne l'approche de la sexualité. Il n'est pas question ici de pudibonderie. Notre propos ne concerne aucunement la sexualité entre adultes consentants. Il s'agit de séparer le monde des adultes et le monde de l'enfance. Et il est clair que la sexualité physique agie est le premier élément clé qui sépare ces deux mondes, faisant partie de celui des adultes et pas de celui des enfants. La confusion entre ces deux mondes constitue un non-respect de l'enfance et représente une violence. Ce point fait aujourd'hui consensus. Concernant les écrans, il ne s'agit pas de sexualité agie, réprimée en tant que détournement de mineur, mais il faut noter que nombre de jeunes se sont initiés à la sexualité par des films pornographiques. Or la pornographie correspond à des désirs et des fantasmes d'adultes et ne se préoccupe que de la relation physique, pas de la relation amoureuse. De plus, les films pornographiques correspondent le plus souvent aux fantasmes de l'homme et réduisent la femme à l'objet du désir masculin, ceci quand ils ne vont pas beaucoup plus loin dans le sadisme et la perversité. La pornographie n'est aucunement une initiation à la sexualité adaptée à l'enfance. La pornographie n'a rien à faire dans le monde de l'enfance et il n'est pas inoffensif que des enfants y aient accès sans contrôle parental.

La télévision comme Internet sont des outils de détente, de jeux, de culture, d'ouverture au monde, qui ont toute sa place dans la famille, s'il est maîtrisé. Mais, cette maîtrise impose un certain nombre de conditions.

La première est de ne pas mettre la télévision en accès libre dans la chambre de l'enfant, de telle sorte que les programmes pour adultes, diffusés la nuit, ne soient pas directement accessibles. Cela permet en outre qu'il garde un nombre d'heures de sommeil suffisant. La télévision gagne aussi à ne pas faire face à la table du repas familial, car elle risque alors d'inhiber les conversations et de se substituer à l'attention et à la convivialité qui s'instaure au moment du repas comme la consultation du téléphone portable.

La deuxième est de parler entre enfants et adultes. Tout d'abord du choix des jeux et des programmes, en choisissant ou en négociant ce qui est adapté à l'âge de l'enfant, ce qui véhicule des valeurs cohérentes avec une éducation humaniste, ce qui représente une ouverture sur le monde où ce qui éveille l'esprit critique. Il s'agit aussi de pouvoir parler des émissions regardées, de leur contenu informatif, des représentations et des émotions qu'elles suscitent. L'action éducative implique de ne pas laisser l'enfant seul face à tous les messages qu'il reçoit par les médias.

La troisième est de mettre une limite de durée devant les écrans, car, au bout de quelques heures, l'enfant devient consommateur passif, sans plus se servir de son corps ni de sa tête. Il est absorbé et, dans une indolente nonchalance, il absorbe le contenu des émissions et celui de la publicité, avec de moins en moins d'esprit critique au fur et à mesure du temps qui passe. Sans activité physique, abreuvé de publicité, il a tendance à consommer du sucre qu'il ne brûle pas par l'activité musculaire et il prépare le surpoids et l'obésité qui sont en augmentation inquiétante aujourd'hui, de la même manière qu'il absorbe et accumule les valeurs et les émotions qui lui sont transmises, en s'installant dans une position relâchée et légèrement dépressive. Mettre une limite de durée devant la télévision, ou plutôt, devant les écrans, ce qui inclut la télé, les jeux vidéo et Internet. C'est une mesure simple et réellement efficace si l'on veut les utiliser comme outils de loisirs, mais aussi d'éveil.

Une mention particulière concernant les petits, avant trois ans, chez qui les écrans sont à fortement déconseiller : au moment où certains ont créé des chaînes de télévision s'adressant spécifiquement aux tout-petits, en 2008, Serge Tisseron a lancé avec des collègues une pétition qui a recueilli près de 30 000 signatures. Elle a été suivie d'une prise de position du ministère de la Santé affirmant un « risque de la consommation d'images télévisuelles sur le développement psychomoteur. Pour développer ses capacités physiques, psychomotrices, cognitives et affectives et ses processus de pensée, l'enfant doit utiliser activement ses cinq sens, en s'appuyant sur la relation avec un adulte disponible. Les stimulations désincarnées que la télévision suscite ne peuvent en aucun cas remplacer l'interaction émotionnelle et affective avec l'entourage, en particulier les parents ». Une délibération du Conseil supérieur de l'Audiovisuel s'appuie sur cet avis et affirme que « la consommation de télévision porte atteinte au développement des enfants de moins de trois ans présente un certain nombre de risques en favorisant la passivité, les retards de langage, l'agitation, les troubles du sommeil et de la concentration ainsi que la dépendance aux écrans. » Cette délibération impose aux chaînes concernées un bandeau d'avertissement diffusé sur les chaînes et sur les documents publicitaires.

Quand on sait que 55% des enfants ont aujourd'hui la télévision dans leur chambre, on se dit qu'il reste beaucoup à faire pour réhabiliter l'éducation !

Pourquoi ne pas aller plus loin et inciter les familles à ce que la télévision ne se substitue pas à la relation et au dialogue entre parents et enfants, ou décider que la société s'attaque sérieusement à la surconsommation de produits gras et sucrés et réglemente la publicité aux heures d'écoute des enfants, ou encore qu'elle réglemente la violence et la pornographie pour ne pas les laisser en libre accès aux enfants…

L'éducation sexuelle non violente

L'éducation sexuelle non-violente implique le respect de l'enfant et des étapes de son développement. Loin est le temps où la sexualité était taboue et où l'on refusait toute explication. Mais, la génération des « parents modernes » est allée parfois trop loin dans l'autre sens, donnant des détails concrets sur la sexualité à un enfant qui ne les demandait pas. Il ne s'agit pas de dramatiser ce type d'informations, mais de reconnaître qu'elles ne sont ni adaptées aux questions qu'il se pose, ni efficaces pour apprendre à l'enfant à se protéger ultérieurement quand c'est nécessaire.

Un exemple de la société moderne est donné par le problème du SIDA. L'inquiétude des adultes est telle face à cette nouvelle maladie que bien des enfants sont informés sur le SIDA et le préservatif, dès l'école primaire, en guise d'éducation sexuelle et avant d'avoir posé leurs questions sur la sexualité. J'ai connu un enfant de huit ans qui est revenu de l'école en racontant : « aujourd'hui, on a fait le SIDA… » Et de continuer, devant ma curiosité : « on peut attraper le SIDA en faisant l'amour. On peut l'éviter en mettant un préservatif… » Et cet enfant de conclure, avec beaucoup de sagesse : « moi, je ne ferai pas l'amour ! ». Il n'a pas été gravement traumatisé et il a changé d'avis quelques années plus tard. Mais l'on peut se poser deux types de questions.

La première est de savoir si la surinformation facilitera ultérieurement les comportements de protection contre le SIDA. Le jour où, plus tard, les jeunes tombent amoureux, ils risquent de repousser leurs connaissances sur la prévention du SIDA, trop anxiogènes, en se disant : « Pas lui, pas elle, puisque je l'aime ; je peux lui faire confiance ». C'est pourquoi on peut se demander si, au contraire, l'information inadaptée ne favorise pas la coupure entre les connaissances et les comportements. Le problème de la prévention est d'avoir les bonnes informations, c'est-à-dire des informations opérationnelles, par exemple concernant le préservatif, au moment opportun. Le rôle des adultes est d'être disponibles ou de mettre en place des dispositifs qui permettent de répondre aux questions des jeunes quand elles concernent la gestion de leur vie, non pas au moment ou les adultes l'ont décidé, mais au moment où les jeunes en ont besoin.

Le deuxième type de questions est de savoir s'il est acceptable d'aborder la sexualité, à propos du SIDA, d'une façon générale, et en particulier avec des enfants impubères. Or la vie pousse les vivants à la découverte de la sexualité, elle-même source de vie, et il faut bien se rendre compte, lors de cette découverte, que certains risques sont attachés à la sexualité. Il me semble que procéder dans l'autre sens est « contre nature » car, enfin, la sexualité représente la vie et le SIDA est plutôt une image de la mort, d'autant plus lorsqu'il est le support des angoisses des adultes. Le souci de la prévention sans réflexion sur la pédagogie de la santé peut amener à une situation qu'on peut considérer comme dangereuse pour le goût de vivre, donc pour la santé psychique.

Là encore, ce serait une illusion de croire que la connaissance détermine les comportements. L'expérience de la vie affective et du désir sexuel est bien plus puissante que la connaissance des risques. Intégrer les deux n'est pas le résultat d'un apport de connaissance précoce, mais d'un accompagnement éducatif de l'expérience adapté à l'âge et respectueux de l'autonomisation des jeunes. Le rôle de l'adulte n'est pas d'intervenir le plus possible, ou le plus tôt possible, mais d'accompagner, avec beaucoup de respect. Ceci d'autant plus que la sexualité est précisément ce qui sépare les générations.

Cet événement n'est pas dramatique et les enfants se défendent souvent plutôt bien contre les erreurs éducatives des adultes, à condition que la violence ne s'accumule pas quotidiennement. Mais on peut se demander si, à les surinformer sur des questions qui ne se sont pas encore posées, l'action éducative n'aboutit pas simplement à compliquer la vie psychique des enfants concernés. Ce n'est pas le rôle de l'éducation et c'est pourquoi les actions d'éducation pour la santé doivent faire l'objet d'une analyse méthodologique pluridisciplinaire et d'une réelle évaluation, associant des pédagogues, des psychologues et des médecins sur des sujets tels que la sexualité.

Les parents ont fait « comme ils ont voulu », ou « comme ils ont pu » pour eux-mêmes, mais ils n'ont pas à gérer la sexualité de leurs enfants. Par exemple, des mères, qui viennent demander la contraception pour leur fille ont à comprendre que, si leur fille a la maturité pour faire l'amour, elle a également à se prendre en charge elle-même pour la contraception. Plus généralement, si c'est le rôle des parents de répondre aux questions des enfants, quand vient l'adolescence, les parents ne sont pas toujours les mieux placés pour parler avec leurs grands adolescents, de leur sexualité. Il faut accepter que l'entrée dans le monde des adultes implique une certaine distance dans les relations parents enfants, une certaine rupture qui marque la différence de génération. Les parents qui ne l'acceptent pas risquent de le découvrir de façon brutale, dans des situations conflictuelles ou bien encore d'avoir des enfants qui ne réussissent pas à prendre leur autonomie. Reste aux parents à aider leurs enfants à se protéger contre des dangers éventuels, mais avec de la discrétion. Ce n'est possible que si une relation de confiance a été établie de longue date, avant l'adolescence. Dans tous les cas, il n'est pas choquant qu'il y ait besoin, dans ce domaine, d'intervenants extérieurs à la relation parents-enfant. Les enseignants ou les infirmières scolaires, par exemple, ou les médecins généralistes peuvent jouer ce rôle de personne proche, mais à distance de la famille, s'ils s'intéressent à la fonction d'éducation.

Il faut reconnaître que l'éducation n'est pas chose facile ; elle nécessite d'aborder de nombreux sujets, sur lesquels on n'est pas nécessairement compétent et, donc, de reconnaître ses limites ; elle nécessite disponibilité, honnêteté et, périodiquement, une certaine dose de courage pour affronter les difficultés, les conflits ou fixer des limites.

L'approche non-violente de la sexualité est à baser sur le respect de l'autre, et tout particulièrement sur son droit de dire « non », sur l'écoute de son désir et de son plaisir qui impliquent de construire un réel dialogue. Compte tenu des liens particulièrement forts qui peuvent exister entre les pulsions sexuelles et la violence, il est très important pour la santé mentale d'une population de développer une approche non-violente de l'éducation sexuelle.

Il n'y a pas de modèle de développement en matière de sexualité, qui pourrait s'imposer à tous et devrait faire en sorte qu'à tel âge on doit connaître ceci ou cela. Chacun a légitimement son rythme de développement personnel. Certaines jeunes filles ont une vision très distanciée de l'amour à 18 ans, d'autres en ont une approche physique à 15. Certains garçons sont presque des hommes à 16 ans, d'autres ont un psychisme et un comportement d'enfant à 19. Qui a raison ? Loin de nous l'idée de trancher. L'important est de respecter et d'accompagner le développement personnel de chacun.

C'est pourquoi il n'est pas adapté d'édicter un programme scolaire qui définirait un enseignement de la sexualité par niveau d'étude, sans tenir compte du développement personnel de chacun. Il est plus pertinent de mettre en place des dispositifs dans lesquels les jeunes peuvent s'exprimer, poser leurs questions, éventuellement de façon anonyme, et trouver les réponses dont ils ont besoin au moment où ils en ont besoin.

Éducation et prévention de la violence

Si l'éducation a un rôle à jouer dans la prévention de la violence, et si la violence est un enchaînement dans lequel la violence appelle la violence, l'éducation à la prévention de la violence repose d'abord sur l'éducation non-violente. Dans cet esprit, l'éducation non-violente poursuit deux types d'objectifs : le premier est de retarder au maximum le temps de la première violence, le moment où l'enfant découvrira la dureté de la vie et les blessures, le plus souvent morales, qu'elle entraîne, et le deuxième est de désamorcer autant que possible l'enchaînement de la violence quand elle se présente.

Concernant la première violence, nous avons vu que les adultes ont une responsabilité particulière, car le nouveau-né n'a pas les moyens d'être violent. S'il y a de la violence dans l'accueil du nouveau-né et dans sa première découverte du monde, elle ne vient pas de lui, mais des adultes, ou alors des accidents biologiques qui rendent l'accouchement particulièrement difficile, et on est déjà là dans le deuxième cas, où la violence est à désamorcer. Dans tous les cas, la non-violence des adultes est un facteur clé. C'est pourquoi il convient de s'interroger sur ce qu'on peut appeler une éducation non-violente.

On ne peut pas en rester à une définition par la négative : « non-violence » et il faut caractériser positivement les attitudes éducatives qui s'opposent à la violence. Le terme générique positif le plus adapté est sans doute le « respect » ; et ce n'est sans doute pas un hasard si ce mot de « respect » a pris une place singulière dans le langage des jeunes dans la période récente...

Si l'on pense qu'une valeur essentielle est le respect, respect de l'autre, respect des autres, et que cette valeur est tellement centrale que c'est elle qui donne son sens à l'éducation, alors il est cohérent de considérer que l'essentiel, dans les méthodes pédagogiques, est également basé sur le respect, respect de la personne en processus d'éducation, respect des jeunes en général.

La non-violence, le respect de l'enfant se manifestent de façon différente en fonction de l'âge de l'enfant, mais ils commencent dès le départ, avant même la naissance. Il s'agit de considérer l'enfant comme une personne à part entière, comme un interlocuteur qui entend ce qu'on lui dit et ce qu'on dit autour de lui, qui en a une perception propre et qui a le droit d'avoir son sentiment personnel, qui s'exprime et mérite d'être entendu, quelque soit son mode d'expression. Le respect se manifeste dans une manière de le regarder et de l'écouter, de lui parler comme à une personne avec qui on entre en relation.

S'il s'agit du nouveau-né, nous avons vu qu'il s'agit de protéger, nourrir, câliner, rassurer, en un mot, materner. Les tout-petits qui ont été bien maternés sont ceux qui auront le moins de mal à s'autonomiser quand viendra l'heure.

Puis, au stade de nourrisson, il s'agira d'accompagner son développement sans brûler les étapes. C'est-à-dire sans rechercher la performance, sans « mettre la pression », sans imposer un désir trop fort pour qu'il ou elle parle ou marche le plus tôt possible, par exemple. Le fait d'être très précoce n'est pas toujours signe d'équilibre, mais peut signifier la souffrance d'un enfant insécurisé devant des parents trop inquiets ; il fait tout pour les rassurer, mais ne s'occupe plus suffisamment de se construire lui-même, en tant que personne...

Un peu plus tard, il s'agira d'accompagner le début d'autonomisation et de différentiation ; accepter le fait qu'il ait un avis, qu'il dise « non », même si c'est un peu systématique, sans pour autant renoncer à toute autorité ; ne pas perdre de vue le sens de l'autorité et l'expliciter à chaque fois qu'il y a conflit ; ne pas confondre le registre affectif, l'amour, la gentillesse, avec les désaccord dans la vie quotidienne et renoncer au chantage affectif du type : « tu n'es pas gentil si… », « je ne t'aime plus si… » « tu ne fais pas ce que je veux » ou si « tu n'es pas d'accord avec ce que je dis » ; ou encore « tu ne m'aimes pas si tu refuses… » « ce que j'ai décidé ». Ensuite, quand il grandit, le considérer comme un interlocuteur : renoncer à la facilité des arguments tels que : « Tais-toi, tu es trop petit… », « à ton âge, tu ne peux pas savoir… », « tu ne peux pas comprendre… », car l'enfant se fait nécessairement une idée de la situation, même si on ne lui donne pas toutes les informations. Il en a une représentation qui structurera ses attitudes ultérieures ; il est donc utile d'entendre ses questions et de répondre, sans donner d'informations fausses, mais avec un langage adapté à son âge.

Il est en particulier important de ne pas mélanger le monde des enfants et celui des adultes ; ne pas donner de détails sur les relations entre ses parents au-delà des questions qu'il se pose : ne pas le prendre à témoin des conflits des adultes et surtout ne pas lui demander de prendre parti dans les conflits entre son père et sa mère ; lui donner des réponses sobres, sans mensonge, mais en lui signifiant que les affaires des adultes ne sont pas les siennes.

Quand l'enfant grandit, son intimité est à respecter, au fur et à mesure de sa capacité à développer son autonomie. Le respect est signifié par le fait de frapper avant d'entrer dans sa chambre ; ou encore de le laisser se laver seul dès qu'il en est capable ; puis, quand il grandit, de ne pas entrer dans la salle de bain quand il se lave…

Conseiller de la rédactrice du *Petit livre pour dire non* d'Astrapi, j'ai suggéré l'épisode sur le droit de dire non quand un jeune est dans la salle de bain et que quelqu'un veut entrer.

Il s'agit aussi de laisser l'enfant prendre des initiatives, dans ses jeux, ses loisirs ou dans les tâches de la maison… Un élément d'autonomie est d'être capable d'assumer les tâches matérielles et c'est un facteur de non-violence dans ses relations futures de participer aux tâches ménagères. Il s'agit de ne pas « tout faire à sa place », de l'encourager à faire la cuisine et lui transmettre le savoir-faire pour faire à manger, le ménage, la lessive, et en particulier de ne pas donner une éducation différente dans ce domaine aux garçons et aux filles, de telle sorte qu'il leur soit naturel, ultérieurement, de se respecter l'un l'autre et de partager les tâches…

Quand on arrive à l'adolescence, il est important de garder le contact établi dans l'enfance, de garder du temps, d'écouter ; d'encourager et de respecter l'adolescent et sa différentiation, d'accepter la contestation, sans nécessairement céder, mais sans jamais tomber dans l'humiliation, de ne pas mettre les enfants en situation de rivalité entre eux : « Au moins, ton frère, ta sœur réussit, là où tu échoues… » ; en même temps, avoir le courage de ne pas renoncer à l'autorité, mettre des limites, pour l'horaire de sortie le soir par exemple : « Après minuit, c'est le temps des adultes, tu ne l'es pas encore… »

La relation éducative est complexe, par nature. Il n'y a pas de réponse univoque à chaque situation et c'est en cela qu'elle est une responsabilité d'adulte. Elle se base sur l'interrelation, sur le ressenti réciproque, sur la communication interpersonnelle.

Tout ceci étant dit, la relation éducative n'est pas pour autant une mission impossible si l'on se réfère à son sens : accompagner un enfant vers son autonomie et sa prise de responsabilité dans le respect mutuel. Le sens même de cette mission comme la prévention de la violence passent par la reconnaissance de l'altérité, de la personnalité propre de l'enfant.

Pour conclure

En fait, l'éducation est une clé de l'avenir des personnes et des sociétés. Chacun voit bien qu'il vieillit, et sait que l'avenir sera entre les mains des enfants d'aujourd'hui. Mais nos sociétés, dites développées, se comportent un peu comme si elles l'ignoraient ! Elles ont développé la richesse matérielle et la consommation, comme un but, tout en occultant les enjeux de qualité de la vie non matérielle. La qualité des relations entre les humains, les solidarités, les facteurs de paix et d'équilibre social ne sont pas prioritaires dans le modèle le développement des sociétés occidentales.

Pourtant, l'éducation est aussi une affaire de valeurs. Si nous voulons une société de paix et de bien-vivre pour demain, si nous voulons prévenir la violence et enrayer sa montée à laquelle nous assistons actuellement, il est urgent d'investir le champ de l'éducation en tant qu'enjeu social qualitatif. Il est alors nécessaire de prendre du recul sur l'échelle de valeur dominante, qui place au sommet la production, la productivité, la concurrence et la réussite sociale ; de ne pas accepter que la qualité soit une valeur quand il s'agit de la production, mais pas quand il s'agit d'éducation. Il est urgent de se rendre compte qu'il y a un risque sérieux de faire un mauvais calcul ! Alors que nos sociétés n'ont jamais été aussi riches, nous n'offrons pas une qualité de vie et un bien-être pour tous. C'est pourquoi il est temps de se demander comment développer l'éducation non-violente, c'est-à-dire fondée sur des valeurs à faire partager, telles que le respect, la coopération, la recherche des facteurs de paix, la solidarité dans notre société comme sur la planète…

Les exigences de l'éducation sont importantes : quand il s'agit des parents, elles demandent un investissement personnel important, c'est-à-dire du temps, à une heure favorable à la relation, et une disponibilité psychique pour écouter, répondre et partager. Elles demandent une relation suivie, dans la durée, pour ne pas perdre le contact. Quand il s'agit de professionnels, elles demandent en plus une formation spécifique à la pédagogie, à la communication interpersonnelle, au développement personnel et social qui en fait une fonction élaborée, et qui n'est pas la plus facile dans la société ! L'idée courante que « s'occuper des enfants » est une activité de « bas niveau », qui ne demande pas de qualification ou de formation est une erreur qui reflète les déséquilibres sociaux et idéologiques. Si l'éducation des enfants est une des tâches les plus difficiles, il faut charger de cette mission les personnes les plus compétentes et développer les formations appropriées.

Dans notre société de la communication, il pourrait être tentant de confondre les différents mondes de la communication. La communication qui ne manque pas de moyens et qui s'immisce dans nos vie est la publicité. Elle sait trouver des leviers matériels et psychologiques pour faire passer des messages et certains en concluent qu'il faudrait utiliser les mêmes méthodes en éducation puisqu'elles sont efficaces. Mais ce serait oublier que les objectifs de la publicité et de l'éducation sont strictement opposés. La publicité vise à obtenir des comportements d'achats, prédéterminés, et qui servent les intérêts de ceux qui élaborent ces messages pour vendre leurs produits. Les objectifs de l'éducation sont au contraire de permettre aux personnes de se faire une idée par elles-mêmes, de développer leur capacité de choix et de favoriser leur indépendance et leur autonomie. Le message est au cœur de la publicité. Il n'est pas central dans le processus d'éducation. La publicité fait œuvre de manipulation, l'éducation vise au contraire l'émancipation. Il est peu probable que les mêmes méthodes puissent aboutir à des résultats opposés. Il faut donc soit renoncer d'emblée à une éducation émancipatrice, soit accepter l'idée que l'espace commun à la publicité et à l'éducation est assez restreint et se limite au savoir-faire dans l'utilisation technique des moyens de communication, mais ne peut aucunement suffire à construire un processus d'éducation.

A l'heure où tout s'achète, il serait tentant de considérer l'éducation comme un investissement. Mais, dans ce domaine, donner sans compter et sans attendre en retour est le meilleur moyen de recevoir. On ne reçoit pas ce qu'on attend ni quand on l'attend et le fait d'attendre un retour est précisément la source de beaucoup d'échecs. Il est nécessaire de donner réellement, c'est-à-dire en laissant l'autre libre de ce qu'il fait du don. La logique de l'éducation ne cadre pas avec les règles de la comptabilité. Il s'agit, là encore, de la différence entre la logique de l'être et celle de l'avoir. Dans la logique de l'être, on peut donner sans attendre de retour et s'en trouver finalement plus riche. L'éducation, comme la santé se multiplient par elles-mêmes quand elles sont offertes et partagées.

Dans notre société où tout va très vite, on peut avoir envie de résultats rapides et de fixer des échéances d'évaluation en fonction de contraintes institutionnelles, financières ou électorales. Mais les échéances de l'éducation ne sont pas compressibles et portent sur le moyen ou long terme, soit 5 à 30 ans, ou encore une génération. Il est d'ailleurs sans doute heureux qu'il en soit ainsi, car, si l'on pouvait par l'action éducative changer à court terme les représentations ou les comportements choisis par les personnes, ce serait à dénoncer comme du « lavage de cerveau ».

Mais, si la mission d'éducation est une tâche exigeante, complexe et parfois ingrate, elle est aussi une des fonctions sociales les plus nobles et pourrait être une des plus valorisantes parce qu'elle construit ce qui est à la fois le plus difficile et le plus précieux : l'humanité. Et elle est sans doute une des plus attachantes, une des plus fortes sur le plan émotionnel, car transmettre la vie qu'on vous a donnée et la voir s'épanouir quand on commence à vieillir, écouter la manière de voir le monde de ceux qui portent un regard neuf et échanger avec eux, élargir son espace affectif par des relations nouvelles et fortes avec les enfants peut être un plaisir quotidien grandiose et contribue en outre à donner du sens à sa propre vie. En cela, c'est sans doute un des plus beaux cadeaux de la vie. L'éducation humaniste et responsable contribue à la prévention du suicide des jeunes, mais elle apporte aussi aux adultes en relation avec eux un des plus grands bonheurs qu'il soit possible de connaître.

Le rôle de la régulation

Le deuxième grand axe de prévention de la violence, et particulièrement de la violence retournée contre soi-même, est la régulation. Quand on parle de régulation, de quoi s'agit-il ? Il s'agit d'entrer dans le domaine de l'interrelation, et donc du ressenti par chacun de sa relation avec l'autre, ou les autres, et des émotions qui s'y rattachent, en créant un moment protégé, hors des enjeux de la vie quotidienne, ou chacun peut s'exprimer librement sans être interrompu, car le seul but est de s'écouter pour entendre le ressenti de l'autre ou des autres. Ce n'est néanmoins ni facile ni naturel, car il faut alors admettre qu'il y a un écart entre nos intentions et leurs résultats observés ou ressentis par les autres, admettre que ce qu'on pense avoir dit peut être compris à l'inverse dans certaines circonstances, et que la volonté délibérée n'est pas le seul moteur de nos comportements. L'attitude d'esprit qui consiste à s'intéresser à ce que l'autre a entendu, et pas seulement à ce que l'on a voulu dire, n'est généralement pas « entrée dans les mœurs ». Au contraire, le plus souvent, une peur individuelle et collective est attachée à tout ce qui n'est pas maîtrisable seulement par l'intellect, et qui n'est pas entièrement rationnel. Il est facile de succomber à la tentation d'imaginer que la relation peut se réduire à un échange intellectuel de la même manière qu'on tente de réduire l'éducation à l'enseignement. On espère par là se simplifier la vie, mais, en réalité, on se condamne à ne pas approfondir la communication et à rester sur des incompréhensions, parfois définitivement.

Cette approche de la communication ne concerne pas la violence volontaire, qui vise à détruire l'autre sciemment, par jalousie, intolérance ou dans un conflit collectif susceptible de dégénérer en violence. On entrerait là dans un autre domaine.

Le concept de régulation n'est pas d'utilisation courante et pourrait laisser croire qu'il s'agit d'une affaire réservée aux spécialistes. Mais il n'en est rien. C'est au contraire dans la vie courante, personnelle comme professionnelle, que le besoin se fait sentir et qu'on peut mettre en place des dispositifs permettant à chacun de prendre du recul et de faciliter les interrelations. Pour cela, il faut convenir ensemble d'un moment particulier, dans un groupe limité (jusqu'à 10 ou 15 personnes), dans un temps limité, par exemple 45 minutes, à une heure favorable, dans un cadre calme et où chacun s'engage fermement à être disponible matériellement et à consacrer toute son attention à l'écoute de la parole de l'autre ou des autres (on peut imaginer des dispositifs plus brefs, nous le verrons). Il s'agit alors de permettre à chacun d'exprimer, à son tour, une parole sincère, c'est-à-dire spontanée et subjective sur son ressenti de la situation et des relations au sein du groupe. L'enjeu est multiple : pouvoir exprimer son ressenti personnel dans un climat de respect mutuel, même si certaines choses sont désagréables et difficiles à dire ; se mettre en situation d'écouter le ressenti les autres sans se fâcher, même si c'est difficile à accepter ; permettre à chacun de mesurer les écarts des ressentis et des représentations et d'envisager le chemin à parcourir pour être en harmonie ensemble ; permettre à chacun de prendre du recul sur ses propres émotions, contribuer à leur donner du sens dans son histoire personnelle, différencier les émotions de l'analyse plus objective de la situation. Si la situation est complexe ou si les relations sont difficiles, il est nécessaire de faire appel à un régulateur, c'est-à-dire une personne formée à la circulation de la parole et à l'analyse des implications personnelles.

Il s'agit de s'intéresser aux implications affectives ou émotionnelles qui perturbent l'équilibre personnel, l'harmonie avec les autres, ainsi que la capacité d'aider, dans les situations personnelles ou professionnelles. Ces perturbations possibles sont nombreuses et variées. Par exemple, on peut vouloir aider quelqu'un au point de tout faire à sa place et contribuer par là à l'empêcher de prendre son autonomie, alors que l'objectif revendiqué est bien de favoriser l'autonomie de la personne qu'on accompagne, qu'il s'agisse d'un enfant, d'une personne âgée ou d'un adulte. Ces situations sont particulièrement fréquentes, dans les familles comme dans le travail social. Autre exemple, on peut avoir des sentiments ou des désirs contradictoires : aimer un vieux parent, vouloir l'aider et, en même temps, ne plus le supporter ; idem pour un enfant ou un adolescent. L'ambivalence est une situation angoissante, toujours difficile à vivre. Ou encore, ne pas supporter la souffrance de quelqu'un parce qu'elle réveille des peurs ou des souvenirs personnels, souvent enfouis. Elle peut alors déclencher un malaise qui inhibe la capacité de jugement sur la situation et les besoins d'aide. C'est ce qui arrive aux soignants devant des maladies graves. C'est ainsi aussi que les travailleurs sociaux sollicitent les services de santé mentale parce qu'ils ne supportent plus l'angoisse d'un usager. Il arrive encore de partager les soucis ou les demandes d'une personne au point de fusionner avec elle et de ne plus être capable de l'accompagner avec la distance nécessaire au respect. Souvent, on a besoin de prendre du recul pour analyser ses propres réactions, revisiter ses objectifs et adapter ses attitudes. La régulation peut grandement y contribuer.

Il s'agit aussi des situations de conflits interpersonnels : les incompréhensions, les frustrations, l'incapacité à se rendre compte des agressions ressenties par l'autre, les humiliations qui ne correspondent pas à une volonté délibérée. Dans ces domaines, le dialogue est difficile à rétablir parce que celui qui ressent un manque de respect parle d'actes ou d'attitudes dont l'autre n'a pas conscience et que ce dernier n'accepte pas de tels reproches. De toute façon, il est souvent bien difficile de dire qui a raison et qui a tort et de trancher le débat puisque chacun a un ressenti par essence subjectif. L'exigence de rationalisation peut d'ailleurs être une manière de fuir l'écoute véritable, afin de refuser toute remise en question. L'enjeu de la régulation est précisément là : reconnaître que chacun a des émotions, un ressenti vis-à-vis de l'autre, qui mérite d'être exprimé et pris en compte dans la construction/relation. Il s'agit de confronter les ressentis de l'un et de l'autre, d'accepter la légitimité de la subjectivité, sans confondre ce type d'échange avec un débat purement rationnel. Lorsqu'il s'agit d'un débat, on apporte des arguments, on cherche à convaincre, à savoir qui a raison. Dans la régulation, chacun peut exprimer son ressenti et essayer d'entendre celui de l'autre sans que, nécessairement, l'un ait raison et l'autre tort. Les attitudes de l'un et de l'autre se modifieront petit à petit en fonction de ce que chacun est capable d'entendre du ressenti de l'autre, s'il a cherché à l'écouter et le prendre en compte. Il n'est pas nécessaire de conclure rationnellement une régulation, chacun garde sa personnalité et sa perception subjective. Mais cette démarche d'écoute, renouvelée régulièrement, permet d'abord à chacun de prendre conscience de lui-même, de ses comportements, de ses attitudes et de leur sens pour l'autre, dont il ne se rendait pas forcément compte. Elle permet ensuite de se respecter mutuellement dans les ressentis les plus intimes, puis, au fur et à mesure, de progresser dans la découverte des autres et la compréhension mutuelle. Ce double processus a pour effet, d'une part, d'apaiser les angoisses personnelles en donnant du sens à nos difficultés relationnelles et, d'autre part, d'améliorer petit à petit la capacité de communiquer, permettant ainsi de réellement construire des relations.

Ces descriptions ne sont pas exhaustives et l'on peut rencontrer bien des situations dans lesquelles la régulation peut être une aide précieuse, qu'il s'agisse de la relation éducative, de comportements de consommation (par exemple d'alcool ou de drogue), d'équilibre alimentaire, de difficultés relationnelles, sexuelles, de désaccords dans le couple concernant les choix importants, ou de relations de travail avec ses supérieurs, ses subordonnés, ses collègues, ses partenaires, ou encore d'accompagner des personnes angoissées, etc. Il n'y aurait pas de sens à vouloir faire une liste exhaustive des situations puisque les situations pénibles ou délicates sont liées à la personnalité et l'histoire personnelle qui est unique pour chacun. C'est pourquoi la régulation ne donne pas de recette. Il n'est pas justifié d'attendre d'avoir des difficultés pour mettre en place une régulation. Plus elle est précoce et plus elle peut agir en prévention des incompréhensions. Plus elle est régulière et intégrée à la vie quotidienne, plus elle joue un rôle positif, facteur d'harmonie des relations et de bien-être collectif.

Prévenir la violence psychique

Les humains sont ainsi faits qu'il n'y a pas de relation sans interrelation complexe, parce que toute relation implique l'inconscient de chacun. Il est tentant d'essayer de nier cette réalité, car la notion d'inconscient implique que certaines paroles ou certains actes échappent à notre propre volonté, que nous ne sommes pas totalement maîtres de nous-mêmes, et ceci est inquiétant. C'est pourquoi certains sautent le pas et croient pouvoir réduire les humains à une approche purement rationnelle. Mais cette position aboutit rapidement à des contradictions, y compris vis-à-vis de soi-même. Ceux qui s'y essaient sont amenés à un raidissement des attitudes, à ne pas accepter l'idée qu'il y ait des interprétations différentes selon les personnes, à se mettre en colère devant les contradictions, à devenir autoritaires et intolérants. Cette négation constitue alors une forme de violence faite à l'autre qui le ressent nécessairement comme un refus d'entendre et, par là, comme une négation de sa personnalité.

On n'a pas spontanément conscience de ses comportements et de l'effet qu'ils ont sur les autres. Ainsi, par exemple, celui qui a un peu de pouvoir, dans sa famille, dans son travail ou dans la société, a rarement spontanément tendance à limiter ce pouvoir pour faire de la place aux autres. Il ne se rend pas compte a priori d ce que son ressenti dans telle ou telle circonstance peut être extrêmement différent de celui d'une autre personne. C'est le fait que les autres réagissent et l'expriment, qui permet de le comprendre, si l'on est à l'écoute de cette expression. Pour s'en rendre compte, on a besoin de recul sur ses comportements, sur ses relations avec les autres, sur les émotions déclenchées par les implications personnelles.

La prise de recul est imposée par les autres s'ils réussissent à s'exprimer et à se faire entendre. Mais il est possible que les autres, de par leur personnalité ou leur position, d'enfant, de subordonné, par exemple, n'y parviennent pas. Dans ce cas, le déséquilibre de la relation « s'enkyste » et commence une dérive vers l'autoritarisme, vers la négation de l'autre et de la différence avec l'autre. Peut s'organiser alors une dépendance vis-à-vis du « plus fort », voire l'humiliation du « plus faible ». L'homme peut prendre l'habitude de parler à la place de sa femme ou la femme à la place de son mari ; le parent à la place de son enfant ; le supérieur hiérarchique à la place de son subordonné, etc. Quand le processus est amorcé, il n'y a pas de limite au manque de respect. Celui qui n'écoute pas accepte de moins en moins que l'autre ne l'approuve pas, qu'il se différencie.

La dérive tyrannique dans la vie quotidienne est assez fréquente. Quand elle ne prend pas la forme de l'autoritarisme, elle peut aussi se manifester par le chantage affectif, particulièrement perturbant sur le plan psychologique : celui qui n'est pas d'accord est méchant et sans reconnaissance pour ce qu'on a fait pour lui...

Or, nous sommes également ainsi faits que le premier besoin de chacun est un besoin de dignité, de respect et de reconnaissance. Celui ou celle qui ne ressent pas le respect de la part de ses plus proches, conjoint, parents, enfants, ou des personnes avec qui il ou elle vit, est vite insécurisé et l'image de soi-même s'en trouve menacée. Le sentiment de ne pas compter, d'être nié provoque naturellement de la révolte, de l'agressivité, de la violence en réponse. Et si cette révolte contre le manque de respect a été réprimée depuis l'enfance, la personne n'a pas pu construire une image solide d'elle-même. Touchée par une fragilité narcissique, elle s'organise dans une attitude dépressive. Sans avoir conscience de ce processus, elle n'ose pas adresser cette révolte à ceux à qui elle est, en fait, destinée et la violence peut se retourner contre elle-même et se manifester par des actes suicidaires. C'est pourquoi la régulation, en désamorçant les rapports de violence, peut jouer un réel rôle de prévention des causes de suicide.

Au contraire de ce que nous avons vu pour le petit nourrisson, lorsque l'enfant grandit, ou encore entre adultes, il est parfaitement normal qu'il y ait des situations de conflit, c'est-à-dire des écarts de sensibilité et des désaccords importants sur les décisions à prendre. Toute vie commune, toute tâche commune peut aboutir à des situations de conflit. Le problème est de savoir comment sont gérés ces conflits. Si chacun a pu s'exprimer, être écouté, il n'est choquant pour personne que celui qui a l'autorité tranche en dernier ressort. En revanche, quand il n'y a pas d'écoute, la violence s'instaure, soit parce qu'il s'agit d'un combat où l'on essaie de détruire l'autre volontairement dans une relation de rivalité, soit parce qu'en toute bonne conscience on peut manquer de respect à l'autre. La régulation ne consiste pas à nier l'autorité parentale ou la hiérarchie dans l'entreprise ou la société, mais à faire en sorte que chacun existe comme personne, reconnue et prise en compte par les autres.

Bien sûr, ces remarques s'appliquent tout particulièrement à l'enfant, qui a un besoin vital d'un regard respectueux et positif de la part de ses parents pour construire sa propre personnalité. Ainsi, le travail mené par et autour de Françoise Dolto, par exemple le film de Bernard Martino *Le bébé est une personne* constitue une oeuvre majeure en faveur de la prévention en santé mentale, car elle s'adresse au grand public. Elle consiste à montrer que le nouveau-né est un être humain à part entière, et qu'il ressent les émotions liées à la relation avec les autres. Certes les parents ne peuvent pas toujours comprendre ce qu'exprime leur enfant. La communication est un processus bien imparfait. Mais ce qui compte, c'est l'attention qu'ils lui portent, le respect qu'ils lui témoignent en le considérant comme une personnalité en construction, différente d'eux, même si elle est issue d'eux. Cela signifie que ce qui fait la qualité de la vie est la volonté des parents de donner la vie et de se consacrer à l'accueil de cette nouvelle personne, l'enfant, qui vient bouleverser bien des habitudes. Le début de prise de conscience dans le domaine de l'enfance est sans doute un des plus grands progrès du XXe siècle en matière de santé.

Les actions de soutien à la parentalité permettent aux parents de prendre du recul, de mieux comprendre leurs propres attitudes et d'échanger des savoir-faire. Il s'agit bien là d'une action de régulation. La régulation peut être l'occasion d'une prise de conscience pour certains adultes ou pour certains parents qui croient toujours mieux savoir que l'enfant ce qu'il pense et ce qu'il doit penser, et de leur faire découvrir que ce type d'attitude entraîne une absence totale d'écoute et une absence de respect de la personne de l'enfant. Mais, contrairement aux soins, la régulation est tout aussi utile quand tout semble aller bien, car elle peut aider chacun à mieux jouer son rôle dans sa propre vie et sa propre famille. Elle joue un rôle de psychologie positive, de promotion de la santé mentale.

Comment ne pas dire ici encore quelques mots sur l'adolescence ? Quand l'incompréhension ou le conflit se font jour et risquent de s'installer entre adultes et adolescents, la solution est, ici encore, la régulation. Donner la parole à l'un, donner la parole à l'autre, écouter la parole de l'un, écouter la parole de l'autre dans un échange respectueux, telle est la solution pour continuer à construire une relation et prévenir les dérives vers l'incapacité de communiquer ou vers la violence. Avoir écouté n'empêche pas, dans un deuxième temps, de manifester un désaccord, ou d'énoncer des règles, mais permet de les expliquer. Entre adolescents et parents, entre adolescents et enseignants, le danger est de ne pas se rendre compte du fossé qui se creuse. Plus les années passent et plus il sera difficile de reconstruire la communication.

Il n'est néanmoins jamais trop tard, car tant qu'il y a de la vie, il y a un profond besoin de communication entre jeunes et adultes, entre enfants et parents. Cela étant, en termes de prévention, il est clair que la régulation, mise en oeuvre régulièrement, est la meilleure garantie contre la dérive vers l'incommunicabilité et vers la violence. N'oublions pas, en outre, que la régulation, en permettant une communication vraie, est source d'un réel plaisir de vivre ensemble.

La régulation concerne aussi, bien sûr, le couple. Communiquer dans la durée, malgré les différences de personnalité ou les difficultés de la vie quotidienne n'est pas toujours facile. Entre la séduction de la jeunesse et la construction d'une relation solide, durable et vraie, la route est longue. Il y a forcément des embûches à rencontrer, sur le plan matériel, sur le plan affectif, sur le plan sexuel… Les deux personnes ne réagissent pas nécessairement de la même façon et n'évoluent pas nécessairement de la même manière. Il est fréquent de s'enfermer dans le silence, de ressasser intérieurement des récriminations, sans jamais dialoguer ouvertement et de s'installer dans une ambiance d'agressivité sourde, chacun mettant le doigt sur les failles de l'autre. S'il y a des enfants, les choses se compliquent, car le silence n'est pas toujours possible. Certains cèdent à la tentation de régler leurs comptes en prenant les enfants à témoin, en tentant d'établir des rapports de force et d'organiser des clans, et en particulier en instrumentalisant l'esprit de contestation des adolescents. C'est un mauvais cadeau à leur faire que de les impliquer dans les conflits des parents.

Lorsque les couples hétérosexuels se séparent, la femme a beaucoup plus souvent la garde des enfants et, actuellement, elle peut être tentée de rejeter totalement l'homme qui l'a déçue en tant que femme, excluant par là le père dont ces enfants ont besoin.

Et quand tout va bien, la régulation est sans aucun doute un facteur d'harmonie du couple, même si elle ne peut pas représenter une garantie totale de réussite et de durée. Mais, dans tous les cas, que les parents s'entendent ou se séparent, la régulation peut permettre de limiter la violence et de protéger les enfants contre une agressivité qui ne devrait pas les concerner. La régulation évite de se « réveiller trop tard », car, plus l'incompréhension est profonde et ancienne, plus il est difficile de reprendre le fil de la communication. En fait la régulation est la solution pour affronter les difficultés sans se voiler la face sur la responsabilité des adultes, mais aussi pour éviter que la prise de conscience de cette responsabilité aboutisse simplement à l'inhibition et la culpabilité.

Dans un autre registre, dans un couple, lorsque l'un est gravement malade, chacun peut avoir envie de protéger l'autre en ne parlant pas de l'angoisse de la souffrance et de la mort. Et si la mort intervient, il est trop tard. Et il arrive que le survivant regrette longtemps que chacun ait joué un rôle, en évitant une parole de vérité, laissant chacun à sa solitude.

D'une façon plus positive, si la famille va bien, la régulation aidera à prendre conscience de l'évolution de ses enfants, à maintenir le dialogue avec eux, à séparer ce qui concerne les adultes entre eux et ce qui concerne les enfants, facilitant ainsi la communication, l'attention aux autres et le bien-être collectif.

Prévenir la violence sociale et le suicide au travail

Les humains s'inscrivent dans une lignée et dans une culture. Chacun voit le monde, l'interprète, et pense dans un système de représentation qu'il n'a pas inventé, mais qu'il hérite des générations précédentes. L'individu ne sort pas du néant. Les codes de lecture du monde lui sont transmis depuis sa naissance, chaque jour, par la famille, par son mode de vie, par l'éducation qu'il reçoit. Il construit et conquiert, plus ou moins rapidement et plus ou moins complètement, son autonomie et son indépendance, mais après bien des années. Il reste, consciemment ou non, profondément ancré dans la dimension collective. Il vit par les autres, mais aussi pour les autres et aux yeux des autres. Pour construire l'image qu'il a de lui-même, l'humain a besoin de lien social, c'est-à-dire tout d'abord de relations avec les autres, mais aussi de sens à sa vie aux yeux des autres. Gérer sa vie implique nécessairement de se situer vis-à-vis des autres dans ce contexte collectif, à l'échelle de ses proches comme de la société.

Une des premières activités dans la société est le travail. Le travail représente le plus souvent une nécessité pour nourrir et loger soi-même et sa famille. Mais il est plus que cela : pour la plupart des humains, il est le moyen de trouver une place dans la société et il peut être un moyen d'épanouir ses capacités si, par chance, il correspond à sa personnalité. Mais il n'est pas possible de ne pas évoquer ici à nouveau la vague de suicides au travail qui accompagne l'évolution récente de la société et des rapports de travail. C'est le cas dans des entreprises en mutation technologique et organisationnelle, ou qui n'étaient pas préparées à l'exigence qu'impose la concurrence. C'est aussi le cas dans des secteurs plus traditionnels qui sont marqués par la radicalisation de la concurrence dans le contexte de la mondialisation, par la mutation du marché devant la crise écologique ou par l'exacerbation de la performance qu'impose le nouveau capitalisme financier. Nous avons aujourd'hui à nous pencher sérieusement sur la question de la différence entre exigence de compétence au travail, qui représente une valeur positive, et violence sociale destructrice imposée par l'exigence de profits maximaux à court terme. Avec nos outils d'analyse, je dirais que les personnes qui se sont suicidées au travail étaient victimes d'une forme de violence sociale, c'est-à-dire victimes d'une société qui ne leur faisait pas de place et ne reconnaissait pas leur valeur en tant qu'êtres humains. Dans certains cas, il s'agit de stress et d'exigence démesurée de supérieurs hiérarchiques qui sont eux-mêmes soumis à une très forte pression des dirigeants et des actionnaires pour augmenter à tout prix le taux de rentabilité, le capitalisme de production ayant beaucoup de mal à tenir la concurrence du capitalisme financier pour assurer des taux de profit comparables… Parfois, le harcèlement est franchement délibéré et vise à faire « craquer » des salariés, afin de les faire démissionner. Ils sont considérés « en surnombre », du fait des gains de productivité et/ou de leurs difficultés d'adaptation, et il est beaucoup moins difficile et moins onéreux d'enregistrer des démissions que de procéder à des licenciements. Tel peut être le management moderne !

Nous avons à réinterroger la notion de progrès, quand celui-ci rend les humains plus fragiles et les rapports sociaux plus durs. Nous avons à analyser ce qui fait sens pour la collectivité dans chaque poste de travail et ce qui donne une place reconnue à chacun dans la société. Les thèses ultralibérales n'auraient-elles pas atteint leurs limites et le coût social qu'elles imposent n'est-il pas démesuré ? Pour autant, il ne suffit pas de défendre les statuts professionnels et de développer l'esprit de corps dans chaque profession, car, dans ce cas, la question du sens se perd. S'il est vrai que la défense des statuts permet de créer des solidarités à l'intérieur du champ professionnel, elle ne permet pas de répondre au questionnement global de la crise écologique ni aux besoins de sens des citoyens-usagers. Du point de vue de la santé, c'est un nouveau type de contrat social qui est à inventer, dépassant à la fois le capitalisme ultralibéral et le syndicalisme purement corporatiste.

En réalité, on ne pourra pas continuer à considérer l'économie uniquement en termes financiers, de coûts de revient et de bénéfices. Il faudra admettre que l'analyse des besoins de la population, des modes de production, de distribution et de consommation sont à prendre en compte quand ils entraînent une violence sociale. La question se pose du sens de l'activité de l'homme dans la société et, donc, de sa place dans l'économie. Il y a là un enjeu de santé mentale et le développement d'une société ne peut pas se mesurer seulement à son Produit Intérieur Brut. Certains ont déjà créé de nouveaux indices de développement qui prennent en compte, à côté de critères économiques, la qualité de vie, la durabilité des activités et l'empreinte écologique en créant le « Bonheur National Brut ». Cet indice est en usage au Bhoutan où il a donné lieu à une conférence internationale sous l'égide de l'ONU en 2011. Ce type d'indice met en avant des pays comme la Norvège ou le Danemark. Concernant notre sujet, il est clair que le taux de suicide peut faire partie des indices qui rendent compte de la qualité du développement humain d'une société.

Nous avons aussi à faire le bilan de la médecine du travail, qui a compté parmi les grandes victoires sociales et sanitaires du XXe siècle, mais dont le statut et le fonctionnement sont tels qu'elle n'a pas réussi à enrayer la maladie de l'amiante, l'asbestose, bien que sa toxicité eût été connue dès le début du XXe siècle, ni, aujourd'hui, l'épidémie de suicides dans de grandes entreprises. Pourtant, écouter les difficultés de vivre des salariés fait partie de ses missions et les confronter aux difficultés de gestion de la direction devrait permettre de jouer un rôle de prévention efficace. Le statut salarié du médecin du travail le rend dépendant du chef d'entreprise. Ce statut ne limite-t-il pas trop sa liberté d'expression ? Il serait pertinent que le corps professionnel des médecins du travail ait un statut indépendant. Peut-être la formation médicale prépare-t-elle mal à l'écoute de la souffrance psychique et à la compréhension des problèmes psychosociaux. Dans tous les cas, il est urgent d'écouter aussi la souffrance des médecins du travail, et d'analyser leur impuissance, devant la toute-puissance des enjeux strictement financiers comme devant la souffrance au travail, dans les hôpitaux par exemple. En effet, la violence des relations au travail, les difficultés de santé psychique et la dépression ne sont pas réservés au secteur privé, qui souffre de la mondialisation. Les enseignants sont également très touchés par ces problèmes et leurs difficultés nous renvoient encore à la question du sens et de l'utilité sociale de leur profession. Dans une société où la relation éducative est de plus en plus déstructurée à l'intérieur de la famille et où l'institution Education nationale joue sur les mots et sur les concepts pour manier l'ambivalence entre enseignement et éducation afin de ne pas s'affronter sérieusement aux enjeux d'éducation, les missions des enseignants sont à la fois de plus en plus difficiles à assumer sur le terrain et de moins en moins reconnues socialement. Là encore, des éléments de violence sociale sont réunis, facteurs d'angoisse et de dépression pour les individus.

D'autres professions sont elles aussi concernées par la dépression et le suicide, en particulier les policiers, ou encore les médecins. Mais le taux de suicide le plus élevé concerne, nous l'avons vu, les agriculteurs.

Dans notre société où tout est jaugé à l'aune de la finance, il faudra sûrement chiffrer le coût de la violence sociale attachée à l'optimisation de la production ou des services, afin de prendre les décisions qui s'imposent pour davantage protéger les humains. Mais, au-delà de l'enjeu économique, la réalité de la violence sociale au travail est à prendre en compte pour elle-même, puisqu'il est légitime de penser que l'homme puisse s'épanouir dans son travail et que, de plus, la qualité du service rendu est pénalisée par la souffrance au travail. Les solutions touchent les rapports économiques, mais elles ne se limitent pas à cela. La régulation fait partie des moyens de gestion des rapports de violence et pourrait permettre d'agir avant qu'il ne soit trop tard. Les audits qui sont menés dans des entreprises ou des services publics montrent qu'une des toutes premières difficultés, responsable de souffrance au travail et d'absentéisme, est la mauvaise qualité des relations de travail. Il serait possible de réorienter une partie de l'activité de la médecine du travail dans ce sens, ce qui nécessite une formation adaptée des personnels et l'embauche de psychologues dans les équipes de santé au travail. Au total, la régulation pourrait permettre de réintroduire une vision plus humaniste du travail et, par là, de redonner aux salariés de la dignité, du goût au travail et, donc, une meilleure santé psychique qui, au demeurant, serait favorable à la qualité du travail fourni.

Prévenir la violence physique

S'il est clair que la régulation représente un partage de la parole et joue un rôle électif dans les domaines psychique et social, elle a aussi un rôle à jouer dans la prévention de la violence physique. Un certain nombre d'actes de violence sur les autres ne peuvent se réaliser que dans le silence ; d'abord parce que l'on sait bien qu'ils sont illégaux et qu'on risque un procès s'ils viennent à être connus, mais aussi parce que, devant le trouble de sa propre conscience, ils ne peuvent se réaliser que si l'on se cache à soi-même une partie de la vérité. C'est le cas des coups portés sur sa femme, sur son enfant. C'est bien sûr aussi le cas des abus sexuels, si souvent cachés par les acteurs, mais cachés aussi par les victimes et même par les témoins familiaux. La prise en charge des situations de violence caractérisée qui représentent des situations pathologiques ou répréhensibles : viol, maltraitance, abus sexuels, relèvent du soin et de la justice, lorsque ces actes sont accomplis. Pour être reconnus, ils doivent retenir toute l'attention des professionnels, mais avec le tact nécessaire pour ne pas faire d'erreur…

La gravité du sujet comme la difficulté de l'appréhender incitent ici encore à développer la prévention. Elle est essentielle, en particulier quand il s'agit des violences sexuelles, car le tabou de l'inceste ne correspond pas simplement à une norme idéologique, mais constitue un fondement des civilisations humaines, très largement partagé et, lorsqu'il n'est pas respecté, se créent de profonds traumatismes psychologiques.

La régulation peut agir par une prise de conscience des limites acceptables, comme de ses droits et de ses devoirs, par la peur bien légitime du regard des autres, par un rappel à la loi. Plus profondément, elle peut permettre à une personne de ne pas tomber dans le piège de la confusion entre ses fantasmes et la réalité. Mais, si la régulation peut jouer un grand rôle de prévention, elle ne peut se mettre en place que précocement, car la prise de conscience, la parole et le regard extérieur sont le plus souvent annihilés lorsque la violence se déclenche. Dans les cas positifs, il faut noter que la prévention sera beaucoup plus efficace que la répression, car, en agissant sur les causes, elle aura un effet dans la durée, ce qui, on le sait bien, n'est pas toujours le cas de la répression, y compris la prison.

Plus généralement, la régulation peut éviter la violence physique en désamorçant la colère, en permettant de se comprendre, en limitant l'ampleur que peuvent prendre les conflits si on les laisse « s'enkyster », et, avant tout, en exigeant le respect de l'autre.

L'objectif de limiter les violences physiques et sexuelles dans la société ne se satisfait pas d'idées superficielles et de comportements simplistes. Les mesures prises ne devraient jamais se justifier par la satisfaction primaire d'instincts de revanche et d'exclusion, mais devraient être évaluées et jugées sur leur efficacité sociale globale en termes de santé psychique, sociale et, bien sûr, physique. Il est à noter que la société est capable de mettre en place des dispositifs d'écoute et de régulation après un traumatisme grave, comme un suicide dans la famille, ou encore après un accident dramatique. On parle alors de post-vention. Mais pourquoi pas avant ? On pourrait intégrer des dispositifs de régulation, c'est-à-dire d'écoute et de médiation, comme un facteur de qualité de vie quotidienne, sans qu'il n'y ait besoin d'un évènement ou d'un drame pour le justifier. Il est très probable qu'on puisse ainsi éviter dans bien des cas le recours à l'alcool comme substitut à la communication et, par là, bien des drames intrafamiliaux, mais aussi diminuer toutes sortes de délits et le recours à la prison qu'ils entraînent. Sans qu'il soit question de réduire ce type de problèmes à leurs aspects financiers, il faudrait quand même comparer le coût d'un investissement dans la prévention à celui du système de répression, de soins et de réparation sociale et psychique, car il ferait tomber l'argument qu'on n'a pas les moyens de mettre en place une politique de prévention. Les coûts humains et financiers d'un délit de violence, en termes de police, justice, prison, mais aussi de soins physiques et psychologiques, de services sociaux, de protection de l'enfance et de soins psychologiques en milieu ouvert, voire de placement des enfants en institution sont à confronter au coût et au bénéfice qu'on pourrait attendre d'une politique de prévention, et en particulier du développement des dispositifs de régulation, même si l'on peut en attendre une réussite seulement partielle…

A cet égard, le film *La petite fille d'à côté* de Dominique Maestrali relate une action de prévention des abus sexuels s'adressant aux enfants de maternelle, que j'ai menée avec un groupe de parents, une école, une troupe de théâtre et un groupe de différents spécialistes, médecins, psychologues, pédagogues, action qui aborde sérieusement la question des abus sexuels, sans compliquer la vie des enfants qui vont bien.

Une famille de pratiques à différencier

La régulation représente un ensemble de pratiques qui ont comme caractéristique commune la liberté de parole et la qualité de l'écoute, mais exercées dans des contextes et avec des niveaux de compétence bien différents, puisqu'ils vont de la psychanalyse et de l'analyse systémique, à l'attention aux autres dans la vie quotidienne. On peut considérer qu'un processus de régulation est à l'œuvre lorsqu'il permet de prendre du recul sur des difficultés interpersonnelles et de modifier sa manière de les ressentir ou de les analyser de telle sorte qu'on adopte une attitude nouvelle, qui permette de mieux faire face à ces difficultés et d'avancer vers leur résolution. Il est logique d'impliquer dans la régulation tous les protagonistes d'un conflit ou d'une difficulté relationnelle. Ce sera évidemment plus facile si chacun des protagonistes est motivé et cherche à résoudre les difficultés ou à renouer la communication. Au contraire, la situation aboutit à un blocage lorsque chacun veut changer les autres, mais estime que lui-même n'a rien à modifier. La régulation peut nécessiter l'aide d'un tiers, qui soit à l'écoute de chacun et si possible non impliqué dans le problème interpersonnel.

Mais il est également possible qu'une des personnes concernées mène une démarche personnelle qui lui permettra ensuite d'adopter une attitude vis-à-vis des autres qui facilite le déblocage de la situation. La démarche d'une personne dans un dispositif de parole susceptible de l'aider à « y voir clair » et à adapter son attitude pour enrayer l'incompréhension et la violence favorise évidemment la régulation dans le groupe et y participe.

Par ailleurs, la régulation demande un climat de confiance et une liberté de parole qui impliquent une certaine parité. La régulation est plus difficile entre responsables et subordonnés, entre professeurs et élèves ou encore entre parents et enfants. Dans ce cas il peut être nécessaire d'organiser une régulation entre pairs, c'est-à-dire par exemple entre les adultes d'un côté et entre les jeunes de l'autres, ce qui permettra dans un deuxième temps d'organiser la rencontre de communication entre adultes et jeunes.

Pour classer les idées, nous pouvons distinguer quatre niveaux de régulation, dont les trois premiers relèvent d'une pratique professionnelle et d'une formation spécifique, et le quatrième concerne tout un chacun et relève de la citoyenneté ou de la qualité de relation avec son entourage.

- **La régulation des implications personnelles au travail**

Les professionnels de santé mentale parlent de régulation en ce qui concerne la prise de recul sur les implications personnelles dans le travail, en particulier au cours des relations avec les patients. Les émotions déclenchées par les rapports au travail, les associations psychiques qu'un professionnel a pu faire inconsciemment entre les problèmes des usagers et les siens propres peuvent perturber autant sa capacité d'aide aux usagers que son équilibre de vie personnelle. La prise de conscience des implications personnelles permet au professionnel de mieux se situer dans relation avec les usagers et, par là, d'être plus disponible à l'écoute de l'autre et de mieux l'accompagner. C'est également un moyen de prendre de la distance avec son implication personnelle dans des relations difficiles et, ainsi, de préserver son équilibre psychique. Ce type de régulation est formalisé : les séances se passent en petits groupes, et sont animées par un psychanalyste en principe extérieur à l'équipe concernée. Le contrat passé entre les participants porte sur une grande liberté de parole, une absence de jugement de valeur et une confidentialité des propos tenus et un cadre en marge des relations institutionnelles. Ces réunions ne sont pas un lieu de décision et se déroulent en dehors des rapports hiérarchiques. Elles permettent de rester disponible psychiquement dans le cadre du travail et de continuer à s'investir dans la qualité du service rendu.

Ce type de régulation est aussi nécessaire pour continuer à vivre sa vie propre, en dehors du travail, sans que les émotions liées à l'exercice professionnel ne pèsent trop lourd sur ses proches.

Il est logique que les professionnels de santé mentale et de psychiatrie soient les premiers concernés, puisqu'ils assument des relations souvent délicates avec les personnes en difficulté psychique et qu'il peut être difficile de démêler les angoisses des usagers des siennes propres. Entre professionnels, la régulation permet de parler de ce qui ne va pas, même si l'on n'est pas en position de responsabilité, de parler de ce qui déplaît, à condition de s'exprimer dans le respect des personnes. Les rapports d'autorité et les rapports hiérarchiques ne s'exercent pas comme d'habitude. Certains concluent de ces règles que les responsables hiérarchiques doivent être absents. Ce n'est pas certain, car leur absence totale risque de faire dévier le groupe vers un « bureau des plaintes » où l'on se conforte collectivement en prenant la hiérarchie comme bouc émissaire. Tel n'est pas le but de la régulation puisqu'un tel processus risquerait d'augmenter le niveau de violence au lieu de le réduire, sans pour autant permettre de trouver et négocier des solutions. Mais s'ils sont présents, les responsables hiérarchiques doivent être discrets, écouter l'expression des ressentis, ne pas répondre à tout et le psy chargé d'animer la régulation doit d'autant plus être extérieur aux relations internes de l'équipe concernée.

Mais il serait légitime de penser que ce type de pratique est nécessaire dans les professions où l'on est exposé personnellement dans des relations difficiles et impliquantes avec les usagers, surtout si l'on exerce le plus souvent son activité seul. À ce titre, les médecins seraient concernés, particulièrement les généralistes, même si cela ne correspond pas à l'image de ces professions dans la société, car, souvent, on ne se rend compte ni de la solitude de ces professionnels, ni de l'importance des implications personnelles dans des relations parfois éprouvantes. Les médecins ont un dispositif qu'il est convenu d'appeler les *groupes Balint*, du nom de ce médecin psychanalyste anglais qui a mené d'importants travaux sur les relations complexes et souvent inconscientes entre le médecin, le malade et la maladie. Les médecins se retrouvent en petit groupe avec la présence d'un psychanalyste, ils peuvent échanger librement sur les situations et les relations qui les préoccupent. L'éclairage du groupe et du psychanalyste permet à chacun de situer ses implications et de mieux les maîtriser afin de ne pas projeter sur son patient ses enjeux émotionnels personnels. Mais les médecins qui participent à ce type de groupe restent peu nombreux en proportion de la profession.

Il s'agit aussi des personnes, professionnels ou citoyens, exposés à des situations de crise grave, telle que la violence d'un attentat, ou encore d'un suicide, situations qui suscitent des émotions profondes et peuvent réveiller des angoisses personnelles. Dans ces situations, la mobilisation existe et des lieux d'écoute sont organisés, par exemple en sollicitant les services de santé mentale.

De tels dispositifs sont sans doute à mettre en place également dans les cas de violence intra-scolaire, au-delà de l'analyse de pratique des professionnels dont nous allons parler ci-dessous, car les enseignants sont aussi une profession où l'on est seul avec ses émotions, mais où les implications personnelles peuvent être très fortes en cas de conflit disciplinaire grave voire d'agression, par exemple.

– **L'analyse de pratique des professionnels**

L'analyse de pratique concerne toutes les professions qui travaillent avec « la pâte humaine », autrement dit les professions dont l'intervention est constituée de la relation interpersonnelle par elle-même. Il s'agit d'abord des enseignants, qui sont souvent seuls avec leurs difficultés, bien sûr aussi le personnel hospitalier, les travailleurs sociaux, les formateurs, les éducateurs, ainsi que les professionnels qui interviennent en conseil, en animation ou en coordination de projets, en particulier en éducation pour la santé, sans oublier les veilleurs de nuit dans les foyers, etc. L'analyse des situations demande du recul sur les jugements de valeur qui viennent trop facilement à l'esprit lorsqu'il s'agit d'identifier l'intervention réellement utile, dans le respect de la personnalité des personnes concernées, de leur culture, leurs choix personnels quand ceux-ci relèvent de leur liberté, y compris celle de prendre certains risques. Dans une perspective de santé et de non-violence, il est essentiel de ne pas commencer par faire violence aux usagers en leur imposant des valeurs et des modes de vie relevant de la culture, des habitudes sociales et des choix personnels des intervenants. De plus, les situations humaines sont toujours multifactorielles et aboutissent rarement à une conclusion unique et simple. Les problèmes se posent toujours en termes de choix de priorités et il faut prendre du recul pour définir les critères de priorité à négocier. Peut-on, par exemple, accepter que des enfants aient des vêtements pas très propres, si par ailleurs ils ont le sourire ? Ou bien l'hygiène est-elle prioritaire même si les enfants souffrent de carences affectives ? Dans certains orphelinats, on a pu observer un développement psychomoteur rapide de jeunes enfants en les sortant des lits-cages où ils étaient seuls et sans activité pour les laisser jouer collectivement par terre, et en redéfinissant les priorités des tâches des personnels vers l'animation des activités collectives. La question des priorités se pose aussi quant au jugement et aux actions des travailleurs sociaux ou des intervenants de santé vis-à-vis de famille en situation sociale précaire, qui cumulent les difficultés sociales et de santé (pauvreté, logement, déprime, accès aux soins, éventuellement difficultés de relation, alcoolisme, et...) Par ailleurs, le savoir-faire d'intervention n'est pas formalisé de façon unique, mécanique, car l'intervenant met en jeu sa propre personnalité et sa capacité de communication. La qualité de l'intervention repose sur la capacité d'écoute des intervenants, domaine dans lequel chacun a ses limites, en fonction de son histoire propre. Il y a un savoir-être à développer et il est pour une part spécifique à chaque intervenant. C'est pourquoi le savoir-faire pratique ne relève pas seulement d'un enseignement. Il s'agit de partir de la pratique de chaque professionnel et d'analyser le rôle qu'il joue, ses interventions et leurs résultats et il peut être nécessaire de prendre en compte les implications relationnelles ou émotionnelles. Mais celles-ci ne sont pas au centre du processus d'analyse des pratiques, chacun pouvant faire un travail personnel sur le plan psychique par ailleurs, s'il en ressent le besoin.

L'analyse de pratique consiste en un échange et une construction de savoir-faire et de savoir-être à partir des circonstances vécues. Elle analyse les situations et les méthodes mises en œuvre en fonction des objectifs d'un projet ou d'une action. Elle peut être menée en individuel ou en groupe. Elle est à animer si possible par un psychopédagogue ou un conseiller méthodologique en éducation pour la santé, c'est-à-dire un professionnel formé en santé, en méthodologie de projets, en sciences humaines et de l'éducation, dont nous verrons la qualification plus loin.

Actuellement, dans quelques établissements scolaires des « groupes de parole » ont été mis en place, animés par un psychologue, ou un psychiatre extérieur à l'établissement, ou un professionnel de l'éducation pour la santé. Là, les enseignants et les adultes de l'équipe éducative peuvent parler de leurs difficultés avec les jeunes, de leur stress face à eux, du manque de savoir-faire et du besoin de soutien de l'institution, de leurs incertitudes quant à leur rôle ; ils peuvent s'étayer mutuellement dans leur savoir-faire et leur savoir-être. Mais ces cas sont bien rares et, le plus souvent, les enseignants restent seuls avec leurs difficultés, leurs angoisses, leur « déprime ». Dans la plupart des établissements, ils tentent de faire bonne figure quand ils entrent dans la salle des professeurs pour ne pas donner à leurs collègues l'image du « prof en échec ». Chacun reste avec ses difficultés et sa souffrance. Pourtant, un groupe d'analyse de pratique représenterait un réel soutien pédagogique et personnel, car il pourrait permettre d'assumer de façon plus pertinente et avec moins de souffrance les situations relationnelles difficiles.

D'autres professions pourraient bénéficier de dispositifs d'analyse de pratique, avec des conséquences positives pour les professionnels comme pour les usagers. Il s'agit des policiers, des gendarmes et des gardiens de prison. Le besoin émerge à l'occasion de (rares) stages de formation, qui montrent que ces professionnels se débrouillent souvent dans la solitude et l'inquiétude pour trouver les comportements et le « style » adapté à leur rôle d'autorité, voire de répression, mais dans le respect de tous les citoyens, ne serait-ce que pour ne pas augmenter la désocialisation ou l'agressivité.

– **Une nouvelle fonction sociale : l'accueil-écoute en santé communautaire**

Il s'agit réellement d'une nouvelle approche de l'action de santé qui n'est pas encore clairement formalisée. Les professionnels de terrain, lorsqu'ils sont sensibles aux besoins des usagers, s'orientent dans cette direction et mettent en place des pratiques et des projets souvent avec pertinence, mais souvent sans reconnaissance ni validation de l'institution. Des infirmières scolaires, des conseillers d'éducation, des assistantes sociales, des médecins généralistes, des services de Protection maternelle et infantile, voire quelques maisons de santé ou centre de santé communautaire jouent ce rôle d'accueil et d'écoute. Ce type d'intervention se rapproche de celle des Centres locaux de Services communautaires (CLSC) du Québec qui comportent en particulier un statut d'« organisateur communautaire », professionnel qui intervient à l'échelle collective, à la frontière de la santé et du travail social.

L'accueil consiste à entrer en contact avec la population, soit dans un lieu institué et identifié où les citoyens peuvent se rendre, soit par le déplacement des professionnels sur les lieux de vie de la population, au centre socioculturel, dans les centres de formation, dans les associations, etc.

Souvent, des professionnels du social ou de l'éducation qui veulent mener des actions communautaires se plaignent que les habitants ne viennent pas aux réunions qu'ils organisent, alors que ces habitants ont beaucoup de problèmes et qu'ils ont besoin d'en parler. Les professionnels demandent comment faire pour que les gens participent… En fait, là est la question principale de l'intervention communautaire. Et il n'y a qu'une seule solution à ce problème : c'est de créer les cadres dans lesquels les gens se sentent à l'aise, et qui leur donnent envie de participer. Pour cela, il faut commencer par observer où, dans quelles conditions et avec quel langage la population se sent à l'aise. Si l'on prend l'exemple des mères de famille et des assistantes maternelles, et qu'on les observe attendant les enfants à la sortie de l'école : elles ont beaucoup de choses importantes à se dire ! Elles ont incontestablement besoin de parler. Et leur conversation porte souvent sur leurs relations avec les enfants, avec leurs maris, sur l'alimentation, ou encore sur les soins médicaux, c'est-à-dire sur les facteurs du bien-être physique, psychique ou social, en un mot, sur la santé, mais avec leurs mots à elles. Et si, quand elles osent pousser la porte du centre socioculturel, une secrétaire aimable leur pose la question : « que désirez-vous ? », certaines, qui ont eu peu d'accès à la culture et aux institutions ne savent pas ce qu'il faut répondre, il arrive qu'elles repartent, retournent chez elle et disent à leurs voisines : « le centre socioculturel, ce n'est pas pour nous ! », alors même que le sens d'une politique sociale est de s'adresser en priorité à ceux qui sont le plus défavorisés. C'est pourquoi, en prévention, on ne peut pas se contenter des objectifs et il est nécessaire de réorienter les pratiques vers les méthodes de la santé communautaire qui privilégient l'observation, l'écoute et la participation vraie.

L'écoute consiste en une écoute active, professionnelle : il s'agit de donner la parole à la population, et pas seulement de se raconter en n'écoutant pas les autres. Il s'agit d'organiser le débat afin de faire émerger une réflexion collective en organisant des petits groupes pour que les citoyens se parlent de ce qui fait leur vie, qu'ils s'écoutent mutuellement avec la discipline de parole nécessaire, puis qu'ils dégagent ensemble un certain nombre d'éléments d'analyse de leurs préoccupations, de gestion de leurs divergences ou de régulation de leur conflits. Il s'agit d'une véritable « mise en réflexion » de la population. L'animation de telles séances est une fonction qui demande une véritable formation. L'animateur devra créer le contact, puis le cadre nécessaire à une écoute tolérante de tous les témoignages et toutes les opinions, pour amorcer l'élaboration d'une réflexion commune. Il aura en outre pour rôle de refuser la démagogie qui peut réunir un groupe par la désignation de boucs émissaires et qui pourrait aboutir à des propositions simplistes d'exclusion et d'intolérance. Réfléchir ensemble impose d'accepter que l'autre ait une opinion ou un point de vue différent du sien. C'est pourquoi, par exemple, le racisme n'est pas une opinion, mais une violence, puisqu'il n'accepte pas l'autre, à égalité avec soi-même. C'est la raison qui en fait un délit. La réflexion et la régulation dont il est question ici s'inscrivent dans un projet de non-violence sociale, de tolérance et de citoyenneté.

La santé communautaire consiste en une approche positive et globale de la santé. La dimension communautaire est marquée tout d'abord par une approche collective, où l'action s'exerce le plus souvent en petits groupes, mais aussi par la prise en compte des rôles sociaux et de leur spécificité dans la cité : parents, parents d'élèves, jeunes, personnes âgées, chef d'établissement, élus, etc. Il s'agit de comprendre comment on peut mieux faire jouer les interactions entre toutes les fonctions sociales pour résoudre les problèmes qui se posent, prévenir la violence et améliorer le bien-être de tous.

Le but de ces groupes de réflexion est de faire émerger des projets concernant la santé et susceptibles d'améliorer le bien-être des personnes, des familles et de la communauté. Il s'agira ensuite d'accompagner la population dans la conception de ces projets puis de leur réalisation, directement s'il s'agit d'actions concernant les différents aspects de la santé, ou en passant le relais aux structures concernées si les préoccupations qui émergent touchent d'autres acteurs de la société, associations sportives, culturelles, travailleurs sociaux, élus, etc.

Une telle démarche repose évidemment sur la participation volontaire de la population. Il ne peut pas être question ici d'échantillons statistiques, ni de représentativité. On ne vise pas non plus à être exhaustif, dans un premier temps. Il ne s'agit pas pour autant d'une démarche élitiste, qui pourrait se satisfaire d'une certaine marginalité, car les citoyens qui participent le plus facilement ne sont pas nécessairement ceux qui en ont le plus besoin. Mais les participants pourront jouer un rôle de relais pour ancrer l'action dans un deuxième temps plus largement dans la communauté.

Le professionnel qui anime ce type de groupe doit donc être formé à la conduite de projets participatifs, c'est-à-dire à donner une réelle place d'acteur à la population dans l'action menée avec elle, ceci dès la définition des objectifs. Cette attitude est caractéristique de la démarche ascendante en santé publique développée plus loin. Les objectifs s'insèrent dans un ensemble cadré, mais sont adaptés à chaque fois aux priorités du moment, en fonction de la participation du public. L'intervention des professionnels tend à renforcer les compétences propres de la population sur les questions qui la préoccupent. L'intervention vise les personnes, mais aussi les interactions dynamiques entre les personnes et leurs fonctions dans le groupe social.

Les projets de santé mis en oeuvre par le centre sur proposition des habitants sont par exemple des groupes d'éducation à l'alimentation équilibrée à budget maîtrisé, des groupes d'échanges sur la fonction de parents aboutissant à un soutien à la parentalité, des groupes de jeunes sur la sexualité et la relation amoureuse, la contraception et la prévention du SIDA, la consommation d'alcool, de tabac, de cannabis, des groupes de personnes âgées en prévention des chutes ou en entretien de la mémoire, mais aussi des actions inter-générations, par exemple sur la mémoire du quartier, etc. Ces groupes peuvent toucher des sujets riches d'affects et d'émotions, et font alors appel à un savoir-faire sur le plan psychologique, mais ils restent ancrés dans le réel et permettent de faire émerger et de partager des savoir-faire relationnels, éducatifs ou pratiques et de jouer un rôle de régulation.

Concernant la petite enfance, un dispositif accompli est celui des « Maisons vertes » initiées par Françoise Dolto. C'est un lieu d'accueil de jeunes enfants accompagnés par un adulte, le plus souvent un parent. L'entrée est libre et l'on reste le temps que l'on souhaite. C'est un lieu de vie collective pour les enfants où des psychanalystes sont présents pour être à l'écoute et parler avec les parents et les enfants. Des réunions d'équipe, animées par un psychanalyste extérieur, permettent l'analyse des pratiques et la régulation des implications personnelles. Ce n'est pas un lieu de consultation privée ni de psychothérapie. C'est un lieu de régulation de la relation parents/enfants, de soutien à la parentalité, de socialisation de l'enfant.

Dans une approche plus globale encore, la ville de Cherbourg-Octeville avait créé depuis 1998, en partenariat avec le Comité régional d'éducation pour la santé de Basse-Normandie que je dirigeais, un centre de santé communautaire communal. Il accompagne l'expression et la réflexion de la population, ainsi que l'émergence de projets de santé issus des demandes de la population. La collaboration entre le CORES et la ville n'est pas l'effet du hasard. Dès 1992, la ville avait sollicité le CORES pour dynamiser l'action de santé dans le cadre de la politique du *Développement social urbain*. Avait alors été proposée une étude de besoin participative visant à faire émerger une nouvelle approche des besoins de santé, adaptée au vécu quotidien de la population dans la société moderne. Les habitants avaient été réunis en petits groupes, guidés par un animateur expérimenté et à l'aide d'une grille d'analyse spécifique, élaborée en équipe pluridisciplinaire. Les habitants avaient été mobilisés par l'intermédiaire des réseaux sociaux et associatifs existants. 11 groupes mobilisant 166 personnes ont fonctionné pendant six mois. L'étude s'est attachée à ne pas poser les questions de santé à partir du langage des professionnels des soins, et donc de leurs présupposés.

Les quatre principales préoccupations de la population que l'étude a mises en évidence ont été, par ordre de fréquence :

- Pas facile de supporter la saleté, le non-respect des espaces collectifs
- Pas facile de communiquer
- Pas facile de supporter le bruit
- Pas facile d'être enfant dans la ville

Viennent ensuite, par ordre de fréquence : le chômage, le niveau de vie, la violence, les difficultés de déplacements, l'injustice sociale, le logement, les relations aux étrangers, la tension psychique, les rapports avec la police, l'alcool et la drogue, la relation aux élus, les contacts avec les services sociaux...

Il est remarquable que les quatre premières préoccupations touchent réellement la santé, mais font appel à une approche démédicalisée.

Par ailleurs, la mobilisation des habitants s'est manifestée en particulier à l'occasion de la réunion de restitution de l'étude : 140 personnes y ont participé. Une forte attente a été exprimée de donner une suite à la réflexion et aux problèmes abordés.

Devant ce constat, les responsables municipaux ont bien compris qu'une nouvelle approche était en train de se mettre en place, à la frontière de la santé et du social et permettant à la population de s'approprier un peu ses conditions de vie. Dans les conclusions de l'étude, plusieurs pistes étaient retenues, dont la proposition d'un centre de ressource local pour l'action communautaire en santé, n'assurant pas de mission de soins, mais permettant de donner la parole à la population, de la mettre en réflexion - si possible collective -, et de construire des projets d'amélioration de la santé dans la vie quotidienne. De nombreuses difficultés administratives et autres ont jalonné l'histoire, et c'est seulement en 1998 que la ville a confié au CORES la conception et l'animation du centre de santé communautaire. La municipalité a alors décidé de s'engager à ouvrir le centre et à trouver les moyens de le financer. Le centre est spécialisé en promotion de la santé, éducation pour la santé, santé communautaire

Le centre est installé dans un appartement, au rez-de-chaussée d'un immeuble à loyer modéré, et dispose d'une vitrine et d'une porte sur la rue. Une enseigne le signale aux passants. Il est possible de pousser la porte et d'être accueilli aux heures d'ouverture. L'équipe du centre écoute, oriente, répond aux questions. Elle met à disposition du public des documents pédagogiques. Mais elle favorise, dans toute la mesure du possible l'accueil en petits groupes à un horaire prévu à l'avance. Le dialogue qui s'instaure dans ces groupes permet de répondre aux premières demandes d'information et de faire émerger des questionnements. Dans un deuxième temps si besoin, un intervenant technique est invité, par exemple un médecin. Ainsi, l'accompagnement de la population dépasse le simple accueil pour viser la mise en réflexion, susceptible de déclencher des prises de conscience, elles-mêmes moteur de projets de changement dans la vie quotidienne. L'accompagnement à l'émergence de projets passe par une écoute, dont les méthodes ont une parenté avec l'écoute psychologique, mais qui s'en différencient : sans ignorer l'importance des représentations sociales et des représentations psychiques, l'intervention communautaire, comme l'éducation, gardent un objectif portant sur les situations, les relations et les comportements dans le réel de la vie quotidienne.

L'intervention d'accompagnement est assurée par un professionnel qualifié en tant que « chargé de projet en éducation pour la santé ». Son intervention d'écoute et d'animation de groupes est rendue pertinente par le fait que cet intervenant peut prendre du recul sur les positionnements et les émotions qui se mêlent à la relation avec les usagers, pour accéder à une analyse de situation. C'est pourquoi il bénéficie du regard extérieur d'un « conseiller méthodologique ». C'est aussi ce qui rend indispensable la réunion de l'équipe pluridisciplinaire hebdomadaire. Les dispositifs de travail d'équipe et d'analyse de pratique font partie intégrante du fonctionnement du centre.

C'est l'ensemble de ce dispositif qui permet de passer du simple échange avec la population à l'accompagnement vers l'élaboration de projets. Cette démarche et ce positionnement méthodologique peuvent se définir comme accueil-écoute en santé communautaire. Ils portent sur les dispositifs et les processus sociaux, l'analyse des situations et des pratiques, les relations de la vie quotidienne.

L'accueil-écoute des adolescents, en particulier, consiste à les accompagner dans la construction de ce qu'il est convenu d'appeler leurs compétences psychosociales, c'est-à-dire la capacité de gérer leur vie. Par ailleurs, le personnel en responsabilité pédagogique reste disponible pour rencontrer les professionnels de terrain hors du centre, dans leur propre structure. Ils y animent des activités avec les usagers sur la santé avec les usagers, dans le cadre des regroupements sociaux habituels : au centre social, dans les centres de formation, en établissement scolaire, dans les associations locales, etc. L'ensemble des activités ne se passe donc pas seulement dans les locaux du centre de Santé communautaire et l'équipe participe aux évènements de la vie locale.

L'équipe de salariés est très limitée : un conseiller méthodologique en éducation pour la santé, affecté à cette action une journée et demi par semaine. Les activités sont animées par deux chargés de projet en éducation pour la santé, chacun à mi-temps. S'ajoute une secrétaire à mi-temps. Un équilibre homme/femme dans l'équipe est recherché et le centre n'est en principe pas ouvert par une personne seule. Des intervenants techniques sont sollicités en fonction des besoins.

Compte-tenu de toutes ces contraintes, l'ouverture au public et la possibilité d'être accueilli sans rendez-vous est limité à deux demi-journées par semaine, les enfants pouvant être accueillis plus largement les jours sans classe, et les activités se passent souvent dans les autres structures du quartier ou de la ville.

Ainsi, des groupes de rencontre et de réflexion fonctionnent au centre et dans les structures de la ville, sur l'alimentation, la relation parent/enfant, la prévention de la violence chez les jeunes, la santé en général, l'estime de soi, l'accueil collectif des enfants, l'accueil collectif des ados. Les adolescents ont abordé les thèmes de la fête, la consommation d'alcool, la consommation de tabac, les préservatifs, l'alimentation. Ils ont participé matériellement à la préparation d'évènements du quartier (questionnaires, mais aussi préparation des tables, décoration, préparation de légumes).

Le centre a été sollicité pour participer aux évènements “femmes dans la ville”, “immeubles en fête”, “participer à sa ville”, à l'enquête “participation des habitants”, la rédaction du “guide santé - jeunes”, la journée de prévention du SIDA, l'action SMOKE INFO, les groupes de professionnels prévention bucco-dentaire, prévention des conduites addictives, lutte contre la maltraitance, la prévention des abus sexuels.

Les professionnels extérieurs sont venus pour chercher des documents pédagogiques, pour réfléchir ensemble sur les problèmes du quartier, pour demander conseil sur leurs propres actions.

Les résultats en termes de santé de la population ne seront mesurables qu'à moyen terme, à condition de prendre les moyens d'une étude et en sachant que l'impact du service rendu se mêle à celui d'autres initiatives dans les domaines sanitaire, social, éducatif et dans d'autres secteurs de la société, culture, loisirs, urbanisme, en particulier.

Ce qui est sûr, c'est que la dynamique créée par le centre répond à un besoin et qu'elle touche une partie significative de la population. Quelques exemples :

-- Lorsque les adolescents dits « difficiles », repérés comme tel par la police et la municipalité se sont intéressés au centre, une certaine inquiétude a pointé, d'autant plus qu'ils sont venus se plaindre d'initiatives des pouvoirs publics leur supprimant un espace de liberté dans un terrain avoisinant. Accueillis avec sympathie, ouverture d'esprit, mais aussi avec des consignes fermes de respect des règles du lieu, ils s'y sont conformés, ont renoncé à fumer dans les locaux, ont mené un débat collectif, ont accepté comme c'est l'usage, une tasse de café, et ont même fait la vaisselle avant de partir, ce qu'ils ne font peut-être pas chez eux !

-- Lorsque le centre a organisé une après-midi de débat et de réflexion sous forme de réunion publique sur l'image du corps dans les relations sociales, le succès a dépassé les attentes de l'équipe : 150 personnes sont venues participer à cette rencontre.

Il serait tentant pour des gestionnaires ou des élus, sur le plan financier, de prendre en compte uniquement la fonction d'accueil, et de la considérer comme une tâche non qualifiée, permettant éventuellement de placer une personne sans qualification et elle-même en difficulté d'insertion. Ce type de dispositif existe. Dans les meilleures circonstances, il peut participer utilement à des réseaux de solidarité, mais on ne peut pas en attendre une analyse des besoins, l'animation d'une dynamique sociale et l'accompagnement à la réflexion et la construction de projets par la population. Il faut lever ces ambiguïtés. Concernant le centre de santé communautaire de Cherbourg-Octeville, l'idée que l'accueil, l'écoute la parole, l'accompagnement, l'éducation sont des interventions complexes qui demandent une formation élaborée est reconnue, et c'est un des mérites de la municipalité d'en avoir pris la mesure.

Il n'est pas non plus toujours facile de faire comprendre que la compétence spécifique qui permet l'enclenchement d'un processus social, au-delà de l'animation de groupe indispensable à une démarche collective, passe par un dispositif d'analyse de la pratique du professionnel en contact direct avec la population, et fait appel à l'éclairage et l'interaction de plusieurs types de disciplines. Au moins trois registres spécialisés sont concernés : la sociologie et le travail social, qui éclairent les habitudes sociales et les comportements collectifs, la psychologie et la psychanalyse, davantage préoccupées de la personne et des relations interpersonnelles, à la recherche du sens des comportements et des émotions, la médecine et les sciences paramédicales, davantage centrées sur les choses du corps et de la vie. Les compétences permettant l'analyse des situations et des pratiques sont différenciées et représentent un investissement important. Il en va de même pour le travail d'équipe. Certains gestionnaires ont tendance à penser que les réunions d'équipe représentent le fonctionnement interne et ne sont pas un service à la population. Or c'est précisément le travail d'analyse de situation et le recul sur la pratique qui permettent d'être pertinent dans les relations avec les habitants et, donc de les mobiliser en favorisant leur prise de responsabilité. Dans une période générale plutôt marquée par l'individualisme, le repli sur soi, et où il n'est pas facile de faire sortir les habitants pour construire une démarche collective plutôt que de regarder la télévision, la municipalité trouve là un facteur important de lien social, qui s'intègre dans sa politique globale. Dans ce sens, ce centre de santé communautaire constitue une avancée de la politique de santé en France.

Dans les établissements scolaires, au-delà et en complément de l'analyse de pratique des enseignants et des autres adultes, on peut imaginer que l'Éducation nationale organise également des groupes de paroles destinés aux élèves qui le souhaitent. Ce serait une manière de prendre vraiment à coeur sa mission d'éducation, Certes, tous les jeunes ne participeraient pas et certains, organisés dans la révolte, la raillerie et l'incivilité ne seraient peut-être pas accessibles à ce type de pratique. Mais, il est possible aussi qu'on ait des surprises à ce sujet, car les jeunes « difficiles » sont également des jeunes qui souffrent et qui ont été humiliés dans la société. Leur donner la parole sur leur souffrance sociale peut leur apporter la reconnaissance qui leur a tant manqué et à laquelle ils aspirent, le plus souvent. Hormis le cas de ceux qui sont profondément désocialisés ou ancrés dans la violence et qui relèvent de la répression ou des soins, on peut attendre une réelle participation des jeunes. La régulation pourrait permettre l'expression des deux parties dans les conflits professeurs/élèves, sans jugement de valeur a priori, ce qui augmente les chances d'améliorer la compréhension et le respect mutuel. Notons ici que la régulation vient en complément de la mission d'éducation, mais ne la remplace pas. La relation éducative reste nécessairement dissymétrique et comporte une part d'autorité. C'est pourquoi les espaces de régulation doivent être bien identifiés et symboliquement protégés dans un lieu précis, un peu à l'écart si possible, qui est identifié et réservé à un moment précis, car la parole qui s'y exerce n'est pas adaptée à la vie quotidienne. C'est un peu ce qui se passe dans certaines infirmeries scolaires, où l'infirmière est particulièrement à l'écoute des jeunes. Mais l'infirmière n'a ni la formation, ni la reconnaissance de l'institution pour ce rôle et elle ne bénéficie pas d'un dispositif d'analyse de pratique, pourtant indispensable

– **La régulation dans la vie quotidienne**

La régulation n'est pas seulement une affaire de spécialistes. Certaines personnes jouent un rôle important dans ce domaine, parfois sans en avoir conscience et sans mettre de mots sur cette pratique. C'est le cas de citoyens, dans le cadre de leur vie personnelle, familiale ou sociale. C'est le cas de professionnels dont ce n'est pas la mission explicite, mais qui ont une sensibilité particulière dans ce domaine, travailleurs sociaux, médecins généralistes, infirmières, aides à domicile, ou encore élus, cadres d'entreprise, délégués syndicaux, chefs d'établissement scolaire, conseillers d'éducation, infirmières scolaires... La régulation peut-être intégrée de façon formelle ou informelle.

Il est possible d'instaurer un moment de parole intégré à la vie quotidienne pour les élèves dans un établissement scolaire. Une telle initiative s'inscrit dans un projet dynamique et dans une pédagogie participative, dont il faut reconnaître qu'elle n'est pas la plus répandue. Le collège lycée expérimental d'Hérouville-Saint-Clair (CLE) dans le Calvados l'a réalisé. Chaque classe a, périodiquement, un moment de réunion pour parler du fonctionnement de la classe et du fonctionnement de l'établissement, moment intitulé « réunion de bilan ». La répartition des responsabilités est claire : la réunion est animée par un élève. Chacun peut s'exprimer librement, dans le respect des personnes ; un professeur est présent, il ne dirige pas la réunion, mais c'est lui qui reste responsable de la discipline.

Il est possible et souhaitable d'instaurer un moment de parole dans une équipe de travail, quel que soit le domaine d'exercice de ce travail, puisque les relations à l'intérieur de l'institution ou de l'entreprise sont une clé importante à la fois pour la qualité du service rendu ou la qualité de la production et pour la qualité de vie des professionnels. Une formule intéressante, parce que légère, peut-être de prendre un moment de bilan et de régulation à la fin d'un certain nombre de réunions de travail ou de formation. Ce n'est possible que si tous les participants partagent les objectifs du processus.

Il est possible d'instaurer un moment de parole dans le groupe avec qui l'on vit, en particulier dans sa propre famille, dans son couple, avec ses enfants, avec ses parents… S'il est indispensable d'échanger des paroles vraies entre les personnes qui vivent ensemble, il n'est pas facile de trouver le moment de dire « ce qu'on a sur le coeur ». Les moments où l'on se retrouve ensemble, comme le repas, ne sont pas des moments privilégiés de régulation, car ce sont plutôt des moments de convivialité, et une ambiance détendue et positive est favorable aux relations comme à la digestion.

Par ailleurs, on le sait bien, la communication est très difficile à établir au moment où des parents s'aperçoivent que leurs adolescents « ne vont pas bien » où que les adultes ont des « choses à se dire », alors qu'ils n'ont pas pris l'habitude de se dire « les choses importantes ». C'est parfois seulement parce que c'est difficile de trouver le moment, que des couples ou des familles ne réussissent plus à communiquer. Et quand on laisse les mois puis les années passer, il est de plus en plus difficile de reprendre le dialogue. Pour ne pas tomber dans ce piège du silence sur les choses importantes, on peut créer un moment de réunion destiné à la régulation, fixé à l'avance et tenue périodiquement, où se retrouvent pour parler en toute sincérité les membres du couple, de la famille ou du groupe qui vivent ensemble. Ce type de dispositif est difficile à mettre en place en temps de crise, parce qu'on a alors tendance à fuir les difficultés de communication. Mais il est également difficile à mettre en place quand tout va bien puisque, dans ce cas, il n'y a pas grand-chose à dire. C'est pourquoi une telle initiative est à prendre à froid et à instituer pour qu'elle se répète régulièrement, toutes les semaines par exemple. Ainsi, si la communication est établie, elle ne constitue pas un événement et pourra se poursuivre naturellement par exemple quand les enfants deviendront adolescents où entre adultes, s'il y a des écarts de représentations ou de sensibilités qu'on accepterait, car ils ne sont pas graves au départ, mais qui risquent de s'envenimer à la longue s'ils ne sont pas exprimés. La régulation peut faire partie de la vie commune et constitue alors un élément de prévention de la violence et/ou tout simplement de qualité de cette vie commune.

La régulation peut-être aussi informelle. Elle s'exerce alors souvent en interindividuel. C'est ce qui se passe, par exemple, quand un adolescent qui ne va pas bien rencontre et se met à parler avec le conseiller principal d'éducation, l'infirmière scolaire, un animateur de camp de vacances ou un membre de sa famille tel un oncle ou une tante... C'est ce qui se passe quand une femme ou un homme, qui souffre dans son couple, voit son médecin généraliste, si celui-ci prend le temps de l'écouter, ou son assistante sociale, ou encore s'il se confie à l'un de ses « vrais amis ». Ce peut être le cas, tout simplement, entre voisins, quand on se rencontre sur le palier ou à la sortie de l'école… Dans ce cas, la qualité de la régulation n'est pas toujours assurée parce que la personne à qui l'on se confie peut manquer d'altruisme ou être mobilisée par ses soucis personnels et n'être pas disponible pour les vôtres. Ainsi va la vie. Mais il faut noter que c'est toujours mieux que de rester entièrement seul avec ses problèmes, ce qui est quand même particulièrement fréquent.

Conclusion

En matière de régulation, il peut être nécessaire de faire appel à un professionnel compétent, comme nous l'avons vu. La réunion de régulation des implications personnelles en milieu professionnel fait appel à un psychanalyste, la réunion d'analyse de pratique à un conseiller méthodologique en éducation pour la santé ou plus largement à une personne compétente en psychologie et en pédagogie. En ce qui concerne la personne ou la famille, quand les dispositifs de la vie courante sont saturés ou dépassés par l'angoisse, l'agressivité ou l'incompréhension et que la situation est grave, on fait appel alors, soit spontanément, soit sur le conseil de professionnels de premier recours, aux dispositifs de soins en santé mentale. La frontière entre les dispositifs de régulation dans la vie quotidienne et ceux de soins en santé mentale est floue. Elle est appelée à le rester, car les capacités de régulation sont extrêmement variables selon les personnes et il n'est pas nécessaire de professionnaliser ce que les citoyens peuvent prendre en charge par eux-mêmes. Mais l'accès aux services de santé mentale reste difficile, en particulier du fait de l'image inquiétante qui leur est attachée. On a peur de « paraître fou ». Actuellement des dispositifs de « médiation sociale » se créent pour les couples en difficultés, les enfants de couples séparés, faisant appel à des psychologues, ou les situations de violence dans les quartiers faisant appel à des travailleurs sociaux et ils jouent un rôle important.

Aujourd'hui, il serait pertinent de développer deux mouvements : le premier est de faciliter l'accès à la pratique de l'écoute interpersonnelle entre tous les citoyens ; nous avons vu que l'école, par exemple, peut y contribuer. Le second est de réorienter l'activité d'un certain nombre de professionnels, tels que les professionnels de santé mentale ou les psychologues scolaires, par exemple, vers la prévention en santé mentale, qui pourrait consister à développer des dispositifs de régulation là où le besoin se fait sentir, bien avant d'avoir besoin de la psychiatrie.

La régulation est un processus puissant, car il permet de transformer le cercle vicieux de l'agressivité, de la violence et du repli sur soi en cercle vertueux de la communication et du bien-être. La régulation permet de changer sa manière de voir l'autre et de se voir soi-même. Elle implique de renoncer à toujours savoir ce que les autres devraient changer sans être prêt à se remettre en question soi-même, pour s'intéresser à ce qu'on peut vraiment changer en réalité, c'est-à-dire soi-même. Il ne s'agit pas de « psychologiser » les relations, mais de leur donner du sens concrètement, dans le réel. Il ne s'agit pas de transformer les lieux de vie en lieux de soin, mais d'identifier des temps et de créer des cadres pour légitimer et rendre accessibles les processus de communication et de régulation.

Ainsi, on peut espérer soutenir les jeunes dans la construction de leur personnalité, soutenir les adultes dans leur rôle d'adulte, améliorer le fonctionnement d'équipes professionnelles, ou maîtriser l'incompréhension entre les hommes et les femmes avant que la relation ne soit rompue. Si l'on se rendait compte du bien-être que les dispositifs de régulation peuvent apporter, il est évident qu'on rééquilibrerait le système de protection sociale et qu'on consacrerait une partie des moyens du système sanitaire, social et éducatif à développer des processus de régulation.

Le rôle de la démocratie

Certains vont se demander ce que vient faire la démocratie dans un ouvrage sur le suicide, car, dans une vision médicale de la santé, la question peut paraître incongrue. Mais, dans une approche globale du phénomène suicidaire, s'il est possible d'avancer dans la compréhension des causes, il devient alors possible d'agir en prévention. De ce point de vue, nous allons voir que la démocratie et le fonctionnement social démocratique jouent un rôle plus important qu'on ne pourrait croire.

La démocratie, alternative à la violence

Dès qu'une décision est à prendre, se pose la question des procédures de décisions par les personnes concernées. Or, lorsque quelqu'un défend une idée précise et entend la « faire passer », se présente l'alternative suivante : d'un côté la parole, l'écoute, la concertation et la négociation ou, de l'autre, la loi du plus fort, sous toutes ses formes, voire la force physique.

La « révolution démocratique » a été d'affirmer que les hommes naissent libres et égaux en droits. On ne peut pas imaginer plus claire rupture avec les droits de la naissance ou la loi du plus fort. Il n'est dès lors plus acceptable d'imposer sa volonté à ses semblables sans leur consentement, puisque, justement, ils sont « semblables » et qu'on est donc à égalité. Ainsi, les droits de l'homme sont un rempart contre la violence. Et il en va de même pour le droit des peuples. Il n'est dès lors plus possible de mener une guerre expansionniste, si l'on considère que les peuples sont égaux en droit et ont la liberté de disposer d'eux-mêmes ; plus possible d'être raciste, plus possible d'être colonialiste. On sait ce qu'il en est en réalité : la réalité est bien éloignée. Mais les principes sont là, et ils sont maintenant validés internationalement, même si la question du pouvoir reste complexe.

Le pouvoir fait partie de la vie et, quel qu'il soit, il a une tendance spontanée à l'expansion et est rarement capable d'autolimitation. C'est le fait de rencontrer une résistance qui met des limites au pouvoir. C'est pourquoi la démocratie s'accompagne nécessairement de la liberté d'opinion, de la liberté d'expression, de la liberté de réunion, d'information et d'organisation, y compris pour s'opposer au pouvoir en place, à la seule condition de respecter les lois démocratiques et le résultat des élections. La démocratie est une forme de régulation du pouvoir, qui lui fait prendre conscience de ses limites et qui évite sa dérive vers la violence. Toutes les formes de pouvoir ne sont pas équivalentes et, bien sûr, plus le pouvoir sert l'intérêt général et moins il n'a à se méfier de la démocratie.

Ce qui est valable à l'échelle sociale l'est aussi à l'échelle interindividuelle. La démocratie, au sens de l'esprit démocratique, n'est pas une réalité éloignée de la vie quotidienne des citoyens. Elle ne concerne pas seulement des institutions sociales, mais elle constitue aussi un enjeu important de la vie privée de toutes les personnes, dès lors qu'elles vivent au moins à deux. En effet, une foule de décisions sont à prendre quotidiennement concernant nos modes de vie et nos activités, quelles qu'elles soient. Qu'il s'agisse de se nourrir, de voyager, de se loger, de gérer un budget, dès qu'on n'est pas seul, se pose la question du mode de décision. Est-ce que l'un décide et que l'autre suit ou bien partage-t-on le pouvoir de décision ? Et partage-t-on ensemble les conséquences ? Dans la vie courante, l'esprit démocratique consiste à faire valoir son point de vue, mais dans une attitude tolérante et ouverte qui consiste à écouter le point de vue des autres, ne pas être toujours certain d'avoir raison, être capable d'évoluer, ne pas mettre son point d'honneur à avoir le dernier mot, penser que l'autre a quelque chose à nous apprendre. Tout ceci, sans renier, bien sûr, le « principe de réalité », c'est-à-dire le cadre des contraintes de notre vie. A l'opposé, la loi du plus fort impose le terrain du débat, refuse de suivre son interlocuteur dans ses préoccupations, impose son point de vue en coupant court aux discussions et cherche à impressionner l' « adversaire » avant qu'il n'y ait débat, de telle sorte que ce dernier n'ose pas s'exprimer. La loi du plus fort vise à s'imposer par la position de pouvoir ou par les menaces. Au contraire, l'esprit démocratique implique de défendre ses propositions par des arguments que l'on peut discuter, voire vérifier, et auxquels on peut répondre.

Celui qui cherche à s'imposer, s'il dépasse le simple rapport de force, aboutit généralement, dans les petites choses comme dans les grandes, à deux arguments-chocs : le premier est que sa propre proposition est la seule solution possible et le deuxième est qu'on n'a pas le temps de remettre la question à l'étude parce qu'il y a urgence. Il est très impressionnant de voir combien l'urgence fait prendre de décisions sans étudier tous les différents points de vue et aboutit souvent, finalement, à perdre du temps parce que la réalité obligera tôt ou tard à prendre en compte les uns et les autres, mais au prix de frustrations, de combats et de souffrances, qui auraient pu être évitées.

A l'opposé, on peut discuter la moindre décision sans fin et passer un temps considérable en discours, sans aboutir à une décision ou une action. Les sociétés africaines qui fonctionnent en « palabres » à la recherche d'un consensus, sont faciles à caricaturer pour des occidentaux. L'efficacité contre la recherche du consensus : beau dilemme ! Qu'il ne faut pas trancher trop vite en rejetant la recherche du consensus, en oubliant de considérer qu'il joue un rôle d'intégration sociale. Le consensus ne laisse pas une partie des citoyens de côté ; cet aspect constitue une non-violence sociale et joue un rôle précieux en tant que tel ! En effet, dans beaucoup de sociétés, c'est la moitié de la population qui est laissée de côté, car seuls les hommes participent ! Ou encore, même si hommes et femmes sont citoyens à égalité, c'est la moitié de la population qui peut être laissée pour compte si l'on vote à une courte majorité. La majorité est comme la priorité, elle donne des droits, mais elle ne remplace pas la responsabilité d'éviter les blessures inutiles. Pour prendre en compte et juger du développement des sociétés, il serait possible de faire apparaître l'importance des processus de décision et leur rôle dans la cohésion sociale.

Reste que la base de la démocratie s'incarne en premier lieu dans les élections libres et bien des pays, sur la planète, n'y accèdent pas, le pouvoir étant imposé par la force, sans compter les élections truquées.

L'absence de démocratie n'est pas bonne pour la santé mentale

Y a-t-il un lien entre rapport à la démocratie et taux de suicide ? Les données épidémiologiques incitent à le penser. Il est intéressant de considérer la situation du suicide, confrontée à la démocratie et de chercher à comprendre le lien entre les deux. Il faut certainement garder beaucoup de prudence dans l'interprétation des comparaisons internationales, parce que nombre de pays non démocratiques ne disposent pas de statistiques sanitaires détaillées fiables et parce que le suicide, comme la violence et la démocratie sont des problèmes multifactoriels. Il y a donc de nombreux biais d'interprétation possibles. Les remarques qui suivent sont donc à considérer avec prudence.

Néanmoins on trouve les taux de suicide particulièrement élevés dans les pays de l'ex-bloc de l'Est, qui ont été intégrés à la suite de la guerre de 1940, sans l'avis des populations, et qui se sont battus depuis quelques décennies pour conquérir la démocratie : en particulier la Lituanie, (avec un taux standardisé de 51 pour 100 000 habitants en 2014, selon l'OMS), le Kazakhstan, la Russie elle-même, la Biélorussie, le Turkménistan, la Hongrie, la Lettonie, la Pologne, l'Ukraine, soit 9 pays parmi les 16 pays qui connaissent les plus forts taux de suicide. Il est également frappant de constater que ce sont les mêmes pays qui ont les records d'alcoolisme. Désinvestissement de la citoyenneté et besoin de compensation devant le pouvoir autoritaire, la répression et la restriction des libertés publiques ? Fatalisme vis-à-vis des privilèges de la nomenclatura ? Il est à noter que certains sont maintenant démocratisés à la suite de l'effondrement de l'URSS en 1991, en particulier la Lituanie, la Lettonie, la Pologne, mais il faut sans doute le temps d'une génération pour changer l'influence des structures sociales sur la vie intime. Cette situation sera à vérifier dans les années qui viennent.

Un cas particulier est représenté par le Japon, qui a gardé un empereur, mais a mis en place des élections démocratiques, et dont le taux de suicide est particulièrement élevé, 26 pour 100 000 en 2014. Il y a là des antécédents culturels puissants. Le Japon soutenait le fascisme il y a moins d'un siècle, lors de la Deuxième Guerre mondiale. L'armée y avait développé une forme de sens de l'honneur, faite d'une abnégation de l'individu devant les intérêts de l'État incarnés par l'Empereur. Cette abnégation a été menée jusqu'au sacrifice, et incarnée par le phénomène du suicide volontaire des kamikazes, pilotes d'avions de guerre bourrés d'explosifs qui menaient leur avion s'écraser sur les navires de la flotte américaine, réalisant ce qu'on appelle aujourd'hui un « attentat-suicide ». Cette période est heureusement révolue, mais, aujourd'hui, la culture japonaise est marquée par le peu de poids de l'individu face aux enjeux sociaux et il persiste une forme de sens de l'honneur qui peut mener jusqu'au suicide par autopunition. Et il est frappant de constater qu'un code de l'honneur codifie un suicide rituel pour les hommes et un pour les femmes.

Des pays sont également dans les 21 pays aux plus forts taux mondiaux : ce sont les deux Corées, le Sri Lanka, l'Inde, le Népal, en Amérique du Sud le Guyana, le Suriname et, en Afrique le Mozambique, le Zimbabwe, l'Ouganda, l'Erythrée.

La France se situe au 35e rang mondial, avec un taux standardisé de 12, 3 pour 100 000, juste après l'Islande et la Belgique.

De son côté, l'Allemagne, avec un taux de 9,2 pour 100 000 en 2012, est au-dessous de la moyenne mondiale. L'Allemagne a été profondément détruite à l'issue de la dernière guerre que les responsables fascistes ont initiée et elle a mené, à la fin de la guerre, une sérieuse épuration des cadres nazis. La génération de l'après-guerre a porté le passé fasciste de l'Allemagne comme un vrai fardeau à la face du monde et elle a eu à coeur de renforcer et défendre la démocratie à l'intérieur de la société allemande comme à l'échelle internationale.

De ces points de vue, la France est un peu à l'opposé. A la suite de la révolution de 1789 et des soubresauts qui ont duré près d'un siècle, elle est une démocratie laïque. Son taux de suicide est élevé au regard des pays comparables, et supérieur à la moyenne mondiale. À la fin de la Deuxième Guerre mondiale, la France s'est trouvée du côté des vainqueurs, aux côtés des États-Unis et de l'Angleterre. Mais elle est restée dans une attitude nettement plus trouble vis-à-vis du grand nombre de Français qui avaient servi le pouvoir fasciste, nommant par exemple Maurice Papon préfet de Police de Paris, puis ministre, finalement condamné en 1998 pour complicité de crime contre l'humanité. Sur le plan international, la France a poursuivi ses guerres coloniales en Asie, puis en Algérie jusqu'en 1962. Elle a ensuite poursuivi une attitude néocolonialiste en Afrique et soutenu de nombreux dictateurs, en particulier dans ses anciennes colonies. Une loi du 23 février 2005 comporte un article qui continue à glorifier le colonialisme dans un alinéa finalement abrogé en 2006. Pays de la Déclaration des droits de l'homme, elle brille sur la scène internationale par son ambivalence dans ce domaine. On peut penser que ces contradictions ont touché de près ou de loin beaucoup de citoyens, et l'on sait bien, en santé mentale, que l'ambivalence est un facteur d'angoisse…

Dans les régimes politiques autoritaires, la violence instituée du pouvoir vise à son maintien. Les méthodes visant uniquement à garder le pouvoir, sans le souci du projet ou de l'éthique, ont été parfaitement analysées et explicitées, avec précision et cynisme, par Machiavel dans son petit ouvrage *Le Prince*. Ces méthodes sont d'une remarquable efficacité. Mais il est clair que l'objectif n'est pas le bien-être de tous. Il s'agit alors de défendre les intérêts du chef et de quelques-uns autour de lui, dans la mesure où ils le servent. Cela nécessite évidemment de pratiquer l'injustice et d'employer la violence. La violence s'exerce en particulier par la répression politique vis-à-vis des opposants, dans le but de gouverner par la peur, et elle peut aller jusqu'à l'emprisonnement, l'isolement, la torture ou l'élimination pure et simple.

Il s'agit là de violence destructrice directe qui implique des morts, mais a priori pas par suicide. Les facteurs du suicide ne se retrouvent pas nécessairement chez les militants, qui peuvent être plutôt bien charpentés sur le plan narcissique, ou au moins soutenus psychologiquement par la cause à laquelle ils se vouent, et le plus souvent forts d'un réseau relationnel important.

L'influence de l'absence de démocratie sur le taux de suicide est sans doute indirecte et plus complexe. Le pouvoir fort ne respecte pas la citoyenneté et crée un climat de suspicion voire de délation dans lequel la bonne volonté de citoyens désintéressés n'a pas de valeur et la participation honnête à la vie de la cité est découragée. La liberté d'opinion, d'expression et de réunion sont presque toujours restreintes ou réprimées. Il en résulte un climat de méfiance généralisée qui pèse sur les personnes, favorise l'isolement et la déprime, et qui rend très difficile la vie collective ou la conjugaison entre la liberté de se comporter et l'insertion sociale. Les personnes qui ont des fragilités narcissiques et des difficultés relationnelles dans leur réseau social primaire ne peuvent pas compenser par des relations extérieures et une participation à la vie de la cité. Ces personnes fragiles sont plus souvent menacées de décompensation vers les addictions ou le suicide. Ainsi le climat de violence sourde des sociétés antidémocratiques a sans doute une influence délétère sur la santé mentale et sociale des citoyens. La violence peut être un facteur de puissance pour quelques-uns comme la démocratie peut être un facteur de non-violence pour tous.

La dictature porte en elle des tendances suicidaires

Les empires autoritaires finissent toujours par s'écrouler de leurs contradictions internes s'ils ne sont pas anéantis par les guerres. Certains ont duré très longtemps comme l'Empire romain ou l'Empire ottoman. D'autres ont été brefs comme celui de Napoléon ou d'Hitler, mais ils se sont tous écroulés. Les plus insupportables ou les plus agressifs ont été vaincus par une coalition extérieure, mais les autres, en tout cas ceux qui ont duré longtemps, se sont délités de l'intérieur, et sont tombés par l'aboutissement des contradictions internes. L'exemple en est l'Empire ottoman. Au XVe siècle, il représentait la principale puissance militaire et il a commencé par conquérir Constantinople. Il eu la capacité de construire une organisation sociale qui lui a apporté une richesse incommensurable et lui a permis de bâtir des édifices qui tiennent encore debout, aujourd'hui, dans leur magnificence. Cet empire a inventé un système de pouvoir totalitaire d'une subtilité achevée. Le sultan, de droit héréditaire, vivait en son gigantesque palais, entouré de trois castes qui avaient chacune un statut qu'on peut qualifier d'esclaves, puisque les humains qui en faisaient partie pouvaient être volés, enfants, à leurs familles et enfermés au palais pour y recevoir une éducation totalement adaptée à leur fonction ultérieure, mais au prix de la perte de leur liberté. Les premiers, ce qui est le plus banal, étaient des soldats, les génissaires ; les seconds recevaient une éducation approfondie pour former une caste intellectuelle totalement consacrée au service du Sultan. Ils pouvaient accéder à la gestion des affaires publique, jusqu'au poste de Grand Vizir, mais en prison au palais et dans un régime de surveillance policière et de terreur ; la troisième caste, et non la moindre, était celle des femmes, cloîtrées dans le harem, toutes à la disposition du sultan, là encore, emprisonnées et sans aucune liberté de choix. Cet empire s'est construit sur les valeurs totalement opposées à celles de l'humanisme, il a acquis une étendue considérable. Il a reposé sur la violence faite aux personnes et aux peuples en termes de liberté et de droits de l'homme. Il était contrôlé par la violence de façon très efficace, mais il a engendré des révoltes jusqu'à l'intérieur même du palais. Il a pratiqué une répression sanglante et malgré les exécutions et les massacres des génissaires révoltés, le sultanat s'est finalement écroulé de lui-même à la fin du XIXéme siècle. Tout montre qu'il s'est usé de l'intérieur. Sans prétendre ici à quelque apport historique qui dépasse mes compétences, il me semble qu'il y a des enseignements à tirer sur le plan qui nous occupe. Malgré la richesse du régime, malgré l'éducation délivrée au palais, la violence, sous forme de privation de liberté comme de répression sanglante, a abouti, en fin de compte, à la paralysie, l'inefficacité et la révolte. Au-delà des révoltes de plusieurs peuples et de son alliance avec les perdants de la guerre de 1914, le système s'est rongé de l'intérieur, en quelque sorte autodétruit et a finalement donné naissance à une démocratie et, qui plus est, à une démocratie laïque, en Turquie. Si l'on transpose le vocabulaire, l'Empire ottoman, en tant qu'empire, pour une part, s'est « suicidé ». Ceci étant, comme souvent l'histoire balbutie et la démocratie comme la laïcité sont depuis menacées en Turquie.

Hitler aussi s'est suicidé quand son empire s'est écroulé. Sa vie n'avait plus de sens et il n'était pas capable d'en rendre compte aux yeux des Allemands et des troupes alliées qui libéraient l'Europe après tant de violence.

Et, symbole des symboles, la mort de César, empereur, a impliqué son propre fils. Le parricide n'est-il pas, en quelque sorte un suicide de la famille ?

Démocratie formelle, esprit démocratique et tendances suicidaires

Il est possible de juger si un état est démocratique ou non en fonction de quelques critères globaux et majeurs : des élections libres, la liberté de la presse, la pluralité des partis politiques, la liberté d'expression et de réunion, etc. Mais la démocratie n'est pas en blanc ou noir. La démocratie n'est jamais parfaite et elle peut toujours progresser. De nombreux autres indicateurs peuvent rendre compte de la démocratie de façon complémentaire et plus fine : l'égalité des citoyens devant la loi, la condition des femmes et l'égalité homme/femme, l'accès à l'école et à la formation, la tolérance vis-à-vis des différences, le statut des immigrés, l'accueil des réfugiés étrangers, les conditions de vie des personnes en difficulté psychique ou des personnes handicapées, les conditions de vie des personnes emprisonnées, l'accès à la justice, l'accès aux soins de santé, sans oublier l'importance des inégalités sociales, de la transparence et du statut des élus, permettant de rendre les fonctions électives accessibles sans discrimination, etc. Il est possible de définir encore bien d'autres critères, et il est à envisager que les critères évoluent dans le temps, avec les progrès de la démocratie.

Mais notre propos est d'explorer ses liens avec la santé mentale ; c'est pourquoi nous allons nous intéresser à la démocratie au-delà des critères formels qui permettent d'en juger, pour aborder l'esprit démocratique, c'est-à-dire le fondement de la démocratie : l'état d'esprit qui donne le sens à tous les critères formels. En effet, c'est bien un état d'esprit, un positionnement social et psychique, lié au narcissisme et à la violence, qui définit nos relations au pouvoir. L'esprit démocratique est une attitude d'esprit dans laquelle la recherche du pouvoir est toujours au service d'un projet, et, plus, d'un projet collectif. L'esprit démocratique consiste à penser que chacun a droit à une place reconnue dans la communauté, que la prise du pouvoir reste un objectif qui ne peut pas faire perdre de vue le projet de société, que les règles définies sont à respecter par tous, sans faille, que, si la prise du pouvoir réussit, ce pouvoir reste néanmoins un service, un service des intérêts collectifs, permettant de créer les conditions du bien-être de chacun. Il ne s'agit pas d'angélisme, mais d'une attitude et de pratiques dans lesquelles la fin ne justifie pas les moyens.

L'esprit démocratique peut exiger une certaine force pour faire respecter les règles démocratiques par ceux qui sont tentés de les enfreindre. Mais l'esprit démocratique s'oppose à la démagogie, aux promesses irréalistes, au pouvoir personnel sans limites ; il s'incarne dans le combat politique, avant comme après les élections, dans des pratiques cohérentes avec le projet de société, car les pratiques politiques représentent déjà la société qu'il est question de construire. L'esprit démocratique permet de combattre des adversaires, pas d'éliminer des ennemis ou des rivaux. En politique comme dans bien des domaines, ce n'est pas l'intention qui compte, mais la réalité des pratiques, et la proclamation d'intentions démocratiques est à juger au regard des pratiques susceptibles d'établir des relations non-violentes dans l'exercice du pouvoir.

Les enjeux de la démocratie ou de la non-démocratie ne portent pas seulement sur les élections, mais sur l'ensemble des règles de fonctionnement social liées à l'esprit de la démocratie, sur les libertés et tout particulièrement sur les méthodes qui permettent au jour le jour de constituer des alliances, de prendre le pouvoir et de le conserver.

Il y a, là encore, une corrélation à établir entre les objectifs et les méthodes. Le pouvoir est un moyen de servir une population au sein d'une société ou d'un groupe social dont le fonctionnement demande à être structuré et harmonieux. Dans cette optique, les personnes au pouvoir cherchent à mettre en place un maximum de dispositifs démocratiques et ne redoutent pas la participation des citoyens, ni le partage des richesses. À l'opposé, le pouvoir peut avoir pour objectif de développer sa propre puissance et sa richesse. Dans ce cas, il augmente les inégalités, cherche à contrôler le groupe ou la population, limite l'accès à l'information et fonctionne, si besoin, par le mensonge. Mais la prise du pouvoir par la violence n'a jamais permis d'imposer une société sans violence. De même, la prise du pouvoir par la manipulation et les entorses aux règles démocratiques ne permet pas de créer des relations sociales apaisées. Les exemples historiques sont nombreux qui montrent le décalage entre les intentions affichées lors de la prise du pouvoir et les résultats réels, souvent opposés, pour la population.

Quand les règles de fonctionnement démocratique sont enfreintes au sein même des dispositifs démocratiques, apparaît un problème immédiat au regard des droits de l'homme (ou de l'enfant). Un sentiment d'injustice se diffuse souvent à bas bruit chez ceux qui n'ont pas le pouvoir et on ne se rend pas toujours compte des conséquences à long terme de ces abus et de leur banalisation au sein d'une population, d'un groupe social, comme simplement d'une famille. Pourtant, ils représentent une violence sociale qui laisse un goût d'amertume à ceux qui en sont victimes et à ceux qui ont l'exigence vis-à-vis d'eux-mêmes et de la société d'être respectueux des règles. Il ne s'agit pas seulement de la jalousie de ceux qui auraient voulu avoir le poste convoité ou de ceux qui comptaient bénéficier d'une part d'argent plus importante, et qui passeront ensuite leur énergie à « régler leurs comptes ». Cela, on s'en doute. Il s'agit plutôt de la rancœur profonde et sourde des personnes humbles qui sentent qu'il y a une loi pour les favorisés, qui n'est pas la même que pour eux. Cette sensation peut les mener à la démobilisation vis-à-vis de la collectivité ou, pire, à la dévalorisation de soi.

Venons-en aux conséquences pour la démocratie en tant que système social. Les citoyens, s'ils sont démobilisés, ne vont plus voter et ne se rendent plus compte de la chance que représente le fait de vivre en démocratie. Ils ne sont plus prêts à défendre cette démocratie, ce qui est plus grave qu'on ne croit, car, si le peuple ne tient plus à la démocratie, c'est la démocratie elle-même qui perd son sens et qui devient très fragile. L'écoeurement mène aussi au vote protestataire ou à l'engagement pour des partis populistes voire à tendance fasciste, qui, au nom de la protestation, n'ont pas d'hésitation à s'attaquer aux libertés démocratiques, faisant ainsi monter l'enchaînement de la violence. C'est pourquoi la violence sociale que représente le non-respect des règles démocratiques, même si elle a lieu dans les salons feutrés de la République, est porteuse un jour ou l'autre de réponse violente de la part du peuple. Ainsi, on peut considérer qu'une société qui n'essaierait pas de réduire la violence des passe-droits ou des inégalités démesurées ne pourra pas maîtriser la violence de réponse et que cette attitude représente une tendance suicidaire à long terme de la société en question.

Cette analyse ne concerne pas uniquement les turpitudes de certains des puissants, qui prennent leurs aises avec les lois, étant au sommet de la République. On l'observe aussi dans les administrations, dans les grandes institutions publiques. Elle s'exerce à tous les niveaux. Faire monter dans la hiérarchie des personnes qui ne le méritent que par leur fidélité au pouvoir, bloquer les procédures de concertation pour faire passer les intérêts d'une minorité… Ces processus laissent des traces longtemps. Quand les rapports de pouvoir sont bouleversés, et ne correspondent ni à l'intérêt général ni à une volonté démocratique, ce sont les valeurs qui sont bouleversées. A quoi bon travailler pour obtenir des diplômes, à quoi bon respecter les règles honnêtement si la reconnaissance sociale, le pouvoir et l'aisance financière sont obtenus par d'autres voies, selon d'autres critères !

Ce type de déstructuration sociale a été érigé en système par le colonialisme, avec une volonté claire de détruire des sociétés locales qui avaient leurs valeurs propres, leurs rites, leurs modes de gouvernance et, parfois de régulation, dans le but de les rendre incapables de répondre à la violence sociale des colons. Pour les générations qui suivent, on ne peut pas effacer l'histoire ni ces plaies profondes, même par la proclamation de l'indépendance ou par une guerre de libération. Il faut plusieurs générations pour reconstruire une société. De plus, dans la période moderne, les pays du nord n'ont pas renoncé à construire leur richesse sur les ressources, les matières premières et le travail des pays du sud, quitte à tolérer des inégalités gigantesques et à soutenir des dictatures qui servent leurs intérêts. On peut parler de post-colonialisme pour caractériser cette attitude et l'on voit aujourd'hui les peuples d'Afrique centrale et d'Afrique du Nord se révolter contre les pouvoirs en place pour réclamer eux aussi la démocratie.

Corruption, abus de bien sociaux, colonialisme ne représentent pas seulement des injustices qui peuvent choquer, révolter ou rendre fatalistes les témoins immédiats, ils ont une autre influence, plus sourde et plus toxique à long terme : la perversion des valeurs sociales dont l'influence va se prolonger sur plusieurs générations et dont l'effet perturbateur sera d'autant plus insidieux qu'on n'était pas témoin de l'injustice de départ et que celle-ci aura été oubliée. Et que dire de la plaie de l'esclavage ? Parmi ceux qui avaient survécu au déracinement et au voyage dans les cales des navires insalubres, on séparait les hommes et les femmes, puis certains

« propriétaires » d'esclaves pratiquaient le viol sur leurs « propriétés ». Dans ces conditions, que sont devenus la filiation, le maternage, la place du père, si essentiels à la construction psychologique de l'enfant, en particulier sur le plan narcissique ? Comme on voit ressurgir dans une cure psychanalytique ou dans un accès de délire des indignités qui touchent les générations précédentes et dont personne n'a osé parler, qui sont devenues tabou et constituent les secrets de famille, de la même manière, à l'échelle sociale, la violence institutionnelle laisse des traces et constitue une menace d'autodestruction pour la société démocratique, dans la durée. La grande fréquence des troubles psychiques dans les régions qui ont été structurées par l'esclavage, comme la Martinique et la Guadeloupe, par exemple, en témoigne aujourd'hui.

La démocratie n'est pas acquise une fois pour toutes. Elle reste toujours à conquérir. L'esprit démocratique est à insuffler et à défendre par tous les démocrates à tous les niveaux d'une société, depuis les relations interpersonnelles jusqu'au sommet de l'Etat. Il en va de l'équilibre social, mais aussi de la santé psychique.

Les partis politiques : logique de projet et logique de pouvoir

L'idée qu'il est possible de pratiquer la non-violence en politique paraît à certains naïve, irréaliste, incongrue ! Ils sont bloqués dans une logique de pouvoir, c'est-à-dire la recherche du maximum de fonctions de pouvoir concentrées dans toute la mesure du possible sur une seule personne, soi-même. C'est aussi parce que les autres les laissent faire, acceptant cette logique de pouvoir personnel et de concentration du pouvoir, espérant en obtenir quelques miettes et avantages de par leur proximité avec le chef. C'est aussi rendu possible par le fait que bien des personnes compétentes et désintéressées se disent : « la politique, ce n'est pas pour moi ! » et laissent faire en critiquant les partis politiques, sans s'impliquer personnellement. Car l'enjeu est bien la responsabilité des partis politiques et leurs modes de fonctionnement. La démocratie ne peut pas fonctionner réellement sans que les citoyens se sentent concernés et s'impliquent dans la vie politique, et en particulier dans les partis politiques.

La démocratie n'a pas vocation à s'exercer en solitaire, puisque son objet est la gestion des affaires de la collectivité. C'est pourquoi la démocratie ne peut pas se passer des partis politiques, et de leur pluralité. D'une part, ils sont le lieu d'élaboration du projet, projet qui sera proposé lors des élections ; d'autre part, ils ont pour but de prendre les postes de pouvoir par les élections, pour mettre en œuvre le projet. Ils sont le lieu de sélection des candidats aux élections, car, hormis quelques personnalités exceptionnellement médiatisées et plus ou moins providentielles, l'étiquette sous laquelle un candidat se présente, dès qu'il s'agit d'un territoire important, est essentielle pour l'électeur. La sélection des candidats par les partis permet en outre de limiter le nombre de candidats puisque, pour chaque fonction, un seul reçoit l'investiture d'un parti. Cette double fonction, élaboration du projet et prise du pouvoir par les élections est particulièrement intéressantes, car les avantages de ces fonctions sont complémentaires et, mieux, les qualités de chacune permettant de pallier aux défauts de l'autre.

La fonction de prise du pouvoir implique de mettre en avant des personnes, candidats aux élections, et de faire en sorte, par la campagne électorale, qu'ils gagnent. Elle repose donc sur ces personnes, sur leur ambition et leur capacité à la faire partager. La fonction d'élaboration du projet, quant à elle, implique d'écouter et d'associer autant que possible les citoyens et de faire appel à l'expertise des spécialistes pour confronter leurs préconisations aux différents points de vue. C'est un travail collectif, qui vise à rassembler tous ceux qui veulent s'impliquer pour analyser, débattre et proposer.

Bien sûr, le danger de la prise du pouvoir est le pouvoir personnel de celui qui réussit et les débordements narcissiques qui peuvent s'ensuivre, soit qu'il s'agisse d'enrichissement personnel, soit qu'il s'agisse de culte de la personnalité. Le risque est alors la désillusion des citoyens et des militants. Mais il est très remarquable que ces dangers peuvent être endigués par la première fonction, l'élaboration collective et la réalisation du projet, ceci d'autant plus que tous ceux qui ont participé et sont porteurs du projet pourront continuer à participer et à jouer un rôle aussi après les élections.

De l'autre côté, le danger inhérent au projet est soit qu'il soit irréaliste, qu'il fasse plaisir à ses auteurs ou joue de la démagogie, sans souci d'expertise ni de cohérence, soit, au contraire, qu'il abandonne la plume aux spécialistes, aboutissant à un projet technocratique face auquel le citoyen se sent bien étranger. Mais, là encore, le fait de choisir des candidats qui seront chargés de le porter, le défendre et le mettre en œuvre s'ils sont élus, peut, s'ils sont honnêtes, les inciter à ne pas promettre inconsidérément et le fait d'entrer en campagne électorale implique d'avoir un retour de la part des citoyens, qui montrera si le projet est recevable ou non.

La démocratie s'appuie sur ces deux fonctions, élaboration du projet et prise du pouvoir, comme sur deux jambes. Elle est déséquilibrée et « boîte » dès qu'une des deux fonctions fait défaut ou que l'une prend le pas sur l'autre. La dynamique collective, l'écoute des citoyens et leur participation sont des facteurs d'équilibre et de bien-être de la communauté, bien sûr à condition de ne pas accumuler les promesses non tenues et la trahison du projet, c'est-à-dire de poursuivre dans un esprit démocratique après les élections. Ainsi, il y a cohérence entre les processus électoraux et le rôle des partis politiques. Si ces derniers sont beaucoup critiqués et, certes, souvent critiquables, l'idée que la démocratie pourrait se passer des partis politiques est une illusion dangereuse. Sans partis politiques vivants, les citoyens seraient laissés isolés avec leurs idées au lieu de se confronter pour construire un projet collectif et les candidatures aux élections ne représenteraient que des ambitions personnelles reposant sur l'attente d'un « homme providentiel » qui, généralement, n'arrive pas, ou alors pas longtemps !

La démocratie a beaucoup de défauts

L'ensemble de ces remarques pourrait ressembler à un panégyrique de la démocratie, en présenter une image idéalisée et faire croire qu'elle est par nature une protection contre toute violence : ne rêvons pas ! La démocratie n'est pas une garantie totale d'harmonie sociale et elle a aussi, par elle-même, bien des défauts.

En premier lieu, la préparation des élections aboutit facilement à une surenchère démagogique et intéressée, le clientélisme. Les candidats sont tentés de promettre dans leurs discours ce que les électeurs ont envie d'entendre, afin d'obtenir un maximum de voix. Puisque certains grands problèmes sont la préoccupation de tous, il est tentant de promettre plus que les autres si l'on veut gagner. Lorsque la référence devient la concurrence avec le discours des autres candidats, l'approche réaliste de l'intérêt général, est vite oubliée ! Reste que les électeurs peuvent s'en rendre compte et ne sont pas toujours dupes. Plus le niveau d'information des citoyens est développé, plus leur niveau de réflexion est élaboré et moins les électeurs acceptent de soutenir des promesses dangereuses ou qui ne pourront pas être tenues. C'est pourquoi l'information, la liberté d'expression et l'éducation à la citoyenneté sont précieuses pour la démocratie.

Ensuite, la démocratie entraîne de fait un certain nivellement et elle peut se tromper, car la victoire de la majorité est parfois la victoire de la médiocrité. La démocratie n'est pas toujours bon juge : elle ne reconnaît pas toujours le talent ni la valeur du service rendu. Celui qui apporte une idée nouvelle est facilement perçu comme dérangeant et son idée peut être rejetée simplement parce qu'elle n'est pas conforme aux habitudes, même si cette idée peut être d'un intérêt considérable pour la collectivité. Et, lorsqu'on est dépassé par les capacités d'une autre personne, il manque justement les moyens de juger qu'on est dépassé ! Cette réalité peut représenter une réelle injustice, voire une violence si elle aboutit à l'intolérance envers celui qui est différent alors qu'il ne porte tord à personne et peut même être d'un grand apport. Quand il s'agit de sélectionner des compétences dans les entreprises et les administrations, ce défaut est partiellement pallié par exemple par l'organisation de concours anonymes pour entrer dans certaines écoles ou dans les administrations. Mais la compensation n'est que très partielle, car elle n'empêche à l'heure actuelle ni les phénomènes de caste dans les grandes écoles -- ceux qui entrent viennent en large majorité du même milieu --, ni l'intolérance au talent, largement répandue -- il n'en est pour preuve que les surdoués ont souvent des difficultés d'intégration scolaire --. La démocratie n'empêche pas toujours l'élection de représentants peu fiables.

Peut se poser aussi, du fait de la démocratie, et donc des élections, le problème d'une concurrence destructrice. Il est logique que plusieurs personnes aient l'ambition d'obtenir le même poste et il est communément admis qu'on les départage par un vote. Si tout ceci se passe dans un « esprit démocratique », le fait que l'un perde et qu'un autre gagne fait bien sûr partie du risque accepté. C'est la « règle démocratique », dans la société comme à l'intérieur des partis politiques. Dans la société, tous les citoyens peuvent voter, tandis que dans un parti, ce sont les adhérents qui ont droit de vote. Dès lors, pour faire carrière, il faut obtenir un plus grand nombre de voix au moment des investitures. C'est pourquoi, si l'on veut réussir, il est nécessaire de disposer d'un groupe de « fidèles » plus nombreux que les autres. Ainsi, il est plus efficace d'avoir un groupe de « copains » ou d'affiliés qui votent pour vous, que des idées et des pratiques au service de tous. L'effet de « clans » est inhérent aux rivalités politiques. Ces rivalités peuvent facilement dégénérer en « guerre des clans », car, dans une perspective de lutte pour les places de pouvoir, il est aussi utile de désespérer les membres du clan adverse que de renforcer le sien propre. C'est sans doute la raison pour laquelle il y a si peu d'adhérents dans les partis politiques, alors que les partis sont, malgré tous leurs défauts, indispensables au fonctionnement de la démocratie. Il est d'ailleurs frappant de constater que les élections internes aux différents partis politiques peuvent être l'objet de manœuvres plus ou moins frauduleuses, et voient leur résultat contesté, ceci dans toutes les tendances politiques. Nous voyons bien que les partis peuvent être eux-mêmes porteurs de violence, alors que le premier intérêt de la démocratie est de limiter la violence sociale. Il faut encore renoncer au rêve de pureté !

Et ne parlons pas de la malhonnêteté au service de l'enrichissement personnel. C'est une déviance à surveiller, à réprimer, mais nous resterons ici dans le cadre de la démocratie, si imparfaite soit-elle, et non pas dans le cadre de la trahison de la démocratie et de la répression nécessaire. Reste qu'il est utile, là encore de mettre en place des mesures de prévention. L'obligation de déclaration de patrimoine des élus va dans ce sens. Mais pour être plus efficace, elle devrait être totalement accessible au public, et devrait également s'imposer aux membres des cabinets ministériels, objets de toutes les convoitises et des manipulations des lobbys.

Ces rivalités sont aggravées par le cumul des mandats, et cette situation doit s'améliorer avec l'incompatibilité entre le mandat de député et celui de responsable d'un exécutif local. Jusqu'à présent, dès qu'un élu obtenait un poste important, maire d'une grande ville, parlementaire ou président d'un exécutif territorial, la plupart du temps, il pensait tout de suite au prochain mandat à conquérir pour concentrer le pouvoir dans ses mains. C'est pourquoi il avait besoin de s'entourer de personnes qui ne pouvaient pas entrer en rivalité avec lui et d'éliminer ou neutraliser les rivaux potentiels. Le résultat est qu'il y a assez peu de réelles équipes en politique, sauf à avoir un leader charismatique incontesté et généreux. Cela arrive, mais pas partout et pas tous les jours !

Le cumul pose également le problème des conflits d'intérêt. Il n'est pas évident que défendre sa ville, ou bien telle ou telle collectivité soit toujours cohérent avec les enjeux du niveau national. C'est ainsi que des députés vont à l'Assemblée nationale pour rencontrer certains ministres et défendre auprès d'eux leur territoire, chacun son tour, rendant éloignée pour tous la préoccupation de l'intérêt national, objet de leur mandat.

En outre, le cumul des mandats était une offense au citoyen-électeur parce qu'il n'est pas possible de se dédoubler. Or, parlementaire est un travail à temps plein, si on veut l'exercer réellement, et Maire d'une grande ville également. L'un des deux postes n'est en réalité pas exercé quotidiennement par l'élu lui-même, mais par les personnes à son service et il y a alors un problème de transparence pour savoir qui est responsable et à qui s'adresser pour traiter des dossiers, après les élections.

Pour ces différentes raisons, le cumul des mandats représente un blocage considérable de la démocratie et une source de rapports de violence au sein du fonctionnement politique. C'est pourquoi la limitation du renouvellement du même mandat à deux ou trois mandats, obligerait à travailler davantage en équipe. L'interdiction du cumul des mandats donnera un nouveau dynamisme à la démocratie, contribuera à assainir certaines pratiques et à redonner aux citoyens confiance dans les responsables politiques.

D'une certaine manière, les comportements de centralisation du pouvoir sont cohérents avec l'évolution récente du régime politique français vers la prédominance du président de la République, et ce type de fonctionnement présidentiel éloigne encore la décision des citoyens. Il constitue de ce fait un recul de la démocratie et augmente les risques d'effets pervers, car un deuxième tour d'élection présidentielle est forcément un peu manichéen puisqu'il faut choisir entre deux candidats ; il écrase les tendances minoritaires, alors qu'elles peuvent être représentées et s'exprimer dans une Assemblée nationale de nombreux députés. Pourtant, la possibilité de représentation et d'expression des minorités est, là encore, un moyen de prévenir la violence sociale. C'est pourquoi la revalorisation du rôle du Parlement et une réintroduction de la proportionnelle, sans doute partielle, dans l'élection des députés peut être un deuxième progrès majeur de la démocratie française. Bien sûr le danger est de retomber dans la paralysie de la 4e république et des renversements incessants du gouvernement. Mais certains proposent des parades à ce problème, par exemple d'imposer que le renversement du gouvernement s'accompagne d'une dissolution de l'Assemblée nationale. Cette mesure serait sans aucun doute très dissuasive !

Ces enjeux liés au fonctionnement de la démocratie montrent qu'on ne peut pas réussir sans avoir autour de soi une équipe de personnes qui apportent leur compétence, mais qui ne peuvent pas entrer en rivalité avec soi, en tout cas, pas dans l'immédiat. Ce ne peut être que des salariés. Et il faut donc de l'argent pour réussir en politique. Les hommes politiques qui se sont fait « prendre » pour des manipulations financières frauduleuses n'ont pas toujours agi pour leur fortune personnelle, mais souvent pour dégager des salaires de collaborateurs… Ce problème devrait être amélioré par le financement public des partis politiques, et la loi sur la transparence des patrimoines des élus… Mais il y a encore beaucoup à faire !

S'il est de bon ton de critiquer la démocratie et les hommes politiques dans notre pays -- c'est la rançon de la notoriété que leur donne le pouvoir des élections --, il faut aussi reconnaître que la politique impose des exigences très estimables et peu communes sur le plan humain : remettre en question son pouvoir, son statut social et son revenu tous les cinq ou six ans, qui d'autre a le courage de l'accepter dans la société ? Pas les responsables d'administrations, pas les chefs d'entreprise, ni beaucoup d'autres… Cette remarque est à pondérer par le fait que beaucoup de fonctionnaires font de la politique en sachant qu'ils retrouveront un poste s'ils perdent les élections. Plus fondamentalement, avoir une opposition vigilante, une presse libre (en principe) et des humoristes qui vous caricaturent sans complaisance est parfois difficile à supporter, mais oblige à avoir du recul et à écouter. Cela apporte un retour sur ses comportements, dont nous avons vu dans le chapitre sur la régulation que c'était nécessaire à la santé psychique.

Ainsi, la démocratie a beaucoup de défauts et les réformes récentes seront à compléter pour constituer un grand progrès démocratique dans notre pays. Cependant, selon la formule célèbre, « la démocratie est un très mauvais système... mais tous les autres sont pires ! » Autrement dit, on n'a pas trouvé mieux pour apaiser les sociétés. N'oublions pas que ceux qui ne l'ont pas en rêvent et se battent pour elle, souvent au péril de leur vie !

La démocratie n'est pas une « assurance tous risques ». Elle est fragile et a besoin qu'on la protège. L'esprit de la démocratie demande une vigilance renouvelée pour ne pas s'étioler, mais, dans la mesure où les règles de fonctionnement démocratique sont l'objet d'une exigence quotidienne et, donc, que l'esprit démocratique fait partie de l'éducation des citoyens, la démocratie peut s'exercer réellement et constituer un véritable régulateur de la violence sociale.

Nationalisme et humanisme

Il en va sans doute des groupes et des sociétés comme des individus. Elles ont besoin de développer leur identité et elles ont besoin de reconnaissance par les autres de cette identité. Le nationalisme peut être partagé par un peuple parce qu'il fascine et rassure. Je ne prends pas le nationalisme au simple sens de besoin d'une nation pour un peuple et conscience de son identité, ce qui est bien légitime et sain, mais dans le sens d'exacerbation du sentiment national vers le chauvinisme, la xénophobie, voire l'expansionnisme. Pour rassembler, le nationalisme s'appuie sur le refus des différences ; il désigne couramment un ennemi commun, un bouc émissaire. Il est l'antithèse de la solidarité entre les peuples. Le nationalisme prospère quand l'éducation, au sens du développement personnel et social est un désert. Il est le signe, contrairement aux apparences, d'une faiblesse de la construction narcissique du groupe social : il représente, en cela, un des facteurs de risque suicidaire.

Face à cette approche, la démocratie est un humanisme, un facteur de paix et elle se construit sur l'antithèse du nationalisme : l'éducation et la solidarité. Elle ne trouve sa cohérence que dans le droit des peuples à disposer d'eux-mêmes, transposition légitime à l'échelle collective des droits de l'homme.

Mais alors, surgit un grave problème : notre société qui se targue de démocratie et de droits de l'homme et qui est reconnue dans le monde pour cela, fait la part belle dans les livres d'histoire au nationalisme expansionniste. Malgré une évolution relativement récente dans les déclarations des présidents de la République successifs sur le colonialisme, on valorise dans la culture, dans les livres et l'enseignement de l'histoire, l'expansion du territoire et les guerres de conquête menées jusqu'au XXe siècle, sans faire grand cas des massacres et de l'idéologie de la violence qui les ont accompagnées. Sont valorisées la puissance et les guerres victorieuses comme si la violence à dénoncer serait uniquement celle de nos ennemis ! La barbarie est occultée quand notre peuple est vainqueur. Il y a deux poids deux mesures dans les discours sur la violence. Qui a appris, par exemple, le nombre de morts des guerres napoléoniennes ? Combien de massacres inutiles, de culte de la personnalité et d'idéologie nationaliste, au début du XIXéme siècle, c'est-à-dire après la Déclaration des droits de l'homme dont nous sommes si fiers ? Qui a appris le rétablissement de l'esclavage aux Antilles par Napoléon ?

Que disent les livres d'histoire sur les risques d'enchaînement de la violence qu'a représenté la prise de pouvoir par Napoléon, à la faveur d'une période troublée ? On ne peut pas refaire l'histoire, et il vaut mieux la connaître que l'ignorer pour construire la suite. Mais la manière de la présenter peut être porteuse de paix ou au contraire d'esprit de vengeance. Apprend-on à se méfier de ce qui a permis l'éclosion d'un pouvoir mégalomane qui a éclipsé la démocratie et entraîné son peuple dans des guerres de conquête sanguinaires dans une grande partie de l'Europe ? L'humanisme consiste à considérer que, au-delà de toute échelle culturelle, un humain égale un humain puisque les humains représentent tous la vie humaine. Dans ce sens on ne peut justifier aucune guerre de conquête et les morts victimes des conquérants ne sont jamais acceptables. L'enjeu est d'importance, car il s'agit de ce que nous mettons dans la tête des jeunes, à l'école. S'ils sortent convaincus qu'un dictateur est un héros, même s'il a échoué, c'est aujourd'hui la démocratie qui a échoué. Si les jeunes sortent du système scolaire avec des idées confuses, mélangeant le nationalisme conquérant et les droits de l'homme, la démocratie n'a pas réussi. Il faut ajouter là encore que ressentir des sentiments contradictoires pose un sérieux problème et crée encore une fois de l'ambivalence, source d'angoisse. Les contradictions profondes entre le discours sur l'éthique humaniste et l'histoire, telle qu'elle est souvent présentée aux jeunes, est une source d'insécurité et de perte de confiance dans les valeurs sociales et dans l'ordre républicain.

Les pouvoirs forts en quête de légitimité ont depuis toujours fait appel à une loi surhumaine : le droit divin. Ainsi, plus besoin de remettre en question périodiquement le choix du détenteur de ce pouvoir : c'est le choix de Dieu ; plus besoin de délibérer sur la succession, il suffit de rendre le pouvoir héréditaire. On ne peut pas ne pas remarquer la violence sociale que représente la sélection par la naissance et l'impossibilité de remettre en question la fonction d'un dirigeant : les dérives inévitables vers l'abus de pouvoir, le culte de la personnalité, les phénomènes de cour, les privilèges accordés aux proches, la confusion entre intérêt général et intérêt personnel ou familial, qui impliquent de distribuer des privilèges pour disposer d'obligés fidèles : autant de facteurs d'injustice et de violence sociale ! Il faut reconnaître que bien des pays ont réussi à pallier à ce problème sans couper de têtes. La Grande Bretagne, la Suède, la Hollande, l'Espagne ont gardé une royauté, mais sans lui laisser de pourvoir ; en en faisant un symbole de la nation, à côté des institutions démocratiques. Et il faut reconnaître que les peuples ont besoin de symboles ! Alors...

Si l'on ajoute la contradiction entre les discours sur l'égalité des citoyens et les inégalités pratiquées entre les hommes et les femmes, par exemple, les contradictions sont flagrantes, tant sur le plan social que familial. Et justement les religions entretiennent bien souvent la soumission de la femme de façon plus ou moins importante à l'homme. De ce point de vue, la religion catholique a joué un rôle délétère, car il faut reconnaître qu'elle n'a jamais vraiment reconnu la femme à l'égal de l'homme. Mais il faut aujourd'hui encore plus s'inquiéter du rôle des extrémistes islamistes, qui ont bien l'intention de continuer à entretenir les racines de cette violence faite aux femmes. Dans ce contexte, on peut comprendre que les jeunes filles soient particulièrement marquées par cette violence sociale et la retournent parfois contre elle-même en faisant des tentatives de suicide, lorsqu'elles n'ont pas la solidité psychique et la force pour se révolter, quitte à être en prise avec la répression ou le bannissement de la famille.

Le fait d'enfreindre la loi morale qu'on a soi-même édictée représente une forme de violence qui contribue certainement à troubler la jeunesse. De ce point de vue, en France, on peut penser que le fait de n'avoir pas réglé l'immense offense du colonialisme et la barbarie de la guerre d'Algérie, marquée par la torture, est une importante source de la violence de la 2éme génération algérienne immigrée, dont certains membres ne s'investissent pas dans les valeurs républicaines et démocratiques qui devraient caractériser la France.

Si l'on voulait faire de la prévention en santé mentale sans rien changer à la société, on se condamnerait d'emblée à l'échec. Aujourd'hui, la manière de raconter l'histoire devrait être mise en cohérence avec la citoyenneté et la démocratie. Qu'on ne s'y méprenne pas : je ne propose pas de raconter l'histoire de la manière qui nous arrange, comme l'ont fait beaucoup de régimes non démocratiques, mais, au contraire, de partir des faits et de renoncer à l'idéologie qui aboutit à de telles contradictions. Le Pape a fini par demander pardon pour la caution de l'esclavage et la République française l'a finalement dénoncé comme un crime contre l'humanité en 2001 ! Mais il reste beaucoup à faire concernant les guerres expansionnistes et le colonialisme et pour changer en profondeur les mentalités. On ne peut pas valoriser à la fois l'humanisme et l'impérialisme, les droits de l'homme et l'exclusion sociale ou l'asservissement des femmes, la démocratie et la dictature, fût-elle de droit divin !

L'humanisme et la santé mentale sont les deux aspects complémentaires d'une même approche. Il y a un parallélisme entre l'approche individuelle et l'approche collective et l'humanisme est à l'échelle collective ce que la santé mentale est à l'échelle individuelle ; de même, la démocratie permet à l'échelle sociale ce que la régulation permet à l'échelle interindividuelle.

Une société peut-elle avoir des tendances suicidaires ?

La réflexion nous a fait glisser de l'individu au collectif. Si l'on considère l'enchaînement des facteurs de risque, des causes et des circonstances déclenchantes qui peuvent mener au suicide, et si l'on considère par ailleurs que les sociétés sont vivantes, qu'elles naissent, qu'elles vivent et qu'elles peuvent mourir en tant que telles, on peut envisager la possibilité de tendances suicidaires d'une société. Nous avons vu qu'une société peut faire preuve de fragilité narcissique, se manifestant par l'exacerbation du nationalisme ; qu'elle peut être sujette à la violence, ceci sous la forme d'une violence physique, psychique ou sociale, qui peut être subie ou agie ; elle peut avoir des difficultés de communication et s'organiser dans l'incommunicabilité, comme sous la STASI dans l'ex Allemagne de l'Est ; elle peut être concernée par la perte du sens.

La société productiviste et scientiste moderne, qui a abouti à un modèle de développement basé sur la croissance, la consommation d'énergie et de matières premières toujours plus importantes en est certainement un exemple. L'idée même de croissance économique en pourcentage, quelque soit l'importance de ce pourcentage de croissance, définit une fonction mathématique appelée exponentielle. Et la caractéristique d'une exponentielle est de tendre vers l'infini. Le montant du pourcentage de croissance influe sur la durée nécessaire pour tendre vers l'infini, mais pas sur le principe même. Ceci signifie qu'un tel modèle économique ne peut être pensé que pour un nombre limité de générations, car on sait bien qu'il n'est pas possible de satisfaire des besoins infinis avec les ressources de la planète, qui sont finies. Ceci signifie qu'on ne pense pas la société pour la vie des générations futures. A l'échelle d'un individu ou d'une génération, c'est une attitude égoïste, mais à l'échelle collective, n'est-ce pas une attitude mortifère ? De fait, on a abouti en un peu plus de deux siècles à un début d'épuisement des ressources naturelles, au changement climatique, à la généralisation des pollutions, à un développement sans précédent des maladies liées à l'environnement et aux modes de vie. L'agronome, René

Dumont, qui a publié son livre *L'utopie ou la mort* en 1973 l'exprimait déjà clairement.

L'exemple dans ce domaine est celui du nucléaire. Le général de Gaule avait été humilié pendant la Deuxième Guerre mondiale par le Président américain, Franklin Roosevelt et le général Eisenhower qui ne lui faisaient pas confiance. Il a mis son point d'honneur, à l'issue de la guerre, à faire réaliser le plus vite possible une bombe atomique française pour entrer dans le petit cercle des nations disposant de l'arme atomique. Autrement dit, le choix de la bombe a été le fruit d'une souffrance narcissique… Et la réponse est à hauteur de l'affront !

L'ampleur des risques du nucléaire, militaire comme civil, est sans commune mesure avec toutes les autres technologies, et le potentiel de violence destructrice est gigantesque. La preuve en est qu'aucun assureur n'accepte de couvrir le risque nucléaire. Les usines sont assurées, pas les centrales nucléaires ! Le potentiel de destruction est incommensurable puisque l'arsenal nucléaire militaire, aujourd'hui présent sur la planète, est suffisant pour détruire plusieurs fois l'humanité. Un Traité pour l'interdiction des armes nucléaires a été voté à l'Assemblée générale de l'ONU en 2017 par 122 pays sur 192 (mais pas par la France). De plus, un accident nucléaire civil comme ceux de Tchernobyl, ou de Fukushima, bouleverse la situation de centaines de milliers d'humains et menace la vie pour des siècles. Le potentiel de pollution du nucléaire n'est pas comparable à ce que les humains ont connu dans le passé. Certes, ce n'est pas le premier fléau sur la terre. Les volcans, tsunamis, tremblement de terre, ouragans ont entraîné beaucoup de morts et de destructions. Les activités humaines ont eu aussi leur part, depuis les guerres jusqu'aux conditions de travail. Les mineurs sont morts par milliers de la silicose, après avoir respiré la poussière de silice dans la mine. Mais quand on arrête d'envoyer les mineurs dans la poussière de silice, la santé de leur descendance n'est pas affectée. La pollution nucléaire, au contraire, est caractérisée par sa durabilité, dans ses causes comme dans ses conséquences, de telle sorte qu'elle bouleverse le rapport à la responsabilité. Quant aux causes, la radioactivité est un phénomène que les humains ne savent pas arrêter. Les déchets nucléaires seront dangereux, pour beaucoup, pendant quelques centaines d'années et, pour certains comme le plutonium, pendant des centaines de milliers d'années. Autant dire que la pollution et définitive. En ce qui concerne les conséquences, les faibles doses entraînent des cancers, pour lesquels il n'y a pas de seuil au-dessous duquel le risque serait nul. Autrement dit, à chaque fois qu'on ajoute de la radioactivité, on ajoute des cancers dans la population. Le fait qu'il existe une radioactivité naturelle et, d'ailleurs, des cancers « naturels » ne justifie en aucune manière d'en ajouter par les activités humaines. De plus, les effets de la radioactivité portent aussi sur le stock de chromosomes, entraînant des mutations génétiques. Or, ces mutations sont le plus souvent récessives, ce qui signifie qu'elles n'apparaissent pas immédiatement, mais qu'elles peuvent donner des malformations congénitales au bout de plusieurs générations si elles sont suffisamment fréquentes dans une population pour se trouver à l'état homozygotes. Ainsi, il sera possible de faire le bilan des mutations génétiques dans un futur lointain, qu'on peut estimer à une dizaine de générations. Si à cette époque on s'aperçoit qu'on est allé trop loin et qu'il y a des problèmes génétiques fréquents, qui peut croire qu'on pourrait revenir en arrière ? Au-delà des risques physiques à long terme de la pollution nucléaire, ce pari sur l'avenir représente une violence psychique et une violence sociale.

Quand on la regarde en face, cette violence n'est pas très supportable et il est frappant de constater que le secteur nucléaire, militaire, mais aussi civil, a fait l'objet d'absence de communication, de refus de transparence et de secrets d'Etat, qui ne sont probablement pas moins troublants que les secrets de famille ! Pour vivre tranquille, ou pour vivre tout simplement, on le refoule dans l'inconscient collectif.

Le nucléaire militaire est l'exemple même de la perte de sens, à l'échelle mondiale. En effet, l'intérêt de la dissuasion nucléaire repose sur le contraire du pari de Pascal : sur un « anti-pari de Pascal ». Pascal faisait le pari de Dieu, car, s'il existe il vaut mieux être en bonne entente avec lui et, s'il n'existe pas, il n'y a rien à perdre à le respecter ! Quand il s'agit de la bombe atomique, le pari est à l'inverse : si l'on parie que l'on ne s'en servira pas, il serait logique de ne pas en fabriquer pour utiliser l'intelligence humaine et les ressources de la planète à une oeuvre de paix, plus utile à l'humanité. Mais si l'on parie que l'on s'en servira, il est clair que plus il y a de bombes de par le monde, plus est grand le risque que quelqu'un d'un peu fou appuie le premier sur le bouton. Il serait donc logique, dans tous les cas, que le premier projet de tout homme ou femme politique soit de travailler par tous les moyens au désarmement atomique multilatéral. Et ce n'est pas réellement le cas ! L'attitude adoptée largement, en particulier dans notre pays, consiste à revendiquer la possession de l'arme atomique, mais de se scandaliser que d'autres états veuillent la posséder aussi et de leur dénier le droit de construire une bombe atomique. Loin de moi l'idée que ce serait une bonne chose qu'ils puissent le faire, mais il n'est pas vraiment défendable dans un esprit démocratique, que les uns aient le droit et les autres non. Sinon, on entre dans le « droit des puissants » et s'ensuit une grave perte de sens démocratique, car la responsabilité humaine et politique est en principe destinée à servir l'humanité pour améliorer son sort.

La pollution et le risque nucléaire constituent un tabou et s'accordent mal avec la démocratie. Dans notre pays, il n'y a jamais eu de débat démocratique sur le choix de couvrir le territoire par 58 réacteurs nucléaires, qui devront un jour être démantelés alors qu'on ne sait pas neutraliser les déchets. La construction de la bombe atomique a faussé les termes du débat en mettant la société devant le fait accompli et en créant un lobby particulièrement puissant. Il est d'ailleurs probable que, sans la pression du nucléaire militaire et avec un véritable débat démocratique sur les avantages et les inconvénients du nucléaire, le parlement n'aurait pas voté facilement un pari aussi risqué pour l'avenir. Nos voisins allemands, qui ne sont pas tombés dans cette approche idéologique, ont décidé en 2000 de sortir totalement du nucléaire. Ils ont pris cette décision après l'Autriche, la Suède, l'Italie, la Belgique. Et ils ont été suivis par la Suisse, le Québec.

Au total, on retrouve tous les éléments décrits plus haut comme causes d'actes suicidaires : fragilité narcissique, violence, incommunicabilité, perte de sens. Il en découle un argument que les écologistes n'ont pas encore beaucoup utilisé : la société nucléaire n'est-elle pas une société suicidaire ?

Prévention, développement durable, estime de soi, respect de l'autre

La prévention implique un changement profond de mentalité pour préparer l'avenir. Il s'agit de préserver les ressources et d'éviter les pollutions de telle sorte que les générations futures puissent bénéficier des mêmes avantages que les nôtres. C'est la définition même du développement durable. Entrer dans cette perspective représente un véritable changement de mentalité, car objectif systématique de croissance, pollutions, production de déchets, consommation des ressources naturelles, mais aussi mode de vie, de consommation, de déplacement, conception du confort sont à reconsidérer profondément. Les tenants du mode de développement et de consommation actuel font en général « acte de foi » dans le « progrès », et pensent que les sciences et les techniques résoudront demain les problèmes que nous ne savons pas maîtriser aujourd'hui. Ils propagent largement cette idéologie dominante dans les médias. La sagesse et le bon sens ne consisteraient-ils pas à inverser la proposition ? Autrement dit, ne nous lançons pas à créer des problèmes tels que le changement climatique ou les déchets nucléaires tant que les sciences et les techniques ne savent pas les résoudre ! Telle serait l'attitude d'une société en bonne santé mentale.

La démocratie peut entraîner une dynamique sociale positive dans la mesure où elle implique de reconsidérer l'information et l'éducation. Le développement durable nécessite de limiter les pollutions qui peuvent perturber la santé dès maintenant et dans l'avenir et elle nécessite de ne pas épuiser les ressources dont la quantité est finie. Mais, pour être durable, une société doit aussi se préoccuper de l'avenir des jeunes et, donc, investir dans l'éducation. C'est pourquoi l'éducation à la citoyenneté est complémentaire de l'éducation pour la santé. Il s'agit de faire l'apprentissage de la vie collective, de la coopération en fonction de l'intérêt général et en expérimentant le fonctionnement démocratique. C'est un aspect majeur de ce qu'une société peut transmettre à des enfants ou à des adolescents.

Il ne s'agit pas ici de démagogie… de renverser le fonctionnement des institutions pour donner le pouvoir aux ados, de supprimer l'autorité parentale, de remplacer les élections républicaines et le pouvoir de décision qu'elles confèrent aux élus. Si l'on ne veut pas créer des quiproquos et vivre dans l'ambiguïté, ce qui serait contre-éducatif, il faut définir clairement l'objet des processus démocratiques que l'on met en place. Ainsi, je pense que réunir des jeunes pour une concertation sur la politique de la commune est une excellente initiative, mais à condition que ce ne soit pas un simulacre et qu'ils aient une vraie possibilité d'influer et de voir réaliser certaines de leurs propositions. En revanche, c'est sans doute une erreur de donner à ce type de dispositif le nom de « conseil municipal des jeunes ». Ce titre crée la confusion entre le rôle et la légitimité du conseil municipal issu des élections républicaines et celui d'une assemblée consultative de jeunes citoyens. Si on laisse entendre qu'on peut faire la même chose sans passer par ces élections, on prend le risque de produire des déçus de la démocratie, alors même que l'objectif est de développer la citoyenneté. Cet exemple montre la différence entre les bonnes intentions et les résultats et met en évidence la nécessité de faire appel à des personnes compétentes en démarche de projet participative, si l'on veut développer l'apprentissage de la citoyenneté et de la démocratie. Ainsi, il est important de définir des dispositifs démocratiques qui se doivent de respecter scrupuleusement l'esprit démocratique dans leur fonctionnement.

D'une façon générale, les citoyens ne se satisfont plus de la démocratie représentative où les élus peuvent agir sans rendre de comptes, parfois à l'opposé de leur discours, sans être mis en cause. Les citoyens perdent confiance dans leurs élus, et se « dépriment » vis-à-vis de la démocratie. Certains citoyens rebondissent sur ce constat et aspirent à jouer un rôle plus actif, entre les séquences électorales. Il émerge une demande de démocratie participative. Ainsi se mettent en place des conseils consultatifs, en particulier des conseils de quartier. Surtout, une vie associative diversifiée, intense, et présente sur tout le territoire joue un grand rôle d'intégration sociale, de solidarité et, par là, de prévention sociale et psychique, même si ce n'est pas dans les objectifs explicites de l'association. La société moderne serait beaucoup plus dure à vivre et encore plus violente s'il n'y avait pas la vie associative. Mais si l'on ne veut pas démobiliser les citoyens vis-à-vis de la politique, il est urgent de clarifier ce que recouvre la participation. Si l'on consulte les citoyens une fois que l'on a écouté les experts, sollicité les opérateurs pour proposer des projets, voire quasiment choisi le projet à retenir, ce n'est pas de la démocratie participative. Pour prendre du sens et mobiliser réellement les citoyens, la participation s'exerce dès l'étude des besoins et la définition des objectifs. Le cadre de la participation est à définir clairement, car il ne s'agit pas de déresponsabiliser les élus. Mais, justement, les élus qui sont si prompts à financer des études et des conseils techniques seraient là encore bien inspirés de solliciter les conseils d'experts des méthodes participatives s'ils veulent redonner du goût à la démocratie ! L'enjeu est de taille, car la participation vraie est de nature à mobiliser les citoyens de bonne volonté, à leur donner l'occasion de s'exprimer, de valoriser leurs compétences et de jouer leur rôle dans la collectivité, c'est-à-dire de permettre une intégration sociale, si importante dans la prévention du suicide.

Plus, l'esprit démocratique qui consiste à considérer les citoyens à égalité, s'accommode mal de la hausse actuelle des inégalités sociales. Le chômage et, pour les plus pauvres, les difficultés d'accès à leurs droits, provoquent une augmentation de la pauvreté et de la misère, alors même que la société française n'a jamais été aussi riche. Le droit au logement est garanti par la constitution et a été inscrit à plusieurs reprises dans la loi, dont celle de 2007 qui le rend « opposable », c'est-à-dire permettant de recourir aux autorités, y compris judiciaires, pour le faire appliquer. Pourtant ceux qui se retrouvent à la rue, sans domicile, sont de plus en plus nombreux. L'héritage de fortunes pour un petit groupe de privilégiés qui pourront décider de la vie économique sans jamais connaître les exigences du salariat ni de la précarité entretient une société clivée. L'expansion du capital, qui grossit de lui-même d'année en année, tandis que ceux qui n'ont pas de capital continuent de payer un loyer, est source d'une augmentation indécente des inégalités. Sur ces questions, la démocratie a à s'interroger et à modifier un certain nombre de règles économiques si elle veut préparer un avenir qui ne soit pas explosif. La démocratie a encore beaucoup de progrès à faire !

La démocratie permet aussi de gérer les relations de rivalité. Etre en compétition avec une autre personne fait partie de la vie : pour un emploi, pour une promotion dans le travail, pour un poste de responsabilité, pour une élection, sans oublier que la rivalité se retrouve éventuellement aussi dans la vie amoureuse. On peut gagner, on peut perdre, être capable de l'assumer fait partie de la vie d'adulte. On peut perdre avec les honneurs, dans le respect de soi-même et des autres. Il est possible de gagner en refusant les « coups tordus ». Il est possible d'être en compétition sans vouloir détruire l'adversaire, sans enfreindre les règles pour gagner. Tout le monde s'en trouve valorisé. Ce qui laisse un goût amer, ne se pardonne pas et instille un esprit de vengeance n'est pas de perdre un vote, une mission ou une embauche, si l'on est battu « à la loyale », mais d'être victime de manœuvres déloyales, telle le racisme, le copinage, la médisance mensongère, qui ne respectent pas les règles reconnues, car édictées en commun par la société.

Il est possible d'avoir du respect, de l'estime voire de l'amitié pour des adversaires. C'est bien connu dans le sport, en particulier dans les sports qui peuvent être dangereux. Quand un marin en course est en difficulté, ses concurrents n'ont aucun cas de conscience et à se détourner pour le sauver. Quand un artiste a du succès, ses collègues artistes peuvent se réjouir. Quand un scientifique, un artiste ou un homme politique reçoit une distinction, ses collègues peuvent s'en réjouir sincèrement et le féliciter même si ce n'est pas eux-mêmes qui sont distingués. L'objectif collectif peut être plus important que sa place individuelle. Il est possible d'avoir le sens de l'intérêt général. C'est la base de la citoyenneté. Le sens du service, la générosité existent et font du bien aussi à ceux qui les pratiquent. Antoine de Saint Exupéry l'a décrit avec son immense talent : « être homme, c'est précisément être responsable. C'est être fier d'une victoire que les camarades ont remportée. C'est souffrir d'une misère qui ne semblait pas dépendre de soi. C'est sentir, en posant sa pierre, que l'on contribue à construire le monde ».

La compétition, la concurrence, la rivalité ne commencent pas avec la démocratie. Elles font partie de la vie en société. Ce que la démocratie apporte, ce sont des règles de transparence, la liberté d'expression et de réunion ainsi que des processus électoraux réglementés. Tout ceci représente un progrès vers l'égalité des chances, même si on est loin de la perfection dans ce domaine. Ainsi, la démocratie valorise la loyauté et limite la violence.

En conclusion, la démocratie régule les relations entre le pouvoir, le narcissisme et la violence, en introduisant le « commun », le partage, la solidarité. Ainsi, la démocratie peut être un réel facteur d'harmonie et de régulation sociale. Le pouvoir n'a pas tendance à s'arrêter spontanément quand on commence à en abuser. C'est l'émergence d'un contre-pouvoir qui peut amener à négocier la place de chacun. Dans ce domaine la passivité et l'attente ne peuvent que faire s'installer le fatalisme et la démobilisation. Il est convenu aujourd'hui de gérer un certain nombre de décisions collectives et de rapports de pouvoir par le fonctionnement de la démocratie. Même imparfaite, elle représente un grand pas vers la gestion non-violente des conflits et un progrès vers le bien-être collectif.

Nos sociétés affirment promouvoir l'humanisme, ses valeurs et ses pratiques. Il ne suffit pas de l'affirmer… Néanmoins, en ce sens, nous sommes peut-être en train de sortir, péniblement, de la préhistoire de l'humanité… pour d'entrer dans une nouvelle ère, non pas des cathédrales, mais de l'humanisme et de la démocratie, ère dont un objectif majeur serait la santé sociale et la santé mentale.

Conceptualiser la pratique de prévention primaire et de promotion de la santé mentale

Il est plus habituel, dans le système de santé français, de penser prévention tardive que prévention précoce et prévention tertiaire que prévention primaire, et ce n'est pas par hasard. C'est un effet des écoles de pensée concernant la santé.

Les deux démarches de santé publique : descendante et ascendante

En santé publique, on parle souvent de « mesures » pour désigner des actions décidées de façon centralisée par le gouvernement ou les services de l'Etat. Beaucoup de ces mesures sont pertinentes et utiles, bien sûr, mais elles s'inscrivent dans une démarche descendante qui n'impliquent pas la participation. De ce fait, l'utilisation du terme de promotion de la santé est parfois ambiguë, voire contradictoire. On peut éclairer cette contradiction en référence aux deux démarches de santé publique : descendante et ascendante.

La démarche descendante est celle qui s'applique particulièrement aux situations de crise, qui relèvent de décisions spécialisées et de coordination centralisée. Elle s'applique, dans une moindre mesure, à la planification. Il s'agit d'objectiver les besoins, à l'échelle du pays, autant que possible sur des critères rigoureux et à la suite d'études scientifiques, ceci afin de répartir les moyens en fonction des besoins. La démarche s'appuie en premier lieu sur les statistiques concernant les maladies et les problèmes de santé, puis sur les propositions des spécialistes. Après la phase d'étude, elle nécessite des arbitrages politiques et financiers qui permettent de passer à la définition de programmes et de priorités, de façon plus ou moins régionalisée et plus ou moins transversale. Puis l'étape de définition d'actions adaptées aux objectifs des programmes. Viendra ensuite le temps de mettre en oeuvre les actions et, dès lors, de contacter la population. Mais il sera difficile de faire en sorte que la population participe, et qu'elle s'approprie les objectifs à un stade si tardif. La légitimité de cette démarche n'est pas à mettre en cause quand il s'agit de répartir les moyens et d'assurer l'équilibre entre les territoires et les populations. Mais il y a besoin d'un deuxième type de démarche, car il est clair qu'arriver auprès d'une population en disant : « Nous avons mandat de faire baisser de 10% le taux de suicide » n'est aucunement de nature à mobiliser les personnes dépressives et repliées sur elles-mêmes (ni d'ailleurs celles qui vont bien), pour construire ensemble un projet de bien-être.

La démarche ascendante consiste à s'adresser dès le départ à la population, pour lui donner la parole. Certes, ce n'est pas toujours facile, et cela demande des méthodes appropriées, car la population concernée n'est pas nécessairement motivée pour répondre à la sollicitation des intervenants. Il est nécessaire de partir des préoccupations propres de cette population pour la mobiliser. Puis, il s'agit de mettre en réflexion une population, à l'échelle collective. Viendra ensuite la définition d'objectifs d'action, par la population ou avec la population. A cette étape, les professionnels pourront apporter les études objectives qui permettront de négocier des objectifs pertinents. Les experts mandatés dans la démarche descendante pourront intervenir, s'ils ont la capacité pédagogique d'utiliser un langage adapté et d'être suffisamment brefs pour ne pas casser la dynamique participative et d'être ouverts au débat dans des termes qui ne sont pas toujours les leurs. C'est précisément le dialogue instauré pour élaborer des objectifs, qui motivera la population à s'impliquer dans l'action et qui lui permettra de s'approprier le processus puisque, dès lors, il s'appuie sur les préoccupations et les moyens d'expression de cette population et non pas seulement sur celles des professionnels. Il s'agit d'une démarche participative caractéristique des interventions de type promotion de la santé, si l'on prend au mot la définition.

Le tableau suivant, tiré *du Glossaire de l'éducation et la promotion de la santé*, dont j'ai dirigé la rédaction, met clairement en évidence les deux démarches et leur différence.

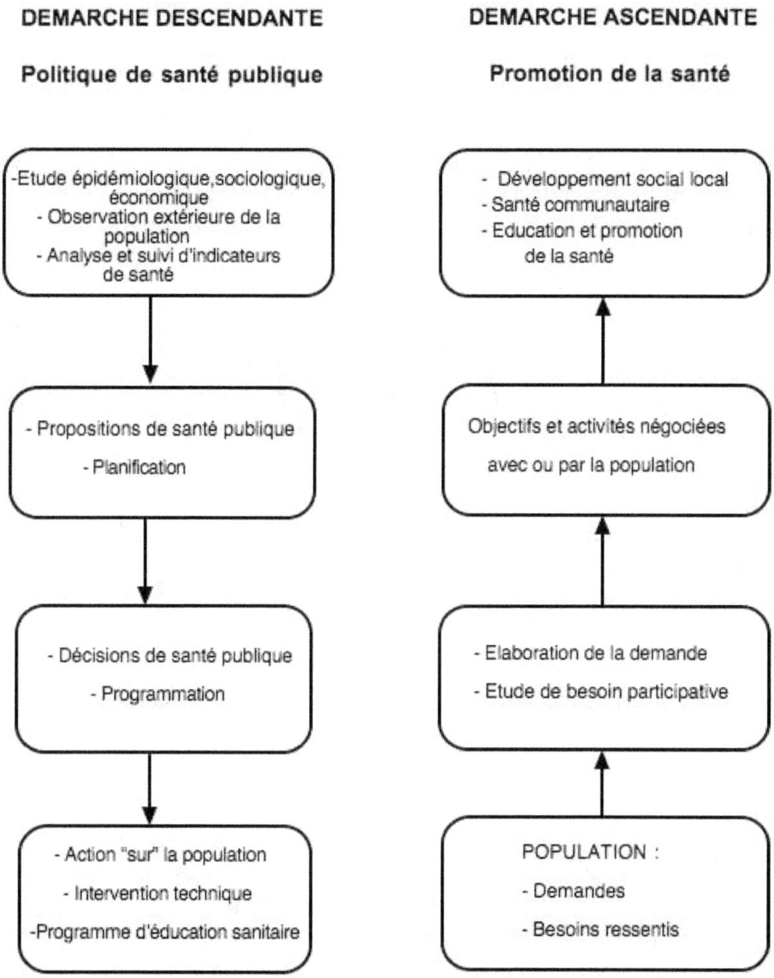

DEUX DEMARCHES DE SANTE PUBLIQUE

Une dialectique possible ?

Ces deux démarches de santé publique ont chacune leur légitimité, mais elles poursuivent des logiques spécifiques et se différencient profondément, tant par leurs objectifs que par leurs méthodes. Ce qui n'aurait aucun sens serait de prendre les objectifs de l'une et les méthodes de l'autre. On n'organise pas la participation en présentant une conférence d'experts et des études scientifiques. On ne peut pas non plus mener la planification à l'échelle nationale seulement en donnant la parole à la population.

Ces deux démarches ne sont pas non plus incompatibles. Elles ont chacune leur place dans une politique de santé, dès lors que chacune respecte la légitimité et les méthodes de l'autre. Mais il reste quand même à accepter la rupture méthodologique entre les deux.

Les administrations et les grandes institutions pratiquent généralement la démarche descendante, ce qui est leur rôle. Il serait donc nécessaire qu'elles soient capables de s'arrêter dans la démarche descendante pour faire place aux méthodes appropriées quand il s'agit de la participation de la population. Elles peuvent s'appuyer sur les professionnels compétents en méthodes participatives en leur demandant d'apporter l'expertise, de la même manière qu'elles invitent des experts s'il s'agit par exemple d'un problème médical. Une dialectique est à instaurer entre les démarches descendantes et ascendantes, dans le respect et la complémentarité. En réalité, cette complémentarité ne fonctionne pas vraiment et l'on a affaire à deux écoles de pensée qui ont les plus grandes difficultés à se rencontrer.

Paradoxalement, concernant les deux grands types d'approches que nous venons d'expliciter, descendante et ascendante, tout le monde fait référence à l'Organisation mondiale de la santé et s'arrange de la définition de la promotion de la santé énoncée dans la Charte d'Ottawa. Les tenants de la démarche descendante prennent en référence les axes opérationnels, sur lesquels on peut mettre en place une politique et « prendre des mesures ». Mais ils occultent en quelque sorte la définition basée sur la participation. Or pour être opérationnelle, la participation de la population devrait intervenir dès la définition des objectifs. Les tenants de la démarche ascendante considèrent que la définition est fondée sur la participation des citoyens et qu'elle donne le sens de la démarche. Tout le monde se parle et fonctionne, en particulier dans les congrès, comme si on parlait le même langage, même s'il n'en est rien ! On atteint la limite de cette ambiguïté soit quand il s'agit de répartir les budgets entre médecine et éducation pour la santé, soit quand il s'agit de traiter concrètement la place de la population. Il s'agit alors d'un rapport de force, et celui-ci n'est généralement pas en faveur de la participation et de la démarche ascendante.

Le paradigme qui sous-tend ces écarts d'interprétation est la conception même du rapport à la santé, et il est lié au rapport au pouvoir et à la place du citoyen : le citoyen est-il sujet, au sens de la royauté, c'est-à-dire assujetti, objet du pouvoir, ou bien, à l'inverse, est-il sujet au sens grammatical, sujet du verbe d'action, voire psychologique, c'est-à-dire acteur, responsable de son propre projet de vie ? Ce problème de langage est révélateur. Le fait de pouvoir utiliser le mot de « sujet » dans les deux sens montre les ambiguïtés de notre culture et donne une idée du chemin à parcourir pour clarifier certains aspects de fond. Mais il faut noter que la situation n'est pas symétrique. Les praticiens de la participation acceptent de respecter la démarche descendante, et donc la place des pouvoirs publics, tandis que les tenants du pouvoir administratif, politique ou technique ne sont pas souvent prêts à reconnaître la part de compétence de la population.

Les démarches descendantes et ascendantes sont susceptibles de se compléter, mais à condition de les placer sur un pied d'égalité dans l'échelle des valeurs et de reconnaître la rupture méthodologique nécessaire entre les deux. Dès lors, il n'est plus possible d'imposer d'autorité les objectifs et les méthodes de la démarche descendante, même s'il est plus facile d'écrire des priorités et des objectifs seul dans un bureau que de mettre en œuvre une démarche ascendante associant la population. La coopération entre les deux démarches ne sera possible qu'en développant fortement une culture de la participation au sein de notre système de santé aujourd'hui très administratif et « médico-centrique ».

En fait l'enjeu porte sur le type de relation avec la population et sur l'intervention qu'on peut nommer l'éducation pour la santé, comprise dans une démarche participative. Les professionnels et citoyens impliqués dans l'éducation pour la santé et la promotion de la santé conçues comme ascendantes, pensent que le contenu de la santé ne peut plus être considéré seulement comme une affaire de spécialistes, car, si l'on donne la parole à la population, on ne peut pas décider de ce que celle-ci doit dire. Dans cette conception, les professionnels de l'éducation pour la santé sont des partenaires précieux puisqu'ils jouent le rôle d'intermédiaires médiateurs avec une population considérée comme acteur de sa propre santé. Dans cette optique, l'éducation pour la santé n'intervient pas seulement en aval des décisions politiques, mais contribue, par son recueil de l'expression de la population, à l'analyse de la situation. Elle apporte ainsi l'expression de la population qui obligera à tenir compte de ses représentations pour proposer et négocier des objectifs adaptés. La participation dès l'étude de besoins réduira les incompréhensions et les dialogues de sourds entre citoyens et professionnels ou administrations. C'est la participation qui représente le véritable moteur d'une mobilisation sur un projet de santé. Bien sûr, elle peut permettre d'adapter les objectifs en fonction des besoins ressentis. En outre, elle facilitera la mise en oeuvre des décisions, en ce sens qu'elle fera ressortir les éléments permettant une appropriation par la population elle-même des programmes et des objectifs.

Entendre la parole de la population et décider le contraire de ce qu'elle exprime aurait pour conséquence immédiate de la démobiliser. La participation implique donc que la population puisse contribuer à la définition des priorités locales. Le corollaire est que les priorités ne peuvent pas être été arrêtées définitivement auparavant, de l'extérieur. Les décisions prises globalement et de façon centralisée, concernant la planification et la programmation doivent donc être adaptables sur le terrain. L'action de santé ne consiste pas alors en un programme décidé d'en haut, où le seul indicateur de résultats serait le nombre de personnes qui ont reçu le message « descendant » des professionnels. Il ne s'agit pas non plus de la fausse participation où les intervenants et les thèmes sont choisis par le préfet et où le débat avec les citoyens est réduit, voire inexistant, comme cela se passe trop souvent.

La participation ne fait pas place pour autant à la démagogie. Donner la parole ne signifie approuver sans réserve les affirmations ou les propositions de cette population. Les professionnels et les pouvoirs publics, avec leurs connaissances, leurs méthodes et leur éthique, peuvent apporter un point de vue différent, voire opposé à celui de certains usagers. Mais si l'on veut créer le dialogue, il est souhaitable que les experts n'assènent pas leur discours dès le départ, car leur statut et leur aisance sociale aura un effet d'inhibition sur l'expression spontanée des usagers. Il est plus pertinent de donner la parole aux experts seulement dans un deuxième temps, en réponse à l'expression et aux questions de la population.

Dans cet esprit, la formulation d'un programme implique la rencontre et la négociation entre les deux démarches, descendante et ascendante et la démarche d'éducation pour la santé y participe, dans la mesure où elle est définie comme une tâche de responsabilisation. Il est à noter que les médiateurs que sont les professionnels de l'éducation pour la santé peuvent contribuer à responsabiliser la population, mais aussi les « décideurs » des politiques, en apportant une connaissance de la population, de ses représentations et de ses besoins.

Promotion de la santé, prévention et éducation pour la santé

Le rôle de la compétence se déplace vers les méthodes participatives. Ce type d'intervention requiert une compétence complexe, qu'on peut appeler une compétence en santé communautaire ou en éducation pour la santé et qui ne peut pas s'exercer hors d'une équipe interdisciplinaire où s'analyse la pratique des intervenants eux-mêmes.

La participation vraie consiste à mobiliser la population à l'échelle individuelle, mais aussi collective, pour que les citoyens s'écoutent et réfléchissent ensemble. Les intervenants qui ont essayé savent bien qu'il n'est pas facile de mobiliser les citoyens, de les réunir, leur permettre de s'exprimer et instaurer un climat d'écoute, de faire avancer le débat par un dialogue et une réflexion collective. C'est pourquoi, le savoir-faire qui permet de mobiliser une population et de la mettre en réflexion dès la définition des objectifs est précieux.

Donner la parole à une population dans le cadre d'une étude de besoin ou d'une analyse de situation demande d'abord de mobiliser cette population. Pour cela, il faudra partir de la manière dont elle ressent par elle-même sa situation. Pour entrer en contact réellement avec elle, les moyens de communication peuvent être utiles, mais ne suffisent pas. Quand on arrive de l'extérieur, il est pertinent de passer aussi par les réseaux sociaux existants, structures sanitaires ou sociales, associations, établissements scolaires, regroupements formels ou informels qui structurent et animent le fonctionnement communautaire.

Pour organiser une réflexion collective, il est souhaitable de mettre en place des petits groupes, pour que chacun puisse apporter réellement sa contribution. Ces groupes sont à animer par une personne expérimentée pour donner la parole à chacun, mettre en débat les contradictions, faire émerger si possible des conclusions collectives et respecter le cadre horaire, qui a été négocié auparavant pour clarifier l'engagement des participants.

Lorsque le travail d'analyse de situation a été réalisé, il est alors possible d'organiser une réunion large où les conclusions des groupes de travail seront présentées, et où les experts pourront apporter également le résultat de leurs travaux, épidémiologiques, sociologiques, ou autres, afin d'instaurer un réel débat.

Ces réalisations s'inscrivent dans une démarche de projet participatif, qui s'appuiera sur un « groupe promoteur » réunissant les personnes les plus impliquées, dans une représentation équilibrée des corps sociaux et de la population. Il s'agira de négocier des objectifs avec les institutions et la population, puis de faire émerger des initiatives locales, en s'appuyant aussi sur les ressources propres de cette population, car il y a toujours des volontés et des talents qui ne cherchent qu'à s'exprimer.

L'animation d'une étude de besoins participative représente un savoir-faire spécialisé dont le rôle est d'associer largement les professionnels et les citoyens qui sont prêts à s'investir dans ce type de démarche. Ainsi, le rôle d'un corps professionnel en éducation pour la santé se déplace vers l'apport de méthodes et de savoir-faire aux intervenants de terrain capables d'animer par eux-mêmes la dynamique, et l'apport spécifique devient le conseil méthodologique et/ou la conduite de projet. Pour être efficaces, les prestations offertes par les équipes spécialisées en éducation pour la santé ne consistent pas simplement en mise à disposition d'un intervenant, mais en apport aux équipes de terrain de la capacité d'analyse et du savoir-faire d'une équipe interdisciplinaire spécialisée en méthodologie de projet participatif. Les professionnels spécialisés ont besoin d'une solide formation pour apporter une aide réelle à ceux qui sont quotidiennement sur le terrain, qui le connaissent et qui ont eux-mêmes un savoir-faire professionnel.

Le rôle des professionnels de l'éducation pour la santé et leur compétence représente une nouvelle spécialité, dont les modes de pensée et d'action sont souvent plus proches des acteurs du travail social que de ceux du monde de la santé. Les travailleurs sociaux s'affrontent quotidiennement à la question du risque de perte d'autonomie et ont dû, dans nombre d'équipes, adapter leurs objectifs et leurs méthodes. C'est ainsi que, selon le langage des sciences sociales, on parle de « développement social local » pour désigner l'intervention sociale qui vise à accompagner des personnes ou une population en difficulté en favorisant l'autonomie et la citoyenneté. Il est intéressant de constater qu'entre le développement social local conçu dans le monde du travail social et la promotion de la santé du monde de la santé, la parenté est très grande. Ce qui les différencie, c'est la genèse des concepts dans des cultures différentes et souvent cloisonnées

Enfin, si l'on en vient à développer le domaine de la promotion de la santé et de l'éducation pour la santé, l'évaluation des résultats des actions, mais aussi des programmes et des politiques mises en place est indispensable pour ajuster les méthodes, et cette évaluation demande, là encore, une compétence spécifique.

Pour s'intéresser aux résultats de la prévention primaire, il est possible d'organiser une étude statistique comparative entre deux groupes de population, qui ne différeraient que par cette action de prévention. C'est parfois réalisable, mais très long, compte tenu de la grande variabilité des facteurs de risque, des personnalités, des relations affectives entre les humains, comme des échéances de l'éducation qui se comptent en années ou en dizaines d'années. Ce type d'étude est nécessaire, mais assez sophistiqué. C'est pourquoi elles demandent des compétences et des moyens importants. Il faudrait une forte volonté publique pour mettre en place plus souvent de telles études, car, personne ne faisant de profits sur les résultats de la prévention, il est très difficile de trouver des financements pour investir dans ce champ de recherche.

Une deuxième voie d'évaluation, qui ne s'oppose pas à la précédente, et demande également des moyens, est de basculer vers la promotion de la santé et, donc, de définir des indicateurs positifs de bien-être psychique et de qualité de vie relationnelle, qui sont alors mesurables en population générale, avant et après action. Ceci implique de créer des indicateurs spécifiques de la promotion de la santé à partir de l'étude de besoins participative.

L'approche « promotion de la santé », à partir de la participation, s'applique particulièrement à la question du suicide. En effet, si l'enjeu de promotion de la santé porte sur le goût de vivre, il apparaît clairement qu'il est illusoire de vouloir l'imposer de l'extérieur par un programme décidé en « haut lieu » par des spécialistes. Au-delà de l'inefficacité de l'injonction et d'un programme uniquement descendant, cette approche protège contre les errements d'une société normalisante, ou les composantes du bien-être psychique seraient édictées par le pouvoir.

La promotion de la santé dans le système de soins

Selon la définition de la santé de l'OMS, déjà citée, « la santé n'est pas seulement l'absence de maladie, mais un état de complet bien-être physique, psychique et social ». Cette définition a le mérite d'expliciter la distinction entre santé et maladie et de montrer par là qu'une politique de santé n'est pas seulement une politique de soins médicaux. Ceci étant, si elle s'adresse à tous, la promotion de la santé s'adresse également aux malades. Elle représente une approche de la maladie dans laquelle le malade n'est pas seulement l'objet des soins médicaux, mais reste acteur de sa santé, c'est-à-dire de son projet de vie, avec la maladie et tenant compte de sa maladie. Le système de soins et la médecine sont donc également concernés par la promotion de la santé. Un certain nombre d'intervenants de terrain l'ont compris, parmi les médecins hospitaliers, les généralistes, les infirmières, mais aussi, et quelquefois surtout, parmi les moins qualifiés, aides-soignantes ou aides à domicile. Beaucoup se rendent bien compte qu'il est malsain que la maladie prenne toute la place dans la vie et que vivre le moins mal possible avec sa maladie implique de s'adapter et de continuer à construire autant que possible les facteurs du bien-être. Il peut y avoir complémentarité entre l'action médicale et l'intervention de promotion de la santé. Il faut cependant reconnaître que, si l'intervention médicale est fortement reconnue socialement et financièrement, l'intervention de promotion de la santé n'est toujours pas valorisée, ni socialement ni financièrement. Cette situation est paradoxale, car on peut penser légitimement que l'action de promotion de la santé, en soutenant l'autonomie des personnes, même si elles sont malades, peut sans doute être une source d'économies importantes pour le système de protection sociale. Certes les prestations sociales d'aide aux personnes âgées dépendantes s'apparentent à cette vision, mais l'esprit de la promotion de la santé inciterait à aller plus loin par exemple en donnant des formations en, promotion de la santé aux intervenants à domicile comme à l'hôpital ou en institution, ou encore en apportant une aide aux « aidants naturels » qui font partie de l'entourage de la personne malade.

L'intérêt de cette orientation n'a pas totalement échappé à ceux qui mènent la réflexion et pensent les textes officiels. En effet, la France a mis en place cinq programmes nationaux dont un est intitulé : « programme de qualité de vie avec une maladie chronique ». Il s'agit très précisément d'une orientation vers la promotion de la santé, qui ne dit pas son nom. De même, l'Organisation mondiale de la santé a créé un réseau international des « hôpitaux promoteurs de santé » et un nombre, certes restreint, d'hôpitaux français y participent. On peut observer toujours le même paradoxe, à savoir que les textes français reprennent les orientations de l'Organisation mondiale de la santé vers la promotion de la santé, mais que cela ne suffit guère à modifier les mentalités médicales et administratives françaises et que ces orientations se traduisent fort peu en pratique quotidienne.

S'intéresser au projet de vie, à la qualité de vie de la personne à la sortie de l'hôpital et au contexte dans lequel elle peine à vivre, si elle a réalisé un acte suicidaire, fait partie intégrante des soins de qualité et consiste précisément à intégrer la promotion de la santé dans les pratiques de soin.

Démédicaliser la santé…

C'est l'ensemble de la démarche de santé qui se distingue de la démarche médicale. La question du suicide impose, plus que tout autre, de prendre du recul par rapport au schéma de pensée médical, où le médecin, en tant qu'expert, établit son « diagnostic », rédige son « ordonnance », donne son « pronostic », car c'est lui qui est compétent. En effet, Le médecin cherche, par l'interrogatoire de son patient, les éléments qui lui permettent de rattacher les plaintes que ce dernier exprime aux connaissances pré-établies qu'il a acquises par sa formation. Il essaie en pensée de reconstituer un puzzle à partir de l'observation d'un ensemble de signes et de troubles physiopathologiques pour reconnaître un « tableau » connu, déjà décrit par d'autres médecins et établir ainsi ce qu'on appelle un diagnostic. L'intérêt de cette démarche médicale est de pouvoir ensuite prescrire un traitement, mis au point par l'expérience collective, dans la durée. C'est pourquoi cette démarche est adaptée aux maladies, mais pas à la promotion de la santé. Soyons clairs : il ne s'agit pas ici de critiquer par principe la médecine. Lorsqu'elle est capable de soulager un malade par une prescription, le plus souhaitable est que le patient respecte l'ordonnance. Il ne s'agit pas non plus de critiquer les médecins. Beaucoup exercent leur métier avec compétence et humanité, certains avec une réelle compétence psychologique. Mais il s'agit de repérer que les mots auxquels on est habitué d'« ordonnance » et de « prescription » ont un sens fort et n'ont rien à voir avec la participation. La démarche médicale est par nature une démarche descendante.

Le schéma médical a une pertinence reconnue quand il s'agit des maladies physiques bien identifiées, de les diagnostiquer comme de les soigner. Mais il ne s'applique pas de la même manière quand il s'agit du psychisme, ni quand il s'agit de la santé en termes positifs, c'est-à-dire du bien-être. Dans ce cas, le schéma de pensée de la promotion de la santé est beaucoup plus adapté en ce sens qu'il pose comme point de départ que l'acteur principal est la personne ou la population elle-même. Si la question du suicide est celle du goût de vivre, comment en faire l'affaire exclusive des spécialistes et ne pas tabler sur les personnes elle-même ? C'est pourquoi, si la question du suicide est importante en psychiatrie, elle est essentielle dans la construction d'une politique de santé mentale.

Et si l'on accepte de changer son positionnement vis-à-vis de l'idée même de santé, il s'agit aussi d'accepter les conséquences de ce nouveau point de vue, différent de celui des soins médicaux, et complémentaires pour les usagers. Ceci implique en corollaire de renoncer au mythe de la toute-puissance sur la santé, de renoncer par là-même à une position de pouvoir lorsque hors du champ de compétence médicale, au sens technique du terme, pour collaborer avec ceux qui ont acquis cette nouvelle manière de voir et de comprendre la santé.

Les « acteurs de santé » sont souvent issus des sciences humaines et des sciences sociales et ils ont généralement l'habitude de respecter le pouvoir médical quand il s'agit des maladies. Les médecins, en revanche, sont habitués à avoir le dernier mot de par leur situation de prescripteur et leur statut social. Forts de la confusion largement répandue chez les professionnels comme chez les profanes entre le concept de santé et celui de maladie, ils considèrent souvent, qu'ayant acquis quelque science des maladies, ils ont légitimement le pouvoir sur la santé. Or, il est important, pour être pertinent dans l'action de santé, de sortir de la médicalisation de la santé. Le cœur du problème n'est pas de nier l'intérêt de la médecine quand il s'agit des maladies, mais de construire un ensemble plus large où il y a place, à côté du soin des maladies, pour une action de santé qui sorte du seul champ médical pour construire une nouvelle cohérence. C'est précisément cette démarche – et pas plus que cette démarche, en ce sens qu'elle n'exclut pas la médecine ni les médecins – que je dénommerai la nécessaire « démédicalisation » de la santé.

C'est pourquoi la démarche de promotion de la santé s'explicite en des termes qui se différencient des termes médicaux. On ne devrait plus parler de « diagnostic », fut-il « éducatif » ou « communautaire », car le schéma médical, au sens strict, induirait alors la demande d'« ordonnance », c'est-à-dire d'ordres donnés par les experts. En promotion de la santé, on mènera par exemple une « étude de besoins participative », c'est-à-dire une démarche impliquant les usagers comme acteurs en dialogue avec les experts. Et c'est précisément ce type de démarche qui permettra à la population de s'approprier des objectifs et de s'impliquer dans l'action de santé.

Il faut bien reconnaître que le plus grand flou règne dans le vocabulaire, les discours, les modes de pensée, sans doute aussi dans les pratiques... L'action de santé en amont des pathologies, s'exerce à l'échelle individuelle, mais aussi à l'échelle collective, en prenant en compte la fonction sociale et le rôle de chacun dans le réseau de personnes qui se côtoient au quotidien. L'ensemble des personnes et des groupes structurés par un tissu de relations sociales ou affectives peut être désignés par le terme de communauté. C'est ainsi que nous parlerons d'intervention communautaire en santé, ou de santé communautaire.

Trois déplacements du mode de pensée

Si l'on veut s'extraire de la pensée dominante, descendante, qui sous-tend la plupart des formations et qui imprègne les décideurs et la société, trois déplacements principaux sont à opérer :

– **De la maladie à la santé**

Le premier consiste à passer de la maladie à la santé. La maladie est un processus qui, à terme, diminue les capacités et fait souffrir et qu'on essaie légitimement d'éviter ou de retarder. Le processus existe au-delà de la personne qui le porte et peut être étudié en tant que tel : c'est l'objet de la médecine. La médecine vise à connaître les maladies, à comprendre leur mécanisme, et à les guérir. La santé, quant à elle, vise d'une part la capacité de répondre aux agressions de toute sorte et la capacité de gérer les crises qui ne manquent pas de survenir dans un processus de vie habituel et, d'autre part, vise le bien-être. Or, par exemple, lorsqu'on parle des « professions de santé », tout le monde pense non pas à la santé en tant que telle, mais aux professions qui touchent aux soins médicaux. Il est nécessaire de sortir de cette contradiction pour concevoir une véritable action de santé tournée vers l'éducation pour la santé, la promotion de la santé, la santé communautaire et la protection de l'environnement. La médecine peut y apporter sa contribution, mais l'approche des sciences humaines et les méthodes d'action participative, représentant une autre culture, y sont indispensables.

– **De la souffrance au bien-être**

Le deuxième déplacement consiste à passer de l'approche par la souffrance à celle par le bien-être. La souffrance est une réalité négative qu'on essaie légitimement de repousser ou de soulager. Le bien-être est une réalité qu'on recherche, qui représente la qualité de la vie à laquelle aspirent les vivants. Or, lorsqu'il est question de santé, il est habituel de parler de « problèmes de santé », ce qui signifie clairement qu'on évoque la souffrance ou la maladie, mais pas le bien-être, car la santé, en tant que telle, n'est pas d'abord un problème. Elle représente un projet positif des humains pour leur vie. Développer les capacités d'adaptation et de bien-être n'est pas équivalent à soulager la souffrance. Si les deux sont légitimes, ils ne recouvrent pas les mêmes objectifs ni les mêmes méthodes. Si l'on veut mener une action de santé avec une classe d'enfants ou d'adolescents, il n'est pas pertinent de les considérer comme des malades potentiels ou des personnes susceptibles d'être en souffrance. Il s'agit plutôt de les voir comme des personnes, a priori en bonne santé, qui mènent et construisent leur vie. L'attention à porter à l'un ou l'une, qui présente une difficulté ou une souffrance particulière, est certes à prendre en compte, mais en tant que cas particulier. Confondre le cas particulier avec le cas général ne rendrait service ni à la personne concernée, ni aux autres. Ainsi, il reste à développer et à légitimer une science et une action concernant le bien-être en tant que tel. Ainsi, Françoise Molénat nous propose de « passer du dépistage à la sollicitude » pour mettre en place une prévention « prévenante ».

– **De la prise en charge à l'accompagnement**

Le troisième déplacement consiste à renoncer à une logique de « prise en charge » pour considérer réellement les usagers comme acteurs et intervenir en soutien à tout ce qui renforce leur autonomie. Les mots ont un sens et ne sont pas employés par hasard, même si l'on n'a pas conscience individuellement de leur valeur sociale. Le fait de « prendre en charge » signifie que la personne est en situation de faiblesse et que la solidarité impose de subvenir de l'extérieur à ses besoins. Si la personne est malade ou blessée ou encore dépendante, c'est tout à l'honneur d'une société de créer des dispositifs de solidarité et il faudra continuer à défendre ceux qui existent quand ils sont menacés. Mais toute prise en charge a des effets pervers, à commencer par celui de contribuer peu ou prou à la dépendance, à la déresponsabilisation des personnes, puisqu'on décide et qu'on fait « à leur place » ce qu'elle ne sont pas en capacité de faire par elles-mêmes. C'est pourquoi il faut s'assurer qu'une personne n'est pas capable d'assurer son autonomie, et que son entourage immédiat est dépassé, avant de proposer une « prise en charge ».

Il faudra en particulier être particulièrement vigilant face à la notion de « prise en charge » précoce, puisque l'autonomie est à préserver le plus longtemps possible. Si elle instaure une perte d'autonomie, la prise en charge ne doit surtout pas être la plus précoce possible ! L'action précoce est justifiée, mais elle doit être un soutien à l'autonomie et se différencier dans ses objectifs et dans ses méthodes d'une prise en charge. C'est pourquoi sont apparues des formulations telles que : psychothérapie de soutien ou facilitateur de résilience… C'est en principe aussi le sens, tout simplement, du mot éducation.

L'exemple de l'aide aux personnes âgées illustre parfaitement ce propos. Une personne âgée souhaite généralement rester « chez elle » le plus longtemps possible, jusqu'à mourir « dans son lit ». Or, l'hospitalisation signe la fin de son autonomie et, fréquemment, le virage est définitif et son autonomie sera impossible à rétablir. Cette remarque n'est pas une formule de rhétorique. Imaginez que la personne hospitalisée veuille décider de son réveil, de son coucher, de ses vêtements, de son rythme de vie, bref, garder son indépendance… elle devient très vite inadaptée à l'hôpital et complique la vie des soignants qui ont bien autre chose à faire que de s'occuper du caractère de chacun ! Une personne hospitalisée qui n'accepte pas de perdre son autonomie est un « mauvais malade ». C'est pourquoi il est clair qu'il faut réserver l'hospitalisation aux cas où il n'y a pas de solution à domicile. Si elle n'est pas indispensable, quel gâchis l'hospitalisation représenterait, en termes de qualité de vie comme en termes de respect des personnes ! Qui plus est, la prise en charge en institution est la plus onéreuse. Il n'y a donc aucun intérêt à aller dans ce sens, sinon de ne pas bousculer les habitudes. Or, aujourd'hui, bien des personnes âgées sont hospitalisées parce que le médecin généraliste appelé en urgence n'a pas d'autre solution, alors que l'hospitalisation n'est pas obligatoire médicalement, mais que la personne est trop seule, ou en conflit avec ses proches. En ce qui concerne les personnes âgées, ou encore les personnes soignées en psychiatrie, toutes les alternatives à l'hospitalisation sont à étudier et les services correspondants sont à soutenir ou à créer, pas nécessairement sous forme de structure d'accueil, mais plutôt de services dans la cité ou à domicile agissant en soutien à l'autonomie. Pour poursuivre dans cette logique, certains remettent en cause la notion de « maintien à domicile » des personnes âgées, qui peut laisser entendre qu'une autorité décide de l'extérieur et la remplacent par les termes de « soutien à domicile »...

Le problème n'est pas d'abord matériel (s'il y a des dépenses, il y a aussi des économies à faire). Le problème ne concerne pas les objectifs. La difficulté est de changer les habitudes des soignants et des administrations, et de s'interroger sur la cohérence entre la théorie et la pratique. C'est dans les têtes qu'il y a problème et le virage n'est pas facile à prendre dans le contexte de notre société. Il est vraiment impressionnant de mesurer la force de l'idéologie dominante et d'observer que cette contradiction ne choque pas grand monde : tout le monde s'accorde sans réserve sur l'idée que l'objectif de toute action de santé, des soins médicaux à la prévention, est bien de préserver, autant qu'il est possible, l'autonomie des usagers. Mais une fois ce principe affirmé, l'expression qui vient à l'esprit de chacun est celle de « prise en charge ». Faites le test. Essayez vous-mêmes de changer de langage, ou observez autour de vous, vous verrez ! L'expérience est facile à réaliser : en conversant avec un soignant ou un administratif, surtout, mais aussi avec un usager, mesurez au bout de combien de temps il emploiera la formule « prise en charge » pour parler des soins : vous n'aurez pas longtemps à attendre. Vous pourrez néanmoins vous mettre tout de suite d'accord avec elle ou lui sur l'objectif d'autonomie. Cette réflexion sur le langage et les pratiques qu'il recouvre est en revanche parfois plus avancée chez les psys, les éducateurs ou les travailleurs sociaux, peut-être parce que ces derniers se rendent plus facilement compte que si l'on développe la dépendance, on n'a pas fini d'augmenter les besoins ! Tout système de protection sociale peut être vite dépassé et une régulation purement financière risque de passer à côté des besoins réels et d'augmenter les inégalités et les « laissés pour compte ». Un secteur plus clair sur cette question est celui du handicap. En effet, les conséquences de la dépendance ou de l'autonomie sont plus directement mesurables et les contradictions entre les discours et la pratique explosent plus fortement ! Enfin, le mot « soin » lui-même, n'aide pas à clarifier, car il est ambigu : si l'on parle des soins en général ou du système de soin, tout le monde pense aux soins médicaux ; mais dans l'expression « prendre soin », la porte est ouverte vers une attention vraie à l'autre, qui peut inclure son développement autonome...

Il est souhaitable de limiter toute prise en charge au nécessaire, car, si l'intervention suscite la dépendance, il n'y aura jamais de limites aux besoins ! Quand il s'agit de la santé et de la prévention, il serait particulièrement inacceptable qu'elles puissent développer la dépendance, sous quelque forme que ce soit, puisqu'elles interviennent en population générale. Or, s'il s'agit de la santé en termes de bien-être, il n'y a aucune raison a priori pour qu'il y ait besoin d'une prise en charge. Il faut donc trouver d'autres modes d'action et d'autres mots pour désigner ces modes d'action : penser une rupture avec les pratiques de « prises en charge » pour donner une substance théorique et pratique à d'autres méthodes d'intervention de type « soutien » ou « accompagnement », dans lesquels on renonce d'emblée à penser ou décider à la place des gens, donc à les prendre en charge. Ce déplacement est clair et sans doute simple... mais il nécessite une véritable révolution culturelle dans le monde de la santé.

Trois idées fausses

Aborder sérieusement la question de la prévention implique de sortir des idées simplistes. Cette démarche n'a en fait rien de spécifique de la prévention. C'est l'attitude que l'on adopte devant un problème à résoudre, dès lors que l'on s'inscrit dans une démarche rationnelle : il est nécessaire d'analyser les problématiques, comme nous avons tenté de le faire, puis d'en tirer des conséquences pour l'action en recherchant la cohérence entre théorie et pratique. Ce qui est curieux, c'est que cette démarche, largement admise dans d'autres domaines et même valorisée dans une société où la science a pris une place déterminante, n'apparaît pas naturelle quand il s'agit de la prévention. L'esprit scientifique peut être sacrifié quand il s'agit des choses de la vie...

En effet, il est de bon ton de regarder la prévention d'un œil condescendant et de la considérer comme une occupation caritative pour les retraités ou une affaire de « bonne volonté » qui n'aurait pas besoin de professionnels compétents puisqu'il s'agirait simplement de bon sens... Le curieux de cette affaire est que, si l'on y regarde de plus près, la prévention est loin d'être l'intervention de santé la plus facile à mettre en œuvre. Il faut reconnaître qu'il est plus facile de prescrire un médicament hypocholestérolémiant, voire un régime, que de déclencher de réels changements de comportements ; plus facile de prescrire un anxiolytique ou un antidépresseur que de prévenir l'angoisse ou la dépression ou de soutenir le goût de vivre. La prévention est souvent l'intervention la plus difficile, même si l'on sait bien ce qu'il faudrait faire.

Là est peut-être la clef des représentations dominantes : dans notre société cartésienne, beaucoup croient que l'important est l'intention, que lorsqu'on a l'idée de ce qu'il faudrait faire, l'action découlerait « naturellement » de l'idée. Ce qui, en pratique, ne se vérifie absolument pas : sinon, tous ceux qui savent que le tabac est cancérigène et qui n'ont pas envie d'avoir un cancer, ce qui est quand même le cas courant, arrêteraient de fumer immédiatement ! Le problème, on le sait bien, mais on l'oublie souvent, c'est que l'être humain n'est pas seulement rationnel. Quand il s'agit des comportements, on peut observer que c'est généralement les pratiques qui déterminent nos idées et non le contraire. Sauf à être spécialisé sur une question et l'avoir longuement travaillée, les idées sont en fait des représentations et beaucoup s'arrangent, souvent inconsciemment, pour que leurs idées ne viennent pas trop déranger leurs pratiques et leurs habitudes de vie... L'idée que la prévention ne demande pas de compétence particulière, alors que c'est l'intervention qui obtient le plus difficilement des résultats, en est encore la preuve.

Ainsi, trois idées sont largement répandues, comme s'il s'agissait de banalités, alors qu'elles ne résistent pas à l'analyse :

– **Informer ne suffit pas**

La première idée fausse consiste à penser que la prévention se résume à l'information.

Lorsqu'on s'interroge sur ce qui convient de faire face à tel ou tel risque, la proposition qui vient à l'idée est le plus souvent : « on va informer les gens ». Cette proposition sous-entend implicitement que, lorsque les personnes à qui l'on s'adresse ont accès à la connaissance par l'information, il en découle nécessairement de leur part la mise en oeuvre d'une action visant à se protéger. Il y a des cas où c'est vrai. Mais il y a, non moins incontestablement, des cas où c'est faux. Cette réflexion s'applique tout particulièrement à la question du suicide : informer des personnes sur le suicide a peu de chances d'avoir un effet antidépresseur et de suffire à leur redonner goût à la vie. Ce raisonnement repose sur le sous-entendu que le déterminant principal des comportements serait les connaissances, mais nous venons de voir que ce n'est pas toujours le cas. De fait, nous le savons bien, chacun a des contradictions propres et il n'y a jamais une totale cohérence entre les connaissances et les comportements. Certes, tout le monde n'a pas les mêmes contradictions ! Et il est plus facile de dénoncer les contradictions du voisin que les siennes propres. Pourtant, si l'on veut agir, les siennes propres sont plus accessibles que celles des autres. Cette nouvelle contradiction ne peut que confirmer l'irrationalité des humains.

Si l'objectif est d'agir sur des comportements, il faut commencer par se demander quels sont les déterminants des comportements. Les connaissances font certes partie des déterminants, mais ne sont pas les principaux.

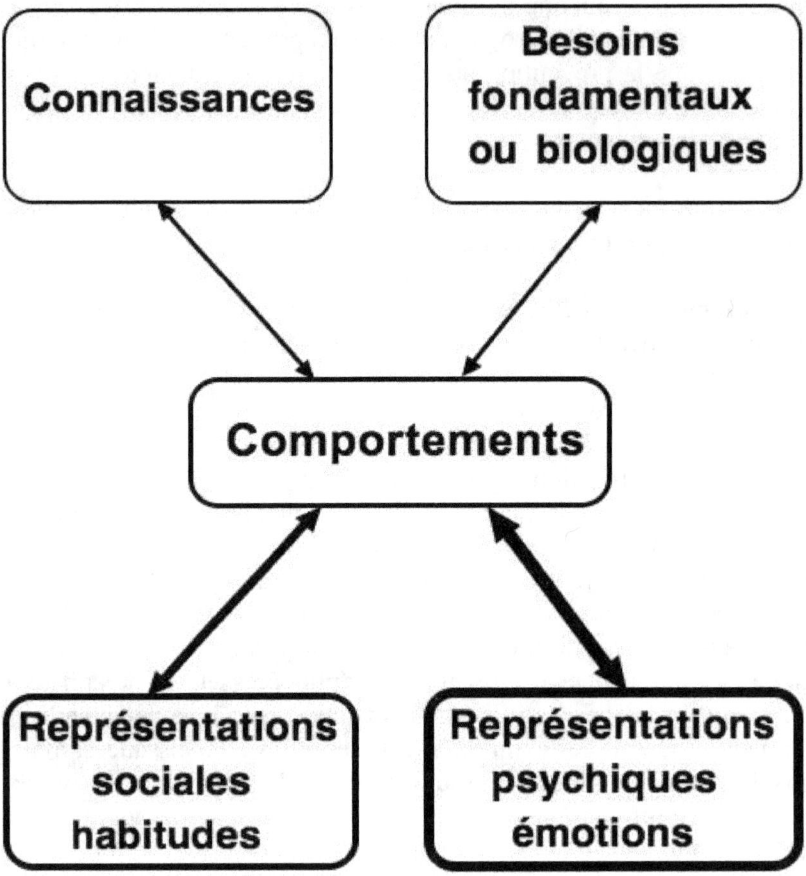

CONNAISSANCES ET COMPORTEMENTS

Plus puissantes sont les habitudes et les représentations sociales, c'est-à-dire les modes de vie et de pensée acquis depuis l'enfance, en particulier dans la famille. Les idées reçues sont d'autant plus puissantes qu'on n'y a pas réfléchi et qu'on ne les a pas analysées. Les êtres humains sont ainsi faits qu'ils peuvent avoir des idées différentes, parfaitement contradictoires, qu'ils peuvent l'assumer sans problème dans la vie quotidienne et, même, se fâcher si on le leur fait remarquer !

Mais il y a encore un moteur plus puissant des comportements : les émotions et les représentations psychiques. Pour prendre un exemple, la peur face au danger, ou encore le sentiment amoureux peuvent déterminer un comportement beaucoup plus puissamment que les connaissances concernant les risques. La conscience de cette réalité est en fait partagée dans l'imagerie collective, et s'applique à la prévention, car c'est ce que signifie le proverbe, ô combien justifié : « La peur n'évite pas le danger ». En fait, il n'est pas possible de travailler sur les comportements sans comprendre que l'irrationnel est plus puissant que le rationnel et l'inconscient est plus puissant que le conscient. Qu'il s'agisse de la quantité de graisse dans l'alimentation, de la consommation d'alcool, de l'inattention portée aux affects de son compagnon ou sa compagne, ou bien encore de la véhémence avec laquelle on réprimande ses enfants, si vous le faites remarquer à ceux qui vous entourent, vous n'êtes pas certains d'être bien reçus !

Les besoins biologiques, quant à eux (sommeil, soif, faim, etc.) jouent un rôle différent, car ils se font sentir quand ils ne sont pas assurés et ils se font oublier lorsqu'ils le sont.

Travailler sur les comportements passera donc, en premier lieu, par un travail sur les représentations psychiques et sur les représentations sociales. C'est pourquoi il est souvent plus utile de donner la parole à une personne ou une population que de lui asséner des informations. La connaissance et l'information ne sont pas pour autant sans intérêt. En fait, elles sont réellement utiles à ceux qui le demandent. Je peux en déduire une règle d'éducation simple : il est toujours utile de répondre aux questions que les gens se posent vraiment. Dans ce cas, la connaissance trouvera sa place dans le schéma de pensée de la personne et elle a toutes les chances d'être intégrée, retenue et de devenir opérationnelle. Cette règle appelle quelques remarques. Pour s'y conformer, il faut prendre le temps de saisir les questions et leur sens pour la personne elle-même ; il s'agit donc de commencer par lui donner la parole et par l'écouter. La deuxième remarque est qu'on n'est pas toujours compétent pour répondre ; dans ce cas on peut le reconnaître et adresser à quelqu'un d'autre, ou bien encore prendre les moyens de chercher ensemble les réponses, ce qui représente un accompagnement pédagogique certainement utile.

C'est pourquoi l'information diffusée de façon indifférenciée lors de « campagnes d'information » ponctuelles a une efficacité très limitée.

– **Le plus jeune possible ?**

La deuxième idée courante qui mérite d'être explorée consiste à penser que, en prévention, « Il faut agir le plus jeune possible ». Cette réflexion n'est pas totalement dénuée de fondement, car il est plus facile de prendre de bonnes habitudes que de les changer lorsqu'on découvre qu'elles sont dangereuses pour la santé. Mais cette logique trouve vite ses limites, car les habitudes de vie sont à considérer en fonction de la personne et en particulier de son âge, et non pas en fonction des préoccupations propres de celui ou celle qui se donne le rôle d'éducateur en prévention. Un adolescent ne se projette pas dans le risque d'avoir un cancer 20 ans plus tard. Pour lui, 35 ans représente la génération précédente de laquelle, justement, il cherche plutôt à se différencier pour construire sa personnalité et s'autonomiser.

Plus incontestable encore est la question de la sexualité. Quelle est la bonne question ? Celle du petit enfant qui demande pourquoi papa et maman sont dans le même lit et ferment leur porte ? Celle des jeux d'enfants qui explorent la différence garçon-fille ? Celle de la curiosité : « Comment naissent les bébés ? ». Celle de la puberté et des premiers émois adolescents ? Celle des premières relations amoureuses ? Celle de la peur de la grossesse non désirée ? Celle du désir d'enfant ? Celle de la contraception après une naissance ? Celle d'une vie de couple qui dure ? Celle du divorce ? Celle de la sexualité des personnes âgées ? Toutes ces questions sont légitimes, mais répondre à l'une quand des personnes se posent l'autre n'est pas nécessairement un service rendu et peut même entraîner des effets pervers. L'éducation à la sexualité ne devrait pas aboutir à ce que les enfants aient des réponses sur les questions des adultes qu'ils ne se sont pas posées. Mélanger les âges ne peut aboutir qu'à la confusion. Sans compter qu'à côté des questions il y a place pour l'irrationnel, le fantasme, le rêve… et qu'il n'est pas toujours utile d'intervenir dans les rêves et les fantasmes des autres.

Si j'ai pu énoncer une règle d'éducation au paragraphe précédent, cette règle trouve ici son corollaire : il n'est pas toujours utile de répondre aux questions que les gens ne se posent pas. Et si l'on observe la vie quotidienne on s'aperçoit que beaucoup d'adultes sont soucieux de répondre à leurs propres questions ou aux questions qu'ils imaginent que les jeunes se posent, plutôt que de mettre en place une démarche éducative qui donne la parole aux jeunes.

De la même manière, la question du suicide n'est pas à aborder le plus jeune possible, mais seulement quand un enfant se pose la question. En tout état de cause, la promotion de la santé mentale consiste à renforcer le goût de vivre, présent au départ chez tous les vivants, et pas à informer systématiquement les jeunes sur le suicide quand ce n'est pas leur préoccupation.

– **Par les personnes concernées personnellement ?**

Une troisième idée largement répandue consiste à penser que les personnes touchées par un risque précis sont les mieux placées pour développer la prévention de ce risque, en particulier vis-à-vis des jeunes. Ceux qui sont tombés dans le piège de l'alcoolisme et qui s'en sont sortis seraient les mieux placés pour prévenir l'alcoolisme... Ceux qui sont malheureusement devenus séropositifs seraient les mieux placés pour prévenir le SIDA... Ceux qui ont survécu à un acte suicidaire ou, dans le cas contraire, leur famille, parleraient du suicide...

Il y a dans ce raisonnement plusieurs confusions.

Tout d'abord, loin de nous l'idée de penser que la mobilisation des personnes concernées ne serait pas utile. Au contraire, se rencontrer entre malades, anciens malades ou entourage de malades permet de développer des réseaux de solidarité face à la maladie ou au problème social, de s'exprimer, de se soutenir, d'échanger des savoir-faire, et de ne pas rester seul avec ses affects. Ces réseaux et cette solidarité jouent un rôle qui peut être majeur pour ceux qui sont concernés personnellement par le risque. Ils facilitent grandement l'adaptation ou la réadaptation et ne sont, de ce point de vue, pas vraiment remplaçables par des professionnels. Mais, si l'on se réfère à la terminologie de l'Organisation mondiale de la santé, il s'agit de prévention tertiaire. Elle n'est pas à confondre avec la prévention primaire, qui, elle, consiste à éviter le risque en population générale.

Il n'est pas discutable non plus que les témoignages sur les souffrances et les malheurs de la vie ont toute leur raison d'être. Savoir que les autres souffrent et qu'il existe de terribles maladies peut généralement faciliter les réactions de solidarité et peut aider à prendre conscience de la fragilité de sa propre vie. De toute façon, tout ce qui fait partie des menaces sur la vie est l'objet de curiosité de la part des vivants, qui ne peuvent pas ne pas s'interroger sur la fragilité de leur condition. De là à penser que la connaissance des maladies et des souffrances et que le partage des émotions qui s'y rattachent entraîneraient systématiquement des réflexes de prévention, il y a un pas à ne pas franchir !

Quant à considérer que les personnes touchées dans leur corps et dans leur vie seraient par-là même les meilleurs pédagogues de la prévention, il y a aussi un grand pas qui ne résiste pas à une analyse plus approfondie. Il n'est pas du tout logique de considérer que celui qui est tombé dans un piège, tel que l'alcoolisme, serait responsable de protéger la société et en particulier la jeunesse. Il n'y a pas non plus de raison de penser que les personnes qui n'ont pas su ou pu se protéger d'un comportement dangereux seraient les mieux placées pour expliquer comment s'en protéger. Sans conclure trop rapidement, il serait même logique de penser le contraire : celui qui est tombé dans le piège peut être un mauvais exemple. Enfin, on peut douter du fait que la personne qui a vécu une souffrance bien précise ait a priori le recul nécessaire pour en parler sans projeter ses propres émotions et soit capable de s'adapter aux questions du public, en respectant son rythme. Là encore, concernant la question du suicide, il est permis d'en douter.

On connaît d'ailleurs des exemples d'effets délétères de ces principes « contre-productifs » : une intervention de prévention de la drogue à pu faciliter l'accès aux produits. Une conférence sur le suicide a pu déclencher un acte suicidaire. Il ne s'agit pas de considérer que l'intervention de prévention a pu être la cause. Bien sûr, elle constitue simplement l'événement déclenchant. Mais ce n'est pas le rôle de la prévention de faciliter des passages à l'acte !

Les personnes éprouvées dans leur être ou dans leur famille par un grave problème de santé peuvent apporter leur témoignage. Elles peuvent également être motivées à se former à la pédagogie de la santé pour intervenir en prévention. Mais dans ce cas, ce qui légitimera leur intervention est précisément la formation qu'elles auront acquise et le recul que cette formation implique, leur permettant d'intégrer leur vécu dans une approche ouverte aux préoccupations du public et de limiter le témoignage à ce qui renforce l'acte de pédagogie, sans envahir la relation. Une formule intermédiaire peut être pertinente, c'est l'intervention en duo, une personne apportant un témoignage et une autre apportant le regard pédagogique.

Tels sont les enjeux de la prévention primaire. Les personnes concernées et éprouvées sont quelquefois plus motivées, mais ne sont pas, a priori, les plus compétentes pour être efficaces en prévention.

Des clefs pour agir en prévention

Nous l'avons vu, le suicide peut être considéré comme une violence retournée contre soi-même. La prévention primaire, c'est-à-dire la première prévention, va donc porter sur deux domaines : la violence d'une part et, d'autre part, la construction de l'image de soi.

La violence n'est le plus souvent ni justifiée ni légitime, mais elle a un sens et s'intègre dans un enchaînement. Pénétrer le sens de la violence dans un parcours de vie est souvent bien difficile. En ce qui concerne la prévention primaire, il s'agit de comprendre les mécanismes de la violence pour, en miroir, identifier les ressorts de la non-violence. Il s'agit en particulier de remonter le plus loin possible vers la première violence pour protéger de la première violence les nouveaux êtres humains que sont les enfants. C'est pourquoi l'accueil du nouveau-né et le maternage du nourrisson jouent un rôle particulier dans ce domaine.

Ne rêvons pas : il ne s'agit pas d'inventer une vie sans aucune violence, voire sans aucun conflit. Concernant la violence, ponctuelle, légère, si elle est reconnue et nommée, il peut y avoir réparation, le plus souvent symbolique. Les relations entre parents et enfants, entre hommes et femmes, entre pairs, les relations au travail, ne deviennent dangereuses que si elles représentent un véritable traumatisme ou si elles s'organisent dans une violence qui se répète, dont on ne peut pas parler ou que l'on cherche à justifier.

C'est pourquoi les objectifs que l'on peut poursuivre en matière de prévention de la violence sont à considérer de façon réaliste et opérationnelle : reculer l'âge de la première violence pour les nouveau-nés, éviter complètement la violence grave qui représente un traumatisme durable, désamorcer l'enchaînement de la violence, réguler la violence des adultes pour rompre l'enchaînement de la violence.

La construction de l'estime de soi, quant à elle, dépend largement de la relation avec les autres, dès la petite enfance. Il est tout à fait cohérent de développer en même temps l'estime de soi, l'attention aux autres et le respect mutuel. De même que la violence appelle la violence, de même le respect appelle le respect et le bien-être appelle le bien-être. Le bien-être, c'est-à-dire la santé, n'est pas un gâteau à partager dans lequel, si l'un prend une part plus grande, les autres auront une part plus petite. La santé se multiplie par elle-même, le bien-être, comme le sourire des uns favorise celui des autres. C'est souvent en le donnant qu'on en acquiert davantage. C'est pourquoi la notion de « capital-santé » n'est pas une image adaptée. La santé correspond à la logique de l'« être » et non pas de l'« avoir ». C'est là toute la subtilité de cette notion, et elle ouvre un champ de possibles immense en matière de prévention.

La seule objection à cette orientation est qu'en développant l'estime de soi, une non-violence active et la créativité dès le plus jeune âge, on ne sait pas précisément ce qu'on prévient. D'abord parce qu'on prévient pour l'avenir, jusqu'à quelques dizaines d'années, voire pour plusieurs générations, ensuite parce que les mêmes méthodes peuvent être efficaces dans de nombreux domaines : la prévention de la violence, des addictions, de la désocialisation, de l'échec scolaire, des accidents et des conduites à risque, de la délinquance, sans oublier le suicide. A première vue, ce n'est vraiment pas un problème de ne pas identifier le risque évité, d'abord parce que l'important est le service rendu, la prévention, et ensuite parce qu'il sera possible d'évaluer à terme l'évolution de chacun de ces domaines. Le seul problème qui se pose véritablement est politique et financier, car, actuellement, on ne conçoit les politiques de prévention et leur financement que par thème spécifique. De plus, les politiques sont trop souvent pensées à court terme, ou bien, au plus, au terme des échéances électorales, qui n'ont rien à voir avec celle de l'éducation. Pour résoudre cette contradiction, il faudra évoluer et dépasser les politiques strictement thématiques, cloisonnées par secteurs, pour définir des échéances à moyen terme, des objectifs en termes de promotion de la santé et des résultats en termes de santé globale.

Il est donc de nombreuses façons d'agir en prévention primaire et une des clefs reste d'investir sérieusement les champs de la promotion de la santé mentale et de l'éducation pour la santé, tant en termes de recherche qu'en termes de formations.

Et si le système de santé fonctionnait bien ?

Les propositions énoncées dans les trois domaines, de l'éducation, la régulation et la démocratie, impliquent le plus souvent des mesures simples, qui réorientent les priorités, les positionnements et les méthodes d'intervention. Elles demanderaient des changements dans les habitudes de pensée et dans les formations des personnels existants... Mais les mentalités ne sont pas ce qu'il y a de plus facile à changer. C'est pourquoi une prise de conscience large et partagée est nécessaire et elle est à animer par une forte volonté politique concernant la santé.

Entendons-nous... : de santé...

Qu'il n'y ait pas d'ambiguïté, système de santé et politique de santé impliquent de s'intéresser à la santé comme une valeur positive, pour l'ensemble de la population, dont la plupart est a priori en bonne santé. Le système de soins aux malades fait bien sûr partie du système de santé, mais le système de santé ne se réduit pas au système de soins. En prévention primaire des facteurs du suicide, il s'agit de s'intéresser à la prévention précoce, hors d'un contexte pré-suicidaire, car le traitement de la crise suicidaire entre déjà dans le domaine du diagnostic et du soin, et met en œuvre le vaste domaine des soins psychiques qui, ne sont pas non plus l'objet de cet ouvrage. Il y a besoin d'un secteur de prévention qui devrait constituer un pan important du système de santé, à côté du système de soin, avec des objectifs et des méthodes différents de ceux des soins curatifs, médicaux ou psychologiques. L'enjeu est de prendre enfin au sérieux la prévention primaire, non seulement en parole, comme le font la plupart des conférences sur la santé, mais aussi en action, ce qui implique des dispositifs, des méthodes et des compétences. Certes, il y a déjà en France un système sanitaire, social et éducatif important. Mais les dispositifs existants sont loin d'être aussi performants qu'ils pourraient l'être en prévention. C'est pourquoi des missions sont à redéfinir et des compétences nouvelles sont à apporter ou à développer. Certaines relèvent directement des missions des personnels de santé, réorientées vers la « santé », justement ! D'autres dépendent de divers secteurs de la société, et un système de santé efficace pourrait avoir une influence sur bien d'autres domaines, en étant présent et actif pour mettre en évidence les enjeux et en favorisant autant que possible les choix favorables à la santé de la population. Certes, on ne peut pas donner autorité au système de santé dans tous les domaines. Mais on peut reconnaître et légitimer son rôle et augmenter son influence en lui donnant la parole publiquement, en le protégeant de l'influence des lobbys sur les conséquences sanitaires des choix opérés dans les différents autres domaines tels que l'économie, l'industrie, l'agriculture, l'urbanisme, etc.

Sortir des pièges de l'idéologie : Administration, démarche descendante et médicalisation

Si le chemin à parcourir est long, c'est parce que la situation actuelle est bien éloignée de ce qu'elle devrait être. Le constat est valable dans le secteur de la santé, dans celui de l'éducation, dans le secteur social, dans l'Administration. Notre société cultive l'ambivalence. Les revendications sont fortes lorsqu'elles portent sur l'accès aux soins : une carence de soins apparaîtra rapidement comme scandaleuse, mais l'absence de prévention est fort bien tolérée ; et l'absence d'accès à la prévention ne déclenche pas une émotion largement partagée ! Notre système de santé est souvent pléthorique quand il s'agit des soins et la France est même arrivée incontestablement à une situation de surconsommation de soins médicaux, en particulier de médicaments psychotropes, même si les inégalités d'accès aux soins sont de plus en plus prégnantes. Mais l'offre en matière de prévention est indigente. Pourtant, les principales maladies modernes sont liées aux modes de vie et à l'environnement, et seraient donc accessibles, au moins en partie, à la prévention.

Au contraire, certains se méfient des mesures de prévention, voire les dénigrent, considérant qu'elles risquent de représenter une atteinte aux libertés individuelles. Là est encore un paradoxe : on a défendu longtemps les fumeurs, au nom de leur liberté, au risque de produire des cancers, qui concernent non seulement le fumeur lui-même, mais aussi ceux qui l'entourent, mais la liberté de ne pas être intoxiqué par le tabac et les mesures de protection des non fumeurs, seul objectif de la loi Evin, apparaissent à certains comme une atteinte inacceptable aux libertés. Autre exemple : tout le monde est réellement ému et interpellé par le suicide d'un lycéen, mais beaucoup pensent que les enseignants n'ont pas à se préoccuper de santé, ni même d'éducation.

Tout aussi paradoxal, la prévention, qui était totalement laissée pour compte depuis des dizaines d'années, devient en quelque sorte « à la mode ». Et le revers de la médaille est qu'elle devient un enjeu de pouvoir. Nombreux sont ceux, tout particulièrement parmi les médecins, qui ne s'étaient absolument pas impliqués dans les actions, les politiques ou les formations en santé publique ou en prévention et qui, aujourd'hui, les revendiquent comme faisant partie de leur pratique, comme si la prévention relevait simplement de la déclaration d'intention. On est passé un peu vite d'un extrême à l'autre ! Ce réveil tardif serait moins gênant s'il était accompagné des exigences de méthode et de formation en cohérence avec les objectifs de prévention et avec l'éthique de la promotion de la santé. Or c'est loin d'être le cas et on aboutit actuellement au contraire, à réduire l'éducation pour la santé à l'éducation thérapeutique, c'est-à-dire l'éducation du malade à sa maladie, abandonnant en chemin la prévention primaire. Cette orientation est tout à fait nette dans la loi *hôpital patient santé et territoires* de 2010, par exemple.

Plus fondamentalement, il est clair qu'il y a un hiatus dans l'élaboration des politiques de prévention, car il existe un fossé profond entre les représentations des acteurs de prévention, pédagogues de la santé, d'une part et, d'autre part, celles des technocrates, responsables politiques, responsables de l'Administration ou experts médicaux... Dans la pratique, les deux systèmes de représentation se côtoient peu ou bien se rencontrent dans la confrontation et les rapports de pouvoir (souvent feutrés), plutôt que dans le dialogue constructif. C'est une des raisons de la faiblesse des programmes de prévention dans notre pays et j'ai pu constater moi-même qu'un programme de prévention du suicide soumis au cabinet du ministre est revenu corrigé en gardant toutes les mesures décidées d'en haut et en supprimant toute approche pédagogique participative, de santé communautaire ou de promotion de la santé.

Les fonctionnaires de l'Administration, quant à eux, sont rarement soucieux de donner une réelle place d'acteur à la population. Les chefs de bureaux du ministère, les hauts fonctionnaires sortent généralement de l'ENA et n'ont aucune culture de la participation. L'Administration, qui gère les programmes nationaux voit rarement l'intérêt de faire appel à des experts dans ce domaine. Elle considère généralement que c'est sa politique qui protège la santé de la population et n'a pas réellement conscience que la santé est du ressort de la population elle-même. De fait, dans la culture administrative, centrée sur la démarche descendante, la participation reste une formule vague et plus ou moins creuse. La prévention « sérieuse » ne peut être constituée que de ce qui est décidé d'en haut. Au nom du pouvoir, elle exclut le citoyen-usager de la conception et de la décision. La participation est alors un « emballage », dont on ne sait pas très bien ce qu'il recouvre, mais qui fait plaisir aux « gens du terrain » et qu'on tolère tant qu'il ne dérange pas. Dès lors, il est légitime alors de l'oublier ou de la rayer d'un trait de plume dans les textes sérieux.

Au ministère de la Santé, on utilise le concept de promotion de la santé, mais le plus souvent dans un sens amputé d'une partie centrale de la définition : la promotion de la santé est alors conçue comme l'ensemble des mesures permettant de protéger la santé de la population et inclut un champ très large de décisions visant à améliorer la situation sanitaire, servant donc les intérêts de cette population, mais selon des critères choisis sans elle. Il s'agit alors d'une conception hiérarchisée des interventions de santé, où la promotion de la santé est conçue comme le cadre global et décisionnel et reste l'affaire des « experts » proches du pouvoir. L'action pédagogique de terrain est ensuite confiée à des associations, ce qui sous-entend le plus souvent à des bénévoles traités de façon plus ou moins condescendante ; ou encore au secteur social ou de celui de l'éducation pour la santé, tant qu'ils ne dérangent pas en se mêlant du débat d'experts. Les tenants de cette école de pensée croient profondément que la santé est une affaire de compétence médicale, voire administrative ou politique, permettant de prendre les bonnes décisions pour la population. Comptent à leurs yeux, la prévention médicalisée, et dans une certaine mesure, la communication, c'est-à-dire les actions d'information. L'éducation pour la santé est généralement considérée comme un « sous-secteur », pas très sérieux, et dont les résultats ne sont pas mesurables.

Ainsi, par exemple, l'Administration s'autoproclame juge de la qualité des actions de terrain, et estime qu'elle n'a pas besoin des spécialistes quand il s'agit de l'évaluation de la prévention, alors qu'elle demanderait systématiquement l'avis d'experts s'il s'agissait de soins médicaux. L'évaluation des résultats des programmes en termes de bien-être de la population n'est généralement pas une priorité en tant que telle, et la méthodologie d'évaluation du mieux-être de la population n'est pas élaborée. Dans l'évaluation des actions déléguées et subventionnées, la confusion est entretenue entre utilisation de l'argent public, qui relève de la compétence administrative et méthodes pédagogiques, résultats pour la population en termes de bien-être, et attitudes éthiques, ces trois domaines ne faisant généralement pas partie de la formation du fonctionnaire qui juge de l'évaluation. La compétence en pédagogie de la santé, en intervention communautaire et en action participative n'a pas de valeur et n'est pas prise en compte sérieusement puisqu'elle ne correspond pas aux objectifs.

On observe une confusion dans la signification du terme de compétence. Désignant le champ de pouvoir d'une administration ou d'un ministère dans les textes qui les définissent, le terme est utilisé, de façon parfois intéressée et parfois naïve, en lieu et place de la compétence professionnelle, qui représente, quant à elle, un savoir-faire technique ou relationnel et une éthique, objet de formation professionnelle. Dans la culture dominante, les sciences humaines sont très extérieures au domaine de la santé. Et comment comprendre que la santé ne fasse pas partie des « sciences humaines » ? Si ce n’est parce que l'enjeu déterminant se rapporte au pouvoir ? Il en est pour preuve que les experts sollicités sont quasiment toujours des médecins, ainsi qu'il est de mise dans le système médico-centrique français. Dans ce contexte, quand un travail est mené en pluridisciplinarité, sont invités des économistes, voire des sociologues, mais il n'est pas question de s'ouvrir aux psychologues et aux psychanalystes, ni aux pédagogues et méthodologistes en éducation pour la santé, qui, justement, représentent un autre type de rapport au rôle des usagers. Comme si le rapport au bien-être et au risque n'était pas, avant tout, l’affaire de ces derniers !

Le fossé est profond entre ce type de représentation et l’orientation participative. Le clivage entre les institutions et les professionnels de terrain est important ; l'incompréhension est habituelle et la frustration est grande de ceux qui côtoient la population, qui l'écoutent, approchent ses besoins et s'en sentent un peu porte-parole. La population elle-même est souvent loin des informations permettant de se situer dans ces enjeux. L’ensemble est peu performant pour tous.

Si la démarche descendante est incarnée par l'Administration - c’est son rôle en démocratie d'être au service du pouvoir politique, dès lors que celui-ci respecte les élections et les droits de l'homme - les élus, quant à eux, ont par nature une relation plus proche de la population, puisqu'ils doivent leur rôle et leur statut à l'élection par cette population. Mais ils ont, le plus souvent, une relation utilitariste à la population. Il est plus facile de laisser une trace et son nom en lançant une campagne de communication médiatique sur un thème « à la mode » qui déclenche l’émotion du public qu’en s’appuyant sur les méthodes participatives pour mobiliser une population sur la santé globale. Ainsi, par exemple, il est parfois plus facile de trouver un document d’information sur le SIDA que sur la contraception en général. De même, est médiatisée une journée nationale de prévention du suicide, mais est négligée la réflexion ou l'action dans la durée.

Les responsables politiques se bornent généralement à s'intéresser au budget de la Sécurité sociale, et plus particulièrement à son déficit. Le ou la ministre de la Santé ne porte pas vraiment une politique de santé. Tout se passe comme si le pouvoir ne croyait pas à l’influence d’une politique de prévention sur l’ampleur des maladies et, par voie de conséquence, sur les besoins de soins et sur le budget de la santé. Les objectifs de santé publique, quand ils sont abordés, sont généralement réduits à des objectifs de médecine spécialisée. C’est oublier que la plupart des grandes maladies modernes, qui entrainent la plus grande partie du budget de la Sécurité sociale sont des maladies de l’environnement et des modes de vie. Ainsi, pourraient par exemple être largement diminués le diabète, les cancers, les maladies cardio-vasculaires, les troubles respiratoires, les problèmes d'infécondité, sans oublier bien sûr les difficultés relationnelles, les violences, les états dépressifs, la souffrance psychique et les actes suicidaires. Pour cela, il faudrait modifier les habitudes de consommation alimentaire, mais aussi les méthodes de production pour diminuer les produits toxiques, et encore les méthodes commerciales assurant la promotion et la distribution des produits qui menacent l'équilibre alimentaire ; il faudrait diminuer drastiquement les pollutions de l'air par les particules fines et de l'eau par des produits cancérigènes et des perturbateurs endocriniens ; il faudrait diminuer la consommation d'énergie en isolant les logements et en modifiant les transports ; il faudrait réhabiliter dans les quartiers la vie communautaire et les activités éducatives ; il faudrait faire de la qualité des relations entre les hommes et les femmes, entre les adultes et les jeunes ou encore dans les relations de travail un enjeu de santé publique… Quand on considère l'ampleur des budgets de soins, on conclut qu'une efficacité, même très partielle, pourrait améliorer profondément l'équilibre des comptes de la Sécurité sociale, même si l'on envisage un nouvel investissement dans la prévention. En réalité, les décisions d'orientation de la politique de santé sont sous influence des lobbys, en premier lieu l'industrie pharmaceutique, et des corporatismes, à commencer par celui des professeurs de médecine parisiens.

Les enjeux strictement médicaux sont pris au sérieux, parfois trop quand il y a des intérêts industriels, et que le scientisme s'emballe ! L'exemple de la grippe H1N1, en 2009, est édifiant. La décision de vaccination systématique de l'ensemble de la population a été prise alors qu'on savait déjà le risque peu grave, car l'épidémie venait de l'hémisphère sud (qui connaît l'hiver en juillet août), et qu'elle n'avait pas été très grave là-bas. La vaccination a représenté une commande « extraordinaire » pour l'industrie pharmaceutique et a représenté 370 millions d'Euros, une fois annulée la moitié de la commande, parce que la population a boudé le dispositif. Il faut préciser que l'organisation de la campagne de vaccination a été confiée non pas au ministère de la Santé, mais au ministère de l'Intérieur, « snobant » en particulier les médecins généralistes, qui ont pourtant la confiance de la population. L'ensemble de la campagne a été estimé à environ 1,3 milliards d'euros par un rapport du Sénat, le ministère de la Santé n'ayant pas publié le chiffre global. 5,6 millions de personnes ont finalement été vaccinées, soit 8% de la population, ce qui est très peu au regard des objectifs comme des moyens. Et le coût par vaccin effectué se monte donc à environ 230 euros, à comparer avec le coût d'une dose de vaccins à environ 8 euros et une consultation médicale chez le généraliste à 23 euros la même année ! Quand on veut mettre les moyens, on les trouve, mais raison de plus pour penser des dispositifs plus efficaces !

A côté de ces budgets, la politique de promotion de la santé est totalement indigente et dispose de fort peu de moyens. Dans ce contexte, un indicateur témoigne du chemin qui reste à parcourir : la disparité abyssale des moyens. Les dépenses d'éducation pour la santé en prévention primaire, de l'ordre de deux millièmes du budget des soins médicaux, soit 500 fois moins, révélant ainsi l'échelle des valeurs officielle. Or, il semble que c'est justement ce sur quoi insiste la Charte d'Ottawa, dont tout le monde se réclame, quand elle propose de « réorienter les services de santé », sous-entendu vers… la prévention.

C'est pourquoi on ne peut pas passer sous silence les effets pervers de l'idéologie dominante et de la conception autoritaire de l'action de santé, car, justement, elles s'opposent à l'efficacité de la prévention. Il est même parfois à observer que s'installe un cercle vicieux, et que le pouvoir s'érige en juge de l'inefficacité d'une prévention qu'il a lui-même neutralisée dès la conception !

Pour prendre un autre exemple, une place est à donner ici à l'exclusion sociale et à ses répercussions psychologiques. Remarquons tout d'abord que l'expression « les exclus » est à utiliser avec précautions, car beaucoup de personnes en difficulté financière ou sociale essaient de rester insérées et ne se définissent justement pas comme « exclus ». L'étiquette est un frein supplémentaire pour trouver sa place dans la société, autrement dit pour être inséré. Leur « coller » cette étiquette d'« exclus » est une manière, précisément, de les exclure et représente un fardeau social qui s'ajoute à leurs difficultés. Certaines situations font boule-de-neige et peuvent entraîner une désinsertion sociale qui, à son tour, a des conséquences psychologiques, pouvant aller jusqu'à favoriser des actes suicidaires. L'enchaînement de la désinsertion est actuellement le cas des personnes sous le seuil de pauvreté. On a concocté pour elles des mesures qui devraient leur permettre de se soigner, en créant la Couverture Maladie universelle (CMU), la couverture complémentaire (CMU-C) si leur revenu est encore plus faible et ne dépasse pas 660€, ainsi que l'Aide médicale d'Etat (AME) pour les personnes « sans papiers ». Le budget des soins correspondant à l'ensemble des personnes concernées se chiffrait en 2014 à environ 3,5 millions d'euros, mais seulement 965 000 euros sont réellement dépensés, soit moins d'un tiers, tellement il est difficile de faire valoir ses droits ! La raison n'est pas qu'on refuse les prestations à ceux qui ont des droits, mais que monter le dossier administratif, trouver les justificatifs photocopiés et se présenter au bon guichet, avec un dossier complet, en attendant son tour après avoir pris un ticket dans le distributeur, et en surveillant l'écran d'appel parfois longuement pour s'entendre dire qu'il manque une photocopie ou un papier... est souvent inaccessible pour une personne désinsérée et un peu dépressive. Car plus on est précaire et plus le dossier administratif est complexe et demande de démarches, devant par exemple être présenté tous les ans alors que ce n'est pas le cas dans les autres situations, ce qui est pour le moins paradoxal ! Bien que la « loi relative à la lutte contre les exclusions » de 1998 ait créé dans les établissements publics des Permanences d'accès aux soins de santé (PASS), nombreux sont ceux qui se « laissent couler », ne se soignent plus et se clochardisent. Quand on observe le nombre grandissant de personnes qui dorment dans la rue, à Paris par exemple, il est urgent de s'interroger sur les attitudes de solidarité comme sur l'application des lois qui prévoient le droit aux soins et qui assurent le droit au logement pour tous, sans compter le droit à la prévention !

Réorienter le système de santé

La première réorientation nécessaire est de considérer la politique de santé non pas comme comme une politique sectorielle, plus ou moins marginale, mais comme une politique centrale, qui donne son sens à la protection sociale. Par voie de conséquence, elle est à mener en partenariat avec les autres secteurs de la société qui sont concernés par la prévention. Et ce partenariat ne verra pas le jour facilement, car il s'oppose souvent aux intérêts industriels et financiers qui négligent les conséquences sanitaires. C'est pourquoi la condition première pour impulser et animer ce partenariat est qu'elle soit portée par une volonté politique forte, ce qui signifie que le ministère de la Santé devrait avoir beaucoup plus de poids. Il faut inverser la hiérarchie entre la santé, qui a fait plus souvent l'objet au mieux d'un secrétariat d'Etat et la Sécurité sociale ou les affaires sociales. La santé devrait faire l'objet d'un ministère d'Etat, car c'est elle qui donne le sens. La protection sociale est un moyen. Cela ne veut pas dire que les contraintes financières sont à négliger, mais, si celles-ci impliquent des choix de priorités, c'est en fonction du bien-être attendu, c'est-à-dire de la santé, que les arbitrages sont à rendre.

Bien sûr, le corollaire serait que le ministère de la Santé investisse davantage le champ de la prévention primaire, l'éducation pour la santé et la promotion de la santé. En fait, le ministère de la Santé devrait structurer la politique de santé dans trois directions : le système de soins, l'éducation pour la santé, la santé environnementale. La promotion de la santé devrait constituer la référence théorique et éthique, conformément à la charte internationale, et elle peut jouer un rôle déterminant dans chacun de ces trois secteurs. Enfin, une politique de santé n'a pas de sens sans une politique sociale visant à protéger les personnes en situation de faiblesse et, plus fondamentalement, à réduire les inégalités. Ainsi pourrait trouver sa vocation un secrétariat d'Etat ou un ministère délégué, dépendant de celui de la santé, à la protection sociale et la réduction des inégalités. En revanche, dans cet esprit, la politique de santé s'adresse à l'ensemble de la population, adaptée aux besoins, en particulier en fonction de l'âge. Elle ne correspond plus à la logique assurantielle de la Sécurité sociale, qui verse des prestations aux personnes assurées sociales parce qu'elles ont cotisé. Cette logique assurantielle est d'ailleurs depuis longtemps dépassée, puisqu'on est arrivé à un régime de couverture universelle, même s'il fonctionne mal pour les plus démunis. L'histoire a évolué et les solidarités se sont développées. C'est pourquoi aujourd'hui il serait pertinent de garder une grande institution publique, mais sous la forme, comme le proposent certains, de trois agences : une Agence des soins, une Agence de l'éducation pour la santé et une Agence de santé environnementale. Charge au parlement de définir la répartition des moyens entre ces trois agences. Même s'il est clair que le système de soins médicaux a des besoins sans commune mesure avec les deux autres, il est fort à parier que cette structuration s'accompagnerait d'une hausse sans précédent des budgets de prévention primaire.

N'est-il pas utile de rappeler ici que l'accord programmatique signé entre le Parti Socialiste et Europe Ecologie-Les Verts pour les élections de 2012 prévoyait un nouvel investissement dans la prévention primaire de 1% du budget des soins. Cette proportion paraît faible, mais elle représenterait environ 1,7 milliards d'euros, puisque le budget des soins médicaux était à l'époque d'environ 170 milliards. Cette somme serait répartie par moitiés entre l'éducation pour la santé et la santé environnementale. Or la moitié des 1,7 milliards, soit 850 millions permettrait de mettre en place une politique de prévention primaire sérieuse, telle qu'on n'ose pas l'imaginer aujourd'hui. Les signataires de cet accord ont gagné les élections… Mais les promesses électorales n'ont pas été tenues…

Les autres blocages idéologiques

– **L'ambiguïté de l'Education nationale**

Le constat sur les carences de l'éducation pour la santé dans l'Education nationale a été fait plus haut. Mais il s'agit encore de chercher à comprendre où sont les blocages qui l'empêchent de jouer tout son rôle dans la prévention du suicide. De ce point de vue, nous avons vu que de nombreuses circulaires sont plutôt bien écrites, mais qu'elles ne s'accompagnent pas de pratiques sur le terrain.

Le plus souvent, il n'y a pas de projet de prévention ni d'animation d'équipe dans le domaine de la santé. Néanmoins, l'Education nationale rechigne d'une façon générale à faire appel à des intervenants extérieurs en formation, estimant qu'il s'agit de sa propre mission, mais sans investir elle-même dans les champs de compétences qui permettraient de réorienter l'action vers la prévention.

Ce qui domine est donc le double discours ! Or, si, par définition, les représentations ne sont pas maîtrisables d'autorité, et s'il faut sans doute une génération pour qu'elles se modifient, le choix des modes de sélection et les formations, initiales comme continues, en revanche, pourraient assez facilement être adaptées. Il y a donc un choix politique de maintenir l'ambiguïté entre enseignement et éducation, qui ne répond pas aux besoins en matière de santé et de prévention et qui crée un malaise chez les professionnels.

Les services de Santé scolaire du primaire et les Services de promotion de la santé en faveur des élèves (SPSFE) ont besoin d'une meilleure reconnaissance, qui se fera autour d'un projet. Ils ont bien sûr un rôle d'intégration des personnes malades ou handicapées, ceci sous le sceau du secret médical, car le respect du secret médical est en lui-même un facteur favorable à l'intégration. Mais cette responsabilité est relativement marginale, car, heureusement, la plupart des enfants ne sont pas malades ou handicapés. Ils ont ensuite une fonction de dépistage, reposant en particulier sur les visites médicales obligatoires. Mais le bilan global de ces visites reste à faire, car il y a peu de problèmes qui n'ont pas été déjà repérés si l'on se réfère à la population générale. En réalité, le besoin quotidien concerne l'ensemble des élèves et porte sur la prévention et l'éducation pour la santé. C'est là particulièrement que les professionnels de santé ont vocation à s'intégrer à l'équipe pédagogique. Et c'est justement là que les priorités, les objectifs et les méthodes ne sont pas clairement définies et orientées vers la prévention primaire. Les services de santé de l'Education nationale ont besoin qu'on leur redonne du sens : c'est pourquoi, dans le cadre d'une vraie réhabilitation de la politique de santé, il serait cohérent de la rattacher au ministère de la Santé, réorienté vers la prévention et l'éducation pour la santé et de décloisonner leurs pratiques avec les autres services de prévention, de santé mentale et d'éducation pour la santé, au-delà des logiques institutionnelles.

- **L'enfance en carence de relation éducative, la parentalité, la relation homme - femme**

Les rythmes de travail sont généralement totalement inadaptés à l'enfance. Le modèle ancien de la « femme au foyer » ne fonctionne plus et c'est sans doute une bonne chose pour l'émancipation des femmes, mais il n'a pas été remplacé par des dispositifs satisfaisants pour les rythmes et les besoins des enfants. Dans ce contexte, un certain nombre de personnes choisissent des métiers tels qu'institutrice ou infirmière scolaire – il s'agit plus souvent des femmes - pour le rythme de travail mieux adapté à leurs propres enfants... Cela ne résoud pas le problème général de l'éducation et de la place de l'enfant dans la société ! Lorsque le ou les parents sont au chômage, les parents peuvent être plus disponibles, mais le climat de la maison est parfois dépressif, d'autant plus que les difficultés financières s'accumulent. Les uns travaillent trop et les autres pas assez !

Il faut certainement revaloriser la place de l'enfant et changer le rythme de vie des adultes. C'est le type même de question qui relève de la négociation entre les partenaires sociaux. Il est clair que la question mérite d'être traitée non seulement en fonction de l'intérêt des entreprises et de l'intérêt des adultes salariés, mais aussi en fonction de l'intérêt des enfants. Faut-il en priorité favoriser les temps partiels, sans pénaliser la carrière des salariés ? Faciliter les congés parentaux pour l'un des parents et, pourquoi pas, de les indemniser, sans pour autant prôner que la mère reste systématiquement au foyer ? Diminuer le temps de travail de tous puisqu'il a été très peu réduit en comparaison de la hausse de productivité depuis quelques dizaines d'années ? Peut-on le faire à l'échelle de la France ? Est-il possible de le faire à l'échelle de l'Europe, en harmonisant les protections sociales ? Comment gérer la concurrence avec les pays à bas coût de main-d'œuvre ? La prise de conscience est nécessaire qu'il ne sert à rien d'être parmi les pays au plus fort niveau de vie, si l'on n'utilise pas les moyens que donne cette richesse collective à améliorer les conditions de vie psychique pour tous, quel que soit leur niveau de vie. Ne nous y trompons pas, l'enjeu est général : si la richesse rend incontestablement la vie plus agréable, elle ne protège pas nécessairement contre la dépression et le suicide. La préoccupation du goût de vivre est un enjeu spécifique, que l'on ne résout pas par des questions d'argent, mais par la qualité des relations et l'insertion dans la communauté, ceci dès l'enfance.

D'une façon plus générale, le rôle des adultes en tant que parents n'est pas aussi intuitif qu'on le laisse souvent entendre et le rôle de mère, le rôle de père méritent d'être soutenus. Bien sûr, un aspect complémentaire est nécessairement la possibilité de régulation de la relation homme/femme. Il est possible de banaliser des lieux de parole pour les couples parentaux. Ce besoin est bien connu dans les situations de divorce. Mais il est à envisager de mettre en place et de légitimer des lieux d'écoute plus précoces, même en l'absence de crise, qui permettraient dans tous les cas de mieux gérer les relations dans l'intérêt de l'enfant en généralisant, par exemple, les lieux d'accueil parent/enfant de type « Maison verte ». Pour faire comprendre leur rôle Françoise Dolto écrit : « Les mères, pères et enfants, amenés à se rencontrer ici, sont aidés à se comprendre entre eux et à coopérer au contact des autres. Ceci peut éviter que l'angoisse des parents, d'où qu'elle vienne, lorsqu'ils sont isolés, perfuse littéralement leur bébé et leurs enfants plus grands et provoque des effets de dysfonctionnement en réponse... La prévention de la violence est là, dans cet accueil social précoce, qui ne sépare pas l'enfant de ceux dont la sécurité de son identité dépend... Nous pouvons lui parler, à lui et à sa mère de ce qu'il est en train d'observer : les différences, l'être, l'avoir, le dire et le faire autrement... »

– **La désinsertion des personnes âgées**

A l'autre bout de la vie, les personnes âgées sont souvent exclues de la société bien avant que leurs facultés déclinent suffisamment pour les marginaliser de fait. Beaucoup sont seules, sans vie communautaire, sans contact avec des jeunes, alors qu'il y a dans les relations inter-générations un service à rendre aux jeunes, mais aussi une prévention du vieillissement psychique et intellectuel. Qu'il s'agisse de l'habitat, de l'urbanisme, de la vie collective, des transports publics, du commerce, etc..., la société se comporte le plus souvent comme si seuls les bien-portants, actifs au travail, ou capables de consommer et de se déplacer en voiture étaient dignes d'intérêt. C'est faire fi de la richesse que les personnes âgées peuvent apporter à la vie collective, et c'est aussi faire fi de la prévention qui pourrait améliorer la condition de l'enfance, mais aussi faire reculer la perte d'autonomie des personnes âgées elles-mêmes. Qu'on s'émeuve ensuite du taux de suicide des personnes âgées relève de l'hypocrisie politique ! Les élus de tout bord organisent une fois par an un repas pour les personnes âgées, repas au demeurant trop copieux et trop arrosé, et qui ne résout aucun problème de la vie quotidienne... Les personnes âgées sont des électeurs ! Pourtant, il y a tant à faire, qu'il s'agisse du bien-être personnel ou de la vie communautaire.

– **Les suicides au travail**

La Médecine du Travail, qui représentait un grand progrès social du vingtième siècle, est dépassée par les évènements. Le ministère de la Santé comme la branche maladies professionnelles de la Sécurité sociale continuent leur vie à côté de cette situation et ne semblent pas peser bien lourd. Une des solutions est de donner davantage d'indépendance à la Médecine du Travail afin que les intérêts des chefs d'entreprise et des actionnaires ne passent pas toujours avant la santé des salariés, voire plus largement devant celle des usagers. Il est sans doute utile de renforcer le poids de la parole des salariés. La prise de conscience de l'influence de l'environnement sur la santé a beaucoup évolué et il serait pertinent de renforcer le rôle des Comités d'Hygiène et de Sécurité, en leur permettant en particulier d'obtenir une expertise extérieure et indépendante quand ils détectent des situations à risque. Ils peuvent « tirer la sonnette d'alarme » quand les relations deviennent trop destructrices au sein de l'entreprise. Un aspect particulier est le suivi en Médecine du Travail des intérimaires qui ne bénéficient pas de la même protection que les salariés des entreprises. Le fait qu'ils ne soient pas suivis de la même façon pervertit la politique d'embauche et occulte les besoins de prévention, car il est tentant de confier aux intérimaires les interventions dangereuses en sachant qu'on les perdra de vue ensuite. Là encore, sortir la Médecine du Travail du cadre de l'entreprise pour en faire un service public indépendant faciliterait le suivi.

Quant au monde agricole, il subit une mutation économique et sociologique souvent insupportable, que les plus fragiles économiquement et psychologiquement retournent contre eux-mêmes. Les petits agriculteurs sont de plus en plus en difficulté économique, alors qu'au-delà de la production alimentaire, ils jouent un rôle d'entretien des espaces ruraux et de vitalité des zones peu denses. Ces fonctions devraient être reconnues et soutenues. Plus profondément, un changement des méthodes d'agriculture pourrait en outre jouer un rôle de réhabilitation narcissique pour les agriculteurs. Supprimer les pesticides et engrais chimiques qui polluent l'air et les eaux changerait le regard de la population sur eux et revaloriserait leur place symbolique dans la communauté. Il suffit de voir le développement de la demande de produits bio à la consommation, que l'agriculture française n'arrive pas à satisfaire. La suppression des pesticides permettrait par exemple de conserver les abeilles, qui jouent un rôle majeur dans la pollinisation, et permettrait aussi de diminuer le taux de cancers dans la population. C'est pourquoi le développement de l'agriculture biologique devrait être une priorité sanitaire.

– **La déshérence de la réinsertion des prisonniers**

Un sujet particulier, mais dont les enjeux sont majeurs pour les personnes concernées comme pour la société, est la vie carcérale. Et l'on sait bien que c'est un des milieux qui bat les records de taux de suicide. Certes le cadre n'est pas a priori favorable : la condamnation, la privation de liberté, la rupture avec les êtres proches, le désoeuvrement, la promiscuité, parfois la violence physique, voire les abus sexuels sont autant de facteurs qui favorisent la dépression et le suicide. La consommation larga manu de psychotropes des prisonniers ne résout pas du tout le problème. De plus, la sortie de prison est un moment particulièrement délicat pour les ex-prisonniers. Ils se retrouvent souvent seuls, sans logement, sans activité et avec bien peu d'argent dans les poches. Il est fréquent que leur couple n'ait pas résisté à tout ce qui est arrivé s'ils avaient une compagne avant leur emprisonnement. Il est fréquent qu'ils n'aient plus de liens avec leur famille. Ils errent un moment, finissent au bistrot et rencontrent là des connaissances de la prison ou d'avant la prison qui leur proposent quelques moyens de gagner un peu ou beaucoup d'argent…

Le fonctionnement actuel des prisons est aggravé par la surpopulation qui contribue à créer des conditions de vie indignes. Il ne s'agit pas ici de prôner l'impunité, mais de constater que le sens de la peine est largement perdu, car, s'il s'agit bien de faire payer des fautes et de protéger la société, le sens de la peine est tout autant de préparer la sortie de prison et de favoriser la réinsertion sociale. Si l'on perd de vue ce deuxième objectif, il faut se préparer à avoir besoin de plus en plus de prisons, puisque, faute de préparer la réinsertion, elles fonctionnent plutôt pour beaucoup comme une école de la récidive.

La dépression, le suicide des prisonniers, la récidive à la sortie de prison sont des échecs de la prison et de la société elle-même. L'organisation de la vie en prison, la formation des gardiens devraient être tournées vers la réinsertion autant que vers la sécurité. Un aspect particulier, qui aurait du sens, serait de donner la possibilité aux détenus de participer à l'entretien et la rénovation de la prison elle-même. L'état souvent vétuste et parfois désastreux des locaux rend la vie encore plus humiliante. A un certain point de laisser-aller et de manque d'hygiène, il devient surhumain de prendre soin de soi. Prendre soin de la prison favoriserait le projet de vie personnel des prisonniers. Des ateliers sur la santé seraient aussi un moyen de soutenir les prisonniers qui tentent de reprendre leur vie en main. Bref, le changement à opérer, à l'intérieur comme à l'extérieur de la prison, serait de la considérer non plus seulement comme un moyen de neutraliser des personnes délinquantes en les soustrayant à la société, mais comme un lieu de vie, dont le sens est de préparer et favoriser la réinsertion dans la société. L'ouvrage du Dr Véronique Vasseur, médecin-chef à la prison de la Santé a contribué a une prise de conscience des conditions de vie des prisonniers, très éloignées de ce projet, et des changements nécessaires. Elle dénonce le taux de suicide en prison, ainsi, là encore, que l'humiliation qui s'y exerce : « Tout est fait pour broyer l'individu, casser sa personnalité, n'en faire qu'un matricule aux ordres, car l'humiliation y est programmée et institutionnelle… » plus loin : « il faudrait que la prison joue son rôle éducatif et social… Ce n'est qu'en respectant le détenu que l'on peut espérer qu'il retrouve le respect de lui-même et des autres » et encore « ce n'est pas dans un rapport de violence et de force que l'on peut se reconstruire, s'amender et faire un pas vers la société… » Pourtant, il y aurait cohérence entre la santé psychique en prison et l'intérêt de la société à favoriser la réinsertion et l'équilibre psychique des détenus.

– **La souffrance psychique entre travail social et psychiatrie**

Une famille qui « va mal » voit intervenir jusqu'à une quinzaine d'intervenants : assistante sociale, médecin généraliste, directrice d'école, psychologue scolaire, PMI, psychiatre et/ou pédopsychiatre, infirmier psychiatrique, psychologue, juge des affaires familiales si le couple est en séparation, juge pour enfant, éducateur, aide à l'enfance, orthophoniste, soutien scolaire…, sans compter quelquefois les enquêteurs ou le contrôle de la Sécurité sociale. Cet ensemble mérite d'être analysé en tant que système, d'un point de vue transversal par rapport aux différentes institutions, pour faire le bilan de leur complémentarité ou de leur neutralisation possible. Il ne s'agit pas ici de préconiser a priori un intervenant unique, ce qui n'est d'ailleurs pas possible, mais d'avoir des doutes sur le fait que 15 intervenants successifs soient réellement 15 fois plus efficaces. Le ministère de la Santé devrait favoriser des études transversales puisque c'est lui qui est chargé de promouvoir le bien-être de la population.

Sur un autre plan, il faut remarquer que la très grande majorité des intervenants, voire la totalité, sont aujourd'hui des femmes, depuis les institutrices jusqu'à la présidente du tribunal, en passant par les médecins ou les infirmières. Ce n'est sans doute pas la meilleure solution quand il s'agit d'endiguer la violence, de promouvoir l'éducation et de favoriser l'insertion sociale, des jeunes garçons adolescents en particulier. La parité reste à conquérir ; elle ne concerne pas seulement la politique et pas toujours le même sexe ! Si c'est favorable à la santé mentale, pourquoi ne pas exiger la parité, après les députés, pour les intituteurs-trices, les juges, les assistants-tes sociales, les médecins généralistes ?

Les travailleurs sociaux jouent un rôle considérable dans la cohésion sociale, si relative soit-elle, et leur rôle est souvent sous-estimé, car ils permettent simplement que la vie continue sans rupture majeure, ce qui ne se remarque pas. Leur influence est grande, au-delà de leur spécialité, car ils interviennent dans la vie quotidienne des usagers. Sans que ce soit nécessairement l'objet direct de leur rôle, ils interviennent en particulier sur la relation femme/homme, sur les relations parents/enfants, sur les attitudes éducatives des adultes, sur l'alimentation de la famille, sur les habitudes de consommation et le niveau de vie… C'est pourquoi, au-delà des prestations sociales et des solutions institutionnelles pour « placer » un enfant ou une personne âgée quand c'est indispensable, ils peuvent jouer un rôle significatif de prévention des facteurs favorisant la violence en général et le risque de suicide en particulier : qualité des relations, rétablissement ou entretien de la communication, respect de l'enfant, relation éducative, habitudes de consommation,… Ainsi, l'Etat a créé une nouvelle profession, Le Technicien de l'intervention sociale et familiale (TISF) est un travailleur social qui effectue une intervention sociale préventive, éducative ou réparatrice, visant à favoriser l'autonomie des personnes, leur intégration dans leur environnement et à créer ou à restaurer le lien social. Il accompagne des familles ou des personnes isolées, dans des moments de fragilité, de difficultés : sociales, relationnelles, et/ou liées à la maladie, au handicap, à la vieillesse. Les TISF sont ainsi notamment chargés de l'élaboration, la mise en œuvre et l'évaluation du projet individualisé ; l'accompagnement vers l'autonomie de la personne dans les actes de la vie quotidienne ; l'aide à l'insertion dans l'environnement et à l'exercice de la citoyenneté ; La participation à la dynamique familiale. Plus généralement, dans certains départements et dans certains établissements de formation, le travail social se réoriente vers l'intervention communautaire. Il s'agit alors de dépasser la prise en charge individuelle pour développer l'intervention à l'échelle collective, en tenant compte des rôles sociaux de chacun des usagers.

Un mot clé actuel est le « travail en réseau », car on sent bien que chacun des intervenants est assez démuni face à l'ensemble des difficultés sociales et psychologiques. Mais il reste à construire ces pratiques de réseau dans la potentialisation des différents intervenants, ainsi que dans le respect de la vie privée et le soutien à l'autonomie des usagers, quelque soit leur âge. L'enjeu est bien de construire une théorie et des pratiques de l'intervention communautaire, sans omettre de se référer à une éthique des libertés. Cela impliquerait aussi de consacrer des moyens à l'évaluation de l'efficience sur le terrain des dispositifs et des interventions mis en place en particulier du point de vue de la violence, de la santé psychique, et des tentatives de suicide.

De son côté, depuis les années 60, la psychiatrie est « sectorisée ». C'est-à-dire que chaque service de psychiatrie est chargé d'un territoire, et plus particulièrement de la santé mentale sur ce territoire. L'usage et les mentalités ont fait que la plupart des secteurs de psychiatrie sont centrés sur un hôpital psychiatrique. Mais ce n'est pas une nécessité. Certains services de psychiatrie sont basés dans des hôpitaux généraux, limitant le « poids de l'étiquette », qui fait si peur quand il faut passer le porche pour entrer à l'hôpital psychiatrique. Mais il n'est pas non plus indispensable que le secteur soit centré sur la psychiatrie en tant que médecine hospitalière. Et il n'est pas non plus indispensable que le secteur soit centré sur un hôpital ; certains secteurs sont basés dans un Centre médico-psychologique (CMP) hébergé dans un bâtiment banal, en ville. Certains sont plus ouverts à une approche de santé mentale, incluant la prévention dans la cité, particulièrement certaines équipes de pédopsychiatrie. Tout ceci signifie que l'institutionnalisation de la psychiatrie dans des hôpitaux psychiatriques, le plus souvent derrière des murs, est un choix dominant, mais pas une obligation. Les Italiens et les Canadiens ont lancé il y a une quarantaine d'années « la désinstitutionnalisation » de la psychiatrie. De nombreuses pratiques ont évolué, particulièrement dans le domaine de la pédopsychiatrie. Tout en continuant à accueillir les malades et en diminuant les hospitalisations, comme on a largement commencé à le faire en France aussi, il serait pertinent d'avoir de réels secteurs de santé mentale, disposés à soutenir les travailleurs sociaux ou les enseignants en difficulté, à encourager et soutenir les réseaux de solidarité et l'auto-organisation des usagers, à animer des actions de prévention dans la cité, quand les travailleurs sociaux, les soignants ou les chargés de projet en éducation pour la santé en ont besoin. Un frein à cette évolution est la nouveau mode de financement des hôpitaux, la tarification à l'activité (T2A) qui valorise l'accueil et les soins, mais pas les activités de prévention primaire. Les professionnels de la santé mentale devraient être plus souvent intervenant en « 2ème ligne », pour soutenir, aider à analyser et désangoisser les intervenants de première ligne, acteurs auprès des usagers. Ainsi, les dispositifs de régulation seraient beaucoup plus largement accessibles, avec les bénéfices en santé mentale qu'on est susceptible d'en attendre pour tous, usagers comme professionnels.

– **Le soutien aux réseaux de solidarité**

A côté des soins et du travail social, une partie importante de la prévention est assurée par les usagers eux-mêmes, dans le cadre de la famille ou dans les réseaux de solidarité. Quand ils se regroupent en associations de malades, il s'agit de prévention tertiaire. C'est le cas par exemple d'associations de personnes qui ont été dépendantes à l'alcool et qui s'en sont sorties, d'associations de malades suivis en psychiatrie et qui se regroupent après une hospitalisation, etc. il devrait faire partie intégrante des missions du système sanitaire et social de les soutenir matériellement en leur donnant les moyens de fonctionner et de leur apporter une aide à l'animation ou à la régulation en fonction des besoins. Une clarification idéologique est là encore nécessaire devant une contradiction courante de bien des travailleurs sociaux dans notre pays. En effet, nombre d'entre eux se plaignent, sans doute à juste titre, de la charge de travail devant l'ampleur des besoins et l'augmentation de la pauvreté et de la précarité ; mais les mêmes sont parfois inquiets lorsque les usagers s'organisent par eux-mêmes et ils ont peur qu'on leur prenne leur travail. En réalité, la règle, pour l'intervention des professionnels, devrait être la subsidiarité : ne rien faire et ne rien prendre en charge de ce qui peut être fait par les usagers eux-mêmes. La priorité devient alors d'aider les « aidants naturels », comme on les nomme au Québec. Bien sûr, des dispositifs existent parfois chez nous, mais ils sont plus ou moins isolés et laissés à eux-mêmes, selon la prise de conscience locale des professionnels, ou des politiques qui peuvent apporter les moyens matériels. Si la situation des réseaux de solidarité et le soutien qu'ils reçoivent est très variable, c'est que ce mode d'intervention ne fait pas partie de la formation des professionnels et que ceux-ci ont, encore une fois, souvent tendance à trop « prendre en charge » les usagers ; ou alors, dans d'autres cas, ils ne se sentent pas assez concernés par des activités qui ne sont pas validées par eux-mêmes ou par leur institution. C'est pourquoi il est nécessaire de légitimer les interventions de soutien, d'en formaliser les méthodes, l'éthique et les limites et de former des professionnels dans cet esprit.

La vie associative joue un rôle majeur dans la société ; elle assure une action éducative et participe à l'intégration sociale. C'est le cas d'une façon générale du monde des associations sportives, dans la mesure où elles sont tournées vers l'épanouissement des possibilités de chacun, et pas seulement vers la performance et la sélection de ceux, fort peu nombreux, qui pourront réaliser des records, voire devenir professionnels.

De ce point de vue, un rééquilibrage idéologique est à opérer entre la performance, voire la compétition, d'une part, et, d'autre part, l'activité pour tous et la participation. Notre société valorise la performance, et c'est une bonne chose de lui donner de la valeur. Elle célèbre donc les vainqueurs. Mais les commentateurs sportifs, par exemple, prennent souvent un ton méprisant pour ceux qui n'ont pas gagné, à partir du second ! Pourtant, les commentateurs comme le public seraient eux-mêmes infiniment loin de réaliser la performance du dernier de la compétition et ils devraient avoir de l'estime pour tous ceux qui se sont entraînés pour arriver à haut niveau, même s'ils ne sont pas champions. C'est une perversion idéologique, car s'il n'y a de la place que pour les premiers, dans la société, il va rester beaucoup de monde sur le carreau ! Cette remarque n'est pas valable uniquement pour le sport, elle concerne aussi la musique, ou l'artisanat et l'expression artistique en général. Et c'est encore une perversion de considérer l'accès à tous uniquement comme le moyen de sélectionner l'élite. A l'opposé, d'autres réagissent contre cet état de fait et en arrivent à dévaloriser la performance, sous prétexte d'intégration sociale, mêlant sans distinction la performance et la médiocrité, ce qui n'est pas satisfaisant non plus. La solution est sans doute de considérer que la notion de performance est beaucoup plus large que la seule victoire. On peut reconnaître et valoriser la performance ou la qualité sans pour autant humilier les perdants. Surtout, si la victoire ou la virtuosité font rêver, il y a place pour un deuxième type d'activité ou d'association, permettant la participation de tous, en amateurs. Encourager le haut niveau et développer la pratique pour tous sont deux objectifs complémentaires. Certains me diront qu'il n'y a pas de problème parce qu'il n'y a pas contradiction. Certes, mais l'on pourra considérer que l'équilibre est atteint quand il paraîtra normal que les budgets soient traités à égalité entre la formation et la pratique accessible à tous et les clubs ou associations professionnelles, ou encore entre les écoles de musique de quartier et le conservatoire national de région...

Plus généralement, l'animation des loisirs pour les jeunes, des organisations de jeunesse, sont tombées en désuétude. Quelle que soit la base idéologique des regroupements, il existait de nombreux mouvements orientés vers l'épanouissement des personnes, la solidarité et l'insertion sociale. D'obédience catholique, les Scouts de France, d'obédience communiste, les Francs et Franches Camarades, d'obédience laïque, les Eclaireurs et Eclaireuses de France, d'obédience socialiste l'association Léo Lagrange ; souvent gérées par des municipalités, les colonies de vacances. Toutes ces grandes organisations se sont largement effondrées. S'il existe encore des organisations sportives, des centres aérés et si certaines structures persistent, l'initiation à la vie collective des jeunes est en déshérence et ce n'est pas un service à rendre à la jeunesse et, donc, à la société de demain.

Elles jouent pourtant un rôle d'éducation et de socialisation et il serait pertinent d'étudier s'il est possible de les remettre au goût du jour. Elles n'ont pas besoin de se préoccuper du suicide pour participer à sa prévention.

Il est majeur aussi de soutenir la vie collective des personnes âgées. Une dimension particulière porte sur les relations inter-générations. Les personnes âgées encore jeunes peuvent s'occuper des enfants, par exemple en allant lire des contes ou raconter le passé du village ou du quartier à l'école. Les enfants peuvent aussi apporter beaucoup aux personnes âgées, par exemple quand l'Ecole de musique organise un concert à la Maison de retraite, etc. Fort heureusement la vie sociale et associative a beaucoup d'imagination. Il suffit de l'encourager.

Les frontières entre l'action sociale, l'action de santé et l'action citoyenne ne sont pas nettes. Mais ce n'est pas un problème si l'on considère que les réseaux de solidarité sont toujours à encourager et à soutenir, sans interventionisme déresponsabilisant, mais en analysant la nature des besoins. De ce point de vue un travail pluridisciplinaire d'élaboration et de formulation des critères de définition des besoins est nécessaire si l'on veut dépasser l'arbitraire qui préside aujourd'hui, en fonction du bon vouloir, de la sensibilité personnelle ou de la compétence d'un fonctionnaire ou d'un élu « chargé du dossier », c'est-à-dire chargé de décider... avec ses propres moyens.

Notons en particulier que les réseaux de solidarité reposent dans une très large mesure et parfois en totalité sur le bénévolat et prouvent ainsi quotidiennement que les activités humaines ne sont pas régies simplement par l'intérêt économique. Les relations inter-humaines, les relations inter-générations, l'épanouissement des autres sont un moteur social puissant, facteur de cohésion et de bien-être. C'est sur cette réalité qu'il faut s'appuyer si l'on veut construire une société comportant moins de violence, moins d'exclusion sociale et moins de souffrance psychique.

Structurer l'éducation pour la santé

Comme nous l'avons montré plus haut, une politique de santé répondant aux besoins ferait une place sérieuse à l'Éducation pour la santé. L'éducation est à comprendre comme une relation favorisant le développement personnel et le développement social dans une optique de liberté et de responsabilité. En un mot, il s'agit d'une éducation émancipatrice. Elle développe la citoyenneté. Bien sûr, elle s'inscrit dans l'esprit de la charte d'Ottawa de promotion de la santé.

L'éducation pour la santé s'adresse à tous, à toutes les étapes de la vie, mais s'adapte à l'âge et aux besoins des personnes et des groupes sociaux. Elle ne peut pas se résumer à un enseignement pour lequel on élaborerait un programme. Elle demande des dispositifs souples et adaptables. Elle repose le plus souvent sur une dynamique sociale et s'incarne dans un projet participatif.

Ainsi conçue, l'éducation pour la santé demande une vraie compétence, pluridisciplinaire, touchant la santé comme la pédagogie, et constitue un corpus de compétences spécifiques qui ne sont pas souvent repérées dans la société, mais qui en font une spécialité professionnelle, à exercer dans le cadre d'une équipe. C'est pourquoi elle nécessite un corps professionnel spécialisé qui acquiert une réelle expertise. Mais l'intervention de terrain, qui est susceptible de concerner l'ensemble de la population, ne peut pas reposer uniquement sur les spécialistes. D'une part, il faudrait qu'ils soient vraiment très nombreux, ce qui n'est pas réaliste, mais encore, cela reviendrait à déresponsabiliser tous ceux qui sont concernés et qui peuvent agir.

Il est nécessaire de disposer d'un centre de référence et de ressource dans chaque région pour organiser, former et soutenir les acteurs. Pour ce faire, il faut partir des dispositifs existants, et leur donner les moyens et de se structurer autour d'exigences de compétence et d'éthique. Ce rôle est partiellement assumé aujourd'hui par les Instances régionales d'éducation et de promotion de la santé (IREPS), mais leurs moyens ne sont pas proportionnés à leurs missions et leurs missions ne sont pas proportionnées aux besoins. C'est encore un piège de l'idéologie ! Pourtant, l'ambition de structurer l'éducation pour la santé n'est pas du tout hors de portée. En outre, si l'éducation pour la santé est conçue comme une mission de responsabilisation, il apparaît particulièrement utile d'apporter un conseil de prévention aux « décideurs ». Ainsi, Le centre-ressource devrait avoir un rôle reconnu d'information et de conseil sur les conséquences sanitaires des décisions économiques, sociales ou administratives. Ce rôle pourrait en particulier être officialisé auprès des préfectures et des exécutifs des collectivités.

Mais ce n'est pas le centre-ressource régional qui peut être au plus près de l'ensemble de la population. Ce sont les acteurs de terrain en contact quotidien avec la population qui peuvent mener dans la durée des actions d'éducation pour la santé. Ces acteurs sont les professionnels de la santé, de l'éducation ou du social. Tous ne sont pas volontaires pour devenir intervenant en éducation pour la santé. Mais, si seulement une petite partie des professionnels de santé, de ceux de l'éducation et de l'enseignement et des travailleurs sociaux étaient disposés à se former pour animer des projets de santé au sein de leur activité et de leur responsabilité professionnelle, cela ferait beaucoup de monde ! Il faut ajouter les bénévoles, militants associatifs impliqués dans des actions d'amélioration des conditions de vie. Il est alors réellement possible de toucher et de mobiliser une population. Il y a donc trois types d'acteurs à caractériser.

– **Un corps de professionnels spécialisés**

La compétence en éducation pour la santé croise de nombreuses spécialités et demande une culture dans les domaines de :

– La santé : sciences médicales, pour ce qui concerne le corps, son fonctionnement et les risques de maladies ; santé publique pour ce qui concerne la situation sanitaire et les facteurs de risque ; promotion de la santé, concernant l'action et la culture internationale de santé ; politique de santé et institutions pour ce qui concerne les programmes, les financements ou l'insertion dans la cité.
– Les sciences humaines : psychologie, sociologie, psychanalyse, voire anthropologie, pour ce qui est de la compréhension des comportements humains individuels et collectifs
– Les sciences de l'éducation et la pédagogie
– La communication
– La vie associative

Et, au cœur de cette spécialité, la compétence spécifique repose sur une maîtrise théorique et pratique de :

- l'animation de groupe
- la méthodologie de projet participatif

Pour les plus expérimentés, il faut ajouter :

- L'analyse de pratique interdisciplinaire et la dialectique théorie/pratique

- **La conception et l'organisation des formations** pour les acteurs de terrain, les institutions chargées des politiques de santé ou les responsables associatifs.

Il ne s'agit pas de cumuler l'ensemble de ces spécialités chez chaque acteur, mais d'intégrer leur apport pour être en capacité de concevoir, d'animer, de réguler, d'évaluer des projets de santé associant la population.

Les professions de l'éducation pour la santé comportent bien sûr plusieurs niveaux de compétence : tout d'abord des personnels spécialisés dans la conduite de projet participatif, actuellement intitulés « Chargés de Projet en éducation pour la santé ». Il s'agit de professionnels au moins de niveau licence, qui ont bénéficié le plus souvent d'une formation en cours d'emploi, théorique et pratique, capables de mettre en place et de conduire des projets, de constituer et d'animer un groupe d'acteurs, de participer à des formations et des évaluations. Actuellement des infirmières, des travailleurs sociaux, voire quelques médecins s'inscrivent dans des diplômes universitaires, qui leur donnent une formation complémentaire aboutissant éventuellement à un Diplôme d'Université. Leur spécialité est la conduite de projet.

Ils sont encadrés par des intervenants « seniors », qui peuvent être dénommés conseillers méthodologiques en éducation pour la santé, de niveau master, aptes à concevoir et réaliser des formations, mener une régulation, une évaluation ou encore, des travaux de recherche. Leur spécialité est le conseil méthodologique, la régulation et la formation.

Reflet de la situation idéologique concernant la santé, ces professions ne sont pas actuellement reconnues par des qualifications nationales. Certains commencent à parler aujourd'hui d'un métier d'« ingénieur en éducation pour la santé ».

Ces professionnels sont actuellement rassemblés essentiellement dans les équipes des Instance régionales d'éducation et promotion de la santé (IREPS), qui constituent les centre-ressource en éducation pour la santé. Les IREPS assurent la diffusion de documentation, l'animation de projets, le conseil méthodologique aux acteurs de terrain, la formation des acteurs, voire l'organisation de programmes, en lien avec les services de l'Etat ou des Régions, ainsi que des travaux de recherche, en lien avec l'Université.

La création de 500 postes en moyenne par région permettrait de mettre en place la couverture du territoire par des actions de prévention primaire. Le rôle du centre-ressource régional et de ses professionnels spécialisés est, le plus souvent d'être en « 2ème ligne », en formation ou en conseil et d'animer un réseau d'acteur de terrain en éducation pour la santé. Bien sûr les actions ne sont pas réservées à la prévention du suicide, mais la prévention primaire implique le plus souvent d'agir en population générale, pas toujours directement sur un thème de santé, et le plus souvent à distance de tout évènement sanitaire. Avec des moyens renforcés, le centre-ressource régional en éducation pour la santé pourrait pleinement jouer son rôle de pôle de référence en pédagogie de la santé.

- **Les professionnels ayant une fonction principale autre**

L'ensemble des professionnels des secteurs de la santé, de ceux de l'éducation et de ceux du social peuvent jouer un rôle important, dès lors qu'ils en ont la motivation et qu'ils se forment aux méthodes.

Bien sûr, les acteurs du système de santé sont concernés, à commencer par les médecins généralistes dans la mesure où ils prennent du temps pour écouter. L'époque est au regroupement des professionnels des soins dans des pôles de santé. Il est bien dommage de n'avoir pas profité de l'installation de ces nouvelles structures pour y inclure un poste spécialisé en éducation pour la santé et santé environnementale. Il serait souhaitable de passer des « Pôles de santé » à des « Maisons de santé » c'est-à-dire de continuer à permettre aux professionnels de se regrouper pour de meilleures conditions de travail, mais aussi pour participer à des projets de prévention animés par un chargé de projet en éducation pour la santé. Couvrir le territoire pourrait consister à installer une Maison de Santé pour 10 000 habitants et un poste de chargé de projet dans chacune, missionné à mi-temps en éducation pour la santé et à mi-temps en santé environnementale.

De même pour les services de santé mentale, s'ils sont présents dans la cité, ils sont appelés à participer à des projets de santé, en particulier à assurer des régulations dans les institutions ou les groupes promoteurs de projets qui en font la demande. Leurs missions pourraient être redéfinies, en particulier quand il s'agit de pédopsychiatrie, pour expliciter un rôle de prévention primaire et de participation aux projets de santé existant sur leur territoire.

Mais les perspectives développées plus haut ont montré que l'enjeu est beaucoup plus large et peut concerner aussi les hôpitaux, les médecins spécialistes, les infirmières et aides-soignants…

Les acteurs du monde de l'éducation peuvent également jouer un rôle déterminant, à chaque étape des interventions d'éducation. Bien sûr les services de Santé scolaire et les Services de promotion de la santé en faveur des élèves, médecins et infirmières, sont particulièrement concernés et l'éducation pour la santé pourrait être une priorité, puisqu'ils n'ont pas de mission de soins (sauf urgence), qu'il est bon que les enfants soient suivis par un généraliste choisi par leurs parents et que l'école n'a pas à se transformer en lieu de soins. Le service pourrait être complété par l'apport de Chargés de projet en éducation pour la santé à raison d'une moyenne de 400 nouveaux postes par région.

Un service particulier se situe à la frontière de la santé et du social : la Protection maternelle et infantile (PMI). Ces services jouent un rôle majeur dans le suivi de grossesse et l'accueil du jeune enfant, particulièrement dans les milieux défavorisés.

De même, le monde du travail social et de l'animation peut être le lieu de parole, d'écoute, de régulation, qui va permettre de s'affronter dans le réel à ses difficultés plutôt que de laisser s'installer une position dépressive. Ainsi, les assistantes sociales, les puéricultrices, les éducateurs, etc.... sont concernés.

En réalité, tout le système de santé, le système d'éducation et les services sociaux sont susceptible de jouer un rôle de prévention, sans toujours avoir conscience de l'importance de leur rôle dans ce domaine. Comme nous l'avons vu, peuvent s'impliquer également des professions auxquelles on ne pense pas souvent en matière de prévention, tels que les gardiens de prison, ou encore les gardiens de nuit dans les foyers de jeunes travailleurs ou les cités universitaires, qui mériterait une formation et un accompagnement…

Au total, les professionnels qui sont en contact quotidien avec une population dans les domaines de la santé, de l'éducation et du social peuvent jouer un rôle indispensable en prévention. Ils peuvent être des moteurs d'action dès lors qu'ils s'intéressent à la santé en termes positifs et à la responsabilisation de la population et dès lors qu'ils envisagent et qu'on leur offre la possibilité de se former à la pédagogie de la santé et d'agir en équipe en bénéficiant du conseil des spécialistes. Beaucoup en sont conscients, car ils côtoient les besoins quotidiennement et sont demandeurs de nouveaux dispositifs permettant d'aller dans ce sens. Si l'on se fixait l'ambition de former les professionnels qui ont une autre mission, mais qui sont volontaires pour participer à des projets d'éducation pour la santé, à raison de 10% de l'ensemble de ces professionnels, pour ensuite monter des projets de prévention avec l'aide du centre-ressource, il y aurait une capacité d'intervention considérable, sur quasiment tout le territoire. Tel est l'enjeu d'une nouvelle politique de prévention !

– **Les bénévoles**

Bien sûr, au-delà des acteurs professionnels, les familles et les citoyens en général peuvent avoir un rôle majeur dans l'harmonie ou la dysharmonie des relations et de la construction de la personnalité de chacun. Et s'il s'agit de construire des actions de prévention, les associations et leurs militants peuvent jouer un rôle important : associations de prévention tertiaire et réseaux de solidarité, associations thématiques, associations de femmes, de jeunes, de loisirs, associations citoyennes, etc.... Néanmoins, à condition qu'elles entrent dans une perspective de pédagogie de la santé responsabilisant les usagers. Ceci implique de prendre du recul par rapport à ses préoccupations personnelles et de renoncer au prosélytisme. Ainsi, les militants associatifs ont souvent besoin d'un accompagnement méthodologique pour définir leurs objectifs et construire leur action. C'est le rôle de l'IREPS en tant que centre-ressource de les accompagner, voire d'offrir des formations pour les militants associatifs quand elles mènent des projets de santé.

– **Réunir IREPS, Santé scolaire et PMI** dans un Service régional d'éducation pour la santé et de promotion de la santé

Si l'on veut donner une reconnaissance et une capacité opérationnelle à l'éducation pour la santé au-delà des expériences et des bonnes volontés actuelles, il faut mettre en place un pôle d'attraction et de compétence d'une certaine ampleur. Compte tenu de l'existant, tel que nous l'avons vu précédemment, tout n'est pas à créer. En revanche, il est nécessaire de rompre avec la dispersion et l'émiettement des moyens. Ainsi, il serait pertinent de réunir dans un Service Régional d'éducation pour la santé et de promotion de la santé l'Instance régionale d'éducation et promotion de la santé (IREPS), avec les moyens nouveaux indiqués, la Santé scolaire, aux priorités redéfinies et aux moyens renforcés et La Protection maternelle et infantile (PMI). Ce service serait chargé de mettre en œuvre la politique de prévention primaire et les orientations décidées démocratiquement dans le cadre du parlement, des Conférences nationale et régionales de Santé et des Agences régionales de santé (ARS).

Il est à souligner l'importance institutionnelle, donc politique, de cette réforme, car Les IREPS sont actuellement missionnées par le ministère de la Santé et les Agences régionales de santé, la Santé scolaire est actuellement rattachée à l'Education nationale, et la PMI dépend du Conseil général. Mais cette division est néfaste pour la cohérence et l'efficacité de l'ensemble, tant du point de vue des missions, que des compétences et des méthodes, comme de la couverture du territoire. En outre le rassemblement obligerait l'ensemble des institutions concernées à coordonner leurs objectifs et leurs financements, ce qui permettrait des économies d'échelle.

Le Service régional d'éducation pour la santé et de promotion de la santé ainsi constitué pourrait en particulier être partenaire des institutions ou structures qui ont déjà créé des postes missionnés en éducation pour la santé, Mutualité, Sécurité sociale, ateliers santé-ville,... Il aurait bien sûr des partenariats d'action avec toutes les structures qui souhaitent s'investir en prévention dans les domaines de la santé, de l'éducation et du travail social, et particulièrement avec l'Education nationale, les médecins généralistes, les Secteurs de pédopsychiatrie, les réseaux de santé, en particulier de périnatalité, associations de ces secteurs ou des secteurs des loisirs ou de la culture, etc....

Les partenaires institutionnels rassembleraient l'ensemble des institutions participant à son financement et engagées dans les politiques de prévention, dont l'Etat, les Agences régionales de santé (ARS), les Conseils régionaux et généraux, la Sécurité sociale, les Caisses d'allocations familiales les Communes et Communautés de communes, ...

Dans ce cadre, les actions d'éducation pour la santé pourraient desservir l'ensemble de la population.

Une charte de l'éducation pour la santé

De façon embryonnaire, des expériences existent. Une circulaire ministérielle de 1992 était bien faite et créait les Schémas régionaux de l'éducation pour la santé (SREPS). L'équipe que je dirigeais à l'époque a lancé une dynamique de ce type. L'ensemble des institutions concernées et des corps professionnels ont joué le jeu et il a été possible de se mettre d'accord sur une « Charte de l'éducation pour la santé en Basse-Normandie » qui a obtenu l'engagement des institutions qui ont participé à ce schéma : DRASS et les trois DDASS de la région, DRTEFP, DRDEF, Académie de Caen, ARH, URCAM, MSA, Mutualité, CORES, CRISS, Comité des Usagers, représentant des médecins. Elle a été soumise à la signature des acteurs de terrain. Dans la première année, elle a recueilli près de 400 signatures sur la région. Mais il en va des politiques comme des gouvernements, elles passent, et les SREPS sont ensuite tombés en désuétude... Ce texte est néanmoins toujours valable et pourrait servir de base à une telle politique. Elle est jointe en annexe 2.

La faisabilité ?

Toutes ces propositions ne sont pas spécifiques de la prévention du suicide. D'autres grands sujets tels que l'équilibre alimentaire, qui constituent une priorité aujourd'hui, justifient tout autant une nouvelle politique de prévention. Mais, plutôt que de concevoir la prévention par thèmes, il est plus pertinent de développer une approche de santé globale.

Certaines propositions sont directement opérationnelles, d'autres impliquent des changements politiques et de mentalités. Ce qui est sûr, c'est que la prévention demande un remaniement profond dans les représentations et dans les compétences et des professions de santé. On trouve normal de confier des actions de prévention en santé dans les quartiers ou les écoles, par exemple, comme les services à la personne en général à des personnes sans formation spécifique, sans accompagnement, voire sans formation initiale, en difficulté sociale et elles-mêmes en précarité... Aucun politique n'oserait raisonner de la sorte s'il s'agissait des soins ! Il y a donc une mutation idéologique à effectuer pour aborder une pensée sur la prévention.

Certaines propositions sont réalisables à court terme et d'autres demandent des échéances plus longues ; certaines ne coûtent rien et d'autres demandent des réorientations budgétaires. J'ai proposé dans ce chapitre des embauches de personnels compétents en éducation pour la santé. Un tel projet représente une certaine ambition puisqu'il porte nationalement sur 6000 postes dans les IREPS, 2300 postes en Santé scolaire et 3300 postes dans les Maisons de Santé, sur l'ensemble du territoire. Mais il faut se rendre compte que cette proposition n'atteint pas la moitié du 1% du budget des soins proposé dans le projet électoral de la gauche et des écologistes qui ont gagné les élections en 2012. Ces propositions laissent encore des marges de manœuvre et laissent disponible la moitié de ce 1% réservée pour structurer des services de santé environnementale, qui ne sont pas traités ici. Ce projet ne grève pas réellement le budget des soins, et ceci avant d'avoir envisagé les économies possibles grâce à la prévention, qui sont potentiellement substantielles quand on constate que les maladies les plus répandues sont fortement liées aux modes de vie et à l'environnement et que faire baisser de 14% le seul diabète, par exemple, diminuerait suffisamment les dépenses de soin pour financer cette nouvelle politique.

Notons en outre qu'une telle évolution implique de sortir la Sécurité sociale de la logique assurantielle. La santé et la prévention s'adressent à tous les citoyens, quels que soient leur âge et leur condition, et ne peut plus reposer sur les cotisations sur les salaires. On peut même légitimement penser que la prévention doit être particulièrement accessible à ceux qui sont en précarité et qui ne cotisent pas, et que les dépenses correspondantes représentent un investissement qui diminuera les dépenses de soins. La politique de santé est donc à financer par les impôts plutôt que par les cotisations sur le travail, et la logique serait que le financement repose sur la CSG, qui touche l'ensemble des revenus. C'est donc une réforme profonde de la Sécurité sociale qui est nécessaire pour la mettre au service d'une politique de santé. Qu'on ne s'y trompe pas : l'esprit de solidarité qui a prévalu à la création de la « Sécu » en 1945 reste une référence, et c'est précisément la fidélité à cet idéal qui implique aujourd'hui de passer à une logique de santé pour tous et à réformer la Sécurité sociale dans une direction lui permettant de développer son rôle de solidarité.

Probablement pas le phénomène de la perte du goût de vivre et donc du suicide ne sera pas totalement supprimé. Mais on peut sans nul doute améliorer la qualité de vie dans la société « développée » où la qualité des relations et de l'insertion reste une préoccupation trop marginale. Ce devrait être une des préoccupations importantes des services régionaux d'éducation pour la santé et de promotion de la santé à organiser à la hauteur des besoins… Ce type de préoccupation doit être porté pour être pris en compte dans les institutions et les politiques. C'est aussi au ministère de la Santé de peser pour prendre les moyens de les mettre en œuvre, lorsque c'est de sa compétence, et de les faire valoir avec âpreté dans les arbitrages lorsque les autres politiques sont concernées. Si un jour la volonté politique était là, qui pourrait résister à une politique de santé dont l'objectif est d'améliorer la qualité de vie ?

Et les attentats-suicide ?

Difficile de ne pas aborder dans cet ouvrage la question angoissante des attentats-suicide et de la genèse spécifique des actes suicidaires qui caractérisent ces attentats. Je ne traiterai pas ici des guerres entre chiites et sunnites qui sont une des sources principales de la violence terroriste au Moyen-Orient, en Turquie, dans les pays arabes, et qui s'attaquent aussi aux pays occidentaux. Ces sujets dépasseraient à la fois le cadre de cet ouvrage et celui de mes compétences. Mais comment ne pas s'interroger sur la participation au terrorisme islamiste de jeunes de notre pays et d'autres nations occidentales ? Que se passe-t-il dans la tête de ces jeunes européens pour qu'ils s'engagent dans la violence au prix de leur propre vie ?

Précisons d'emblée, pour éviter toute mauvaise interprétation, que je fais partie de ceux qui réfutent ici la confusion entre islam et islamisme. Il est des extrémistes islamiques, adeptes de la violence et promoteurs de la destruction des sociétés démocratiques, comme il y en a eu et il y en a encore dans les autres religions, chrétienne et juive en particulier. Je me situe hors de tout amalgame entre les extrémistes violents et le fait religieux qui, lui, fait intrinsèquement partie des libertés humaines et qui peut aussi contribuer à la paix quand il promeut les valeurs de l'altruisme et de la compassion.

Précisons également que le fait de chercher à comprendre ne peut en rien être assimilé à une excuse ou une justification de la violence, puisque l'objet même de cet ouvrage est précisément de la prévenir. Mais contrairement à ce que certains affirment, analyser la genèse de la violence est certainement indispensable à la prévention de cette violence, car comment agir quand on ne comprend pas ? En revanche, il faut accepter que si l'on s'engage sur le terrain de l'analyse de la violence, on ne peut pas le délimiter a priori et décider d'emblée qui est concerné et qui ne l'est pas. Autrement dit, on ne peut pas s'exonérer d'emblée, en tant que peuple et que société, pour ne considérer que la violence des autres, car cette dernière peut aussi répondre à la nôtre, même si elle ne s'exerce pas sous la même forme. Si l'on cherche réellement à prévenir la violence, il faut en rechercher et traiter les racines. Cela implique sans doute des remises en question auxquelles on ne s'attendait pas... Mais remarquons que, si l'on peut penser que cette voie permettrait de diminuer les suicides, elle contribuerait en outre à prévenir également le terrorisme, ce qui n'est pas un bienfait négligeable !

Si l'on se réfère au schéma des causes de suicide présenté plus haut, deux grands axes sont d'un côté les violences subies et, de l'autre, la désinsertion de son groupe de vie quotidienne. Qu'en est-il de chacun de ces axes ?

Les actes terroristes relèvent d'une implication particulièrement forte dans la vie collective. Les personnes qui en arrivent à cette extrémité peuvent avoir une sensibilité particulière aux réalités du monde et à leur violence, et les violences sociales peuvent être intimement ressenties par eux, même si elles ne sont pas subies directement. Ainsi, les personnes les plus révoltées contre ces violences sociales ne sont pas toujours celles qui sont le plus concernées personnellement et l'on peut alors parler de « violences intériorisées ».

En ce qui concerne ces violences intériorisées, il s'agit d'une part des violences agissant sur la scène internationale et d'autre part de la violence sociale à l'œuvre dans notre société. En ce qui concerne la désinsertion sociale, se conjuguent la perte de sens de la vie collective dans la société moderne et le développement de la force intégratrice de l'idéologie islamiste.

Retentissement des violences internationales

Rechercher les propositions de solutions concrètes amènerait à reprendre l'analyse historique depuis au moins un siècle et à évaluer les enjeux stratégiques actuels ; à identifier les acteurs et les actions susceptibles d'être mises en œuvre dans le contexte international actuel ; à rechercher les motivations que les différents acteurs peuvent avoir à agir pour la paix ; ou bien encore à analyser les forces et les stratégies capables de les y contraindre lorsque d'autres intérêts entrent en jeux pour les détourner de cette perspective. Il est clair qu'un tel travail dépasse très largement l'objet de cet ouvrage. Il s'agira ici d'identifier les grands problèmes à traiter pour endiguer les violences internationales qui interfèrent directement avec notre société, en renvoyant l'étude de ces problèmes et de leurs solutions à d'autres travaux.

Mais comment ne pas citer ici comme motif de révolte la guerre décidée par le président des Etats Unis Georges Bush contre l'Irak sur l'argument que ce dernier détenait des armes de destruction massive, alors qu'il a été établi par la suite qu'il s'agissait d'un mensonge devant l'Organisation des nations unies (ONU), l'objectif réel étant à visée de politique intérieure et d'appropriation des ressources de pétrole de l'Irak ?

De la même manière, est ressentie comme une injustice humiliante, en particulier par les populations immigrées d'origine arabe, le fait que le conflit israelo-palestinien ne trouve pas de solution pacifique et que, dans ce contexte, Israël continue d'implanter des colonies en Cisjordanie au mépris du droit international, avec le soutien des Etats-Unis qui financent son armée et utilisaient jusqu'à présent leur droit de veto au Conseil de sécurité de l'ONU. Et si le président Barak Obama a infléchi la position des USA en 2016, son successeur, Donald Trump, semble plutôt vouloir cautionner cette politique d'Israël.

Concernant plus directement la France, la guerre coloniale menée longuement en Algérie, et l'utilisation de la torture, a laissé des traces dans les consciences. Puis, lors de la défaite, l'accueil des Algériens qui avaient soutenu l'Algérie française, les Harkis, a donné lieu à des concentrations urbaines dans des quartiers plus ou moins « ghettos », rongés par le chômage. Certains enfants, à la deuxième génération d'immigration, ont ressenti comme une deuxième humiliation le fait que leur père n'ait pas pu trouver du travail pour s'intégrer vraiment en France.

Plus près de nous, la guerre menée en Libye pour aboutir à l'assassinat de Muammar Kadhafi, après l'avoir reçu en grande pompe à l'Elysée, laisse un goût étrange et amer. Il donne un peu honte à certains de ceux qui se sentent concernés par la France et par son rôle dans le monde.

Plus généralement, les déséquilibres économiques caricaturaux du monde aboutissent à ce que, dans les pays pauvres les famines et la mort des enfants soient la banalité de la vie quotidienne, tandis que, dans les pays riches, les premières maladies soient liées à la suralimentation, et sont perçues par certains, sans doute plus sensibles, comme une violence intolérable.

Dans la période récente, la prise de conscience des dégâts majeurs sur l'environnement, le changement climatique par excès de combustion des ressources fossiles en l'espace de moins de deux siècles, la destruction de forêts millénaires indispensables à l'équilibre naturel, la disparition d'une part importante des espèces vivantes, les pollutions physiques et chimiques qui augmentent les maladies modernes et diminuent la fécondité, le risque nucléaire militaire et civil, ces réalités, incontestables aujourd'hui, représentent aux yeux de ceux qui en prennent conscience à la fois une menace pour la vie des générations futures et une perte de sens pour les vivants d'aujourd'hui, qui sont susceptibles de donner la vie.

Dans le même ordre d'idée, le soutien apporté par les pays occidentaux et en particulier par la France à des dictateurs qui gouvernent par la violence au mépris des droits de l'homme et, spolient leur peuple pour construire leur propre fortune en Afrique ou au Moyen-Orient, est de nature à écoeurer les plus sensibles quant à l'universalité de l'humanisme et peut développer chez eux un sourd esprit de révolte contre cette société.

Les violences sociales intériorisées chez nous

De même, dans notre société, la première réalité sociale qui représente une violence est sans doute le chômage de masse. Il est des quartiers où une majorité de la population adulte n'a pas de travail, où les enfants n'ont jamais vu leur père se lever pour aller au boulot, alors que l'identité sociale des personnes repose souvent en premier lieu sur leur travail. Etre au chômage implique évidemment des difficultés matérielles par manque de moyens financiers, mais encore des difficultés plus profondes pour les personnes fragiles sur le plan narcissique ou pour celles, simplement « normales », c'est-à-dire marquées par l'idéologie dominante productiviste, et fortement dépendantes de leur image et de leur insertion sociale. Etre au chômage est perçu dans notre société le plus souvent comme une humiliation. Or, le phénomène massif du chômage implique que beaucoup sont des chômeurs de longue durée et n'ont plus beaucoup d'espoir d'insertion sociale. Ainsi, des populations entières sont marginalisées, exclues de la société telle qu'elle fonctionne aujourd'hui.

Tout aussi destructeur socialement, même s'il est moins directement visible et mesurable, est l'échec scolaire. Les jeunes qui sortent de leur parcours scolaire sans maîtriser la lecture, l'écriture et le calcul sont d'emblée marginalisés. Leurs chances de trouver du travail sont d'autant plus faibles, et leur capacité à réaliser les démarches administratives qui permettent de se faire reconnaître et de se faire aider sont fortement amputées dans un monde où tout passe, de plus en plus par des démarches « dématérialisées » c'est-à-dire par informatique et sans contact humain. Mais, plus profondément, beaucoup de ces jeunes se sont sentis humiliés ou exclus et n'ont, là encore, pas d'espoir d'insertion dans la société telle qu'elle fonctionne actuellement. Ceux qui « s'en sortent » matériellement et se font respecter vivent bien souvent de trafics illégaux. Laisser les collèges dans une réelle « ségrégation sociale », les élèves issus de milieux défavorisés se trouvant concentrés dans les mêmes établissements, ne pas développer une pédagogie nouvelle adaptée à la population d'élèves en difficulté, continuer à privilégier en termes de moyens les milieux privilégiés socialement en n'incluant pas le privé dans la carte scolaire et en attribuant les postes d'enseignants sans expérience aux quartiers défavorisés, ne pas développer davantage les formations aux métiers manuels représente de la part de notre société une attitude irresponsable vis-à-vis de l'avenir, en créant une population marginalisée au sein de laquelle certains vont ressentir un profond besoin de révolte contre cette société.

Un corollaire de ces deux premiers problèmes est la concentration des populations défavorisées et marginalisées, regroupées dans les mêmes quartiers. Les choix urbanistiques opérés depuis les années 60 ne peuvent pas être annulés aujourd'hui, car il faudrait reconstruire des villes entières dans les banlieues des grandes villes. Les politiques de rénovation urbaine menée depuis quelques décennies sont bien loin de résoudre le problème et certaines zones ne comportent quasiment pas d'habitat social, tandis que d'autres rassemblent les populations défavorisées. Ce sont réellement deux sociétés qui ne se côtoient pas. Et détruire des habitations qui ont 40 ans, comme on le fait dans le cadre de la politique de la ville, représente aussi une perte de sens quand le nombre de sans-abri augmente, et quand on considère le gâchis budgétaire, de matières premières et d'énergie que cela représente.

Ces réalités sont d'autant plus graves que le fossé est en train de se creuser, les populations riches accumulant de plus en plus de richesse, tandis que la pauvreté gagne du terrain. L'écart se creuse alors même que notre société est encore en croissance économique. Si nous ne sommes pas capables de mettre en place des mesures de partage et une réelle solidarité, alors que la richesse collective augmente, qu'en sera-t-il demain si l'économie était moins florissante, si le pétrole venait à s'épuiser, ainsi que les matières premières, si les taux d'intérêt remontaient et faisait peser encore beaucoup plus lourd le poids de la dette, ou encore si le changement climatique et la pollution obligeaient à diminuer les rendements agricoles ? Le « pessimisme » décrit par les études du moral des Français n'a-t-il pas une base de réalité face à cette situation ? Il n'est pas inconcevable que certains nourissent un profond esprit de révolte face à ce contexte.

Concernant la violence sociale, une mention particulière doit encore être faite ici de la répression différenciée selon les milieux sociaux, car nombre d'exemples récents montrent que « selon que l'on soit puissant ou misérable… ». Dans le même ordre d'idée, la surpopulation actuelle des prisons représente déjà en soi la source de conditions de vie humiliantes.

Traiter les violences dans les prisons est une urgence pour la société si l'on veut non seulement promouvoir des conditions de vie respectueuses des droits de l'homme, mais encore se donner les moyens d'aller vers une société apaisée.

La perte de sens de la vie collective

Comme nous l'avons déjà vu, l'humain est un être social. Il n'existe pas seul, dans la durée, ne serait-ce que parce que, dans ce cas, l'espèce s'éteindrait. Cette réalité biologique ne concerne pas seulement la procréation, mais influe sur la manière de vivre et sur l'ensemble de l'existence. Les hommes vivent en groupes organisés où chacun est reconnu en tant que personne, dans le cadre d'une structuration sociale qui assure des liens et des fonctions à chacun au sein du groupe, à l'échelle des relations de la vie quotidienne comme de l'ensemble de la société. C'est précisément l'ensemble des liens et des fonctions sociales qui crée la notion de communauté. Ils donnent à la personne une reconnaissance et une valeur aux yeux des autres et constituent son insertion communautaire. Pour la plupart des personnes, ces liens avec les autres sont indispensables à leur équilibre psychique. Et tant qu'ils ne sont pas trop perturbés par la violence, ils contribuent largement à donner un sens à leur vie et à atteindre un bien-être psychique, même s'il est le plus souvent relatif. En un mot, l'insertion communautaire, faite de lien social et de valeurs partagées est essentielle à la santé psychique. Elle n'a rien à voir avec le communautarisme, si décrié aujourd'hui, qui représente un repli identitaire d'un groupe social sur ses particularités et sur ses valeurs et qui est en réalité une réaction défensive d'une communauté pour se protéger quand elle se sent menacée, à tord ou à raison, par la société.

Mais la société occidentale moderne a de plus en plus perdu les valeurs et la pratique de la vie collective. Les valeurs dominantes promeuvent l'individualisme et l'aspiration à la consommation comme objectif de vie. Beaucoup d'individus s'en arrangent, tant bien que mal, et trouvent une insertion en rêvant de progresser dans la consommation, comme la publicité, hyperprésente dans leur environnement, les y incite. Il est à noter qu'il y a un paradoxe, du point de vue de l'équilibre de la société, à promouvoir toujours plus la consommation de masse alors que le chômage et la pauvreté progressent. Chômage et pauvreté excluent une part de la population du commerce dominant et créent une frustration pour ceux, nombreux, qui ne peuvent pas en profiter, mais ne peuvent pas non plus prendre du recul par rapport à l'idéologie dominante.

Ceci étant, le problème n'est pas seulement celui des injustices économiques. Dans tous les milieux sociaux, certains sont plus isolés affectivement ou plus sensibles, ou se sentent plus « responsables ». Ceux-là ressentent un grand vide qu'ils n'arrivent pas à combler dans le mode de vie que nous offre cette société. Ils se sentent de plus en plus marginaux, sans toujours être capables de l'assumer, car ils sont trop isolés et deviennent ainsi extrêmement fragiles sur le plan psychologique.

De ce point de vue, l'effondrement des mouvements de jeunesse et des structures de vie collective est un manque important. D'une autre manière, l'absence de service civil qui aurait pu remplacer le service militaire pour les plus âgés est à déplorer. Je parle ici de toutes les structures investies dans une relation éducative de qualité, orientée vers le développement personnel, le développement social et la solidarité, tel que j'ai pu les décrire plus haut. Bien sûr, elles sont à différencier des structures d'embrigadement qui s'étaient développées dans le cadre des idéologies fascistes, à commencer par les Jeunesses hitlériennes. Cette réflexion est à remettre sur le devant de la scène et des initiatives sont à prendre, car trop de jeunes sont livrés à eux-mêmes et à la consommation, seuls avec la télévision, sans regard critique et sans relation éducative, ce qui en fait des proies faciles pour qui vient leur proposer de faire partie d'un groupe autour d'une cause.

Cette réalité est d'autant plus importante que la télévision, comme le cinéma et les jeux vidéo diffusent, en grande partie, des scénarios basés sur la violence, des images qui banalisent le sang, les armes, la mort, la guerre, comme si c'était l'aspiration naturelle principale des personnes et des communautés, images qui peuvent être traumatisantes.

La force de l'idéologie islamiste

Dans le contexte décrit ci-dessus, les réseaux islamistes extrémistes, qui se considèrent en guerre et qui placent les sociétés occidentales parmi leurs ennemis, ont beau jeu de recruter des jeunes en quête d'identité et d'insertion affective et sociale. Dans leur discours, ils proposent de s'attaquer aux violences internationales dont j'ai parlé. Ils offrent la possibilité de partir à l'aventure et de changer le monde. Quand ils recrutent, ils établissent des relations valorisantes et une sécurité affective pour leurs proies, en offrant une insertion dans un groupe mû par un objectif commun : le djihad. Ils donnent un débouché à la violence banalisée dans les têtes et entretenue par notre société. Et il faut reconnaître que, parfois, ils savent aussi organiser des actions et des services de solidarité dans des villes et des quartiers minés par le chômage et la pauvreté.

Certes, il y a rapidement des revers à la médaille de l'embrigadement. Il faut accepter de renoncer largement à son autonomie et sa liberté de pensée. Il faut accepter l'asservissement de la femme et l'absence de liberté des relations entre les hommes et les femmes. Il faut accepter de ne pas ambitionner de peser sur les décisions même lorsqu'on n'est pas d'accord, comme on peut le faire en démocratie. Il faut renoncer à l'humanisme, à la pitié, à la compassion pour ceux qui souffrent. Il faut accepter d'être un pion sur un échiquier dont on n'a pas les clés et abdiquer toute responsabilité, y compris sur sa propre vie. Ceux qui s'engagent découvrent la perte du confort matériel, l'insécurité et la dureté de la violence, qu'ils avaient connues en images et en rêves, mais pas dans la réalité vécue. Et cette violence s'instaure dans la vie quotidienne et s'oppose vite aux relations chaleureuses et solidaires que souvent ils attendaient.

Dans ce contexte certains ont rapidement envie de déserter. Quelques-uns réussissent à revenir et deviennent des repentis qui ne sont pas près de cautionner une nouvelle idéologie totalitaire. Mais beaucoup d'entre eux ne reviennent pas. Considérés comme des traîtres et punis de mort, ils peuvent aussi perdre la vie dans des circonstances où leur attitude est devenue suicidaire, hors des attentats.

D'autres s'intègrent, au prix d'une abdication de leur personnalité et souvent d'un renoncement à leurs relations affectives antérieures. C'est un chemin de vie bien connu de tous les pouvoirs totalitaires. Des humains peuvent, pour y trouver simplement une insertion et une reconnaissance par le groupe social, se radicaliser et devenir des tortionnaires au service inconditionnel d'un pouvoir fort et d'une idéologie violente. Et ce risque ne concerne pas quelques individus extraordinaires dont la personnalité serait profondément pathologique, avant même leur embrigadement. C'est là tout l'enseignement du témoignage d'Anna Harendt, qui a rapporté les procès de responsables nazis en montrant la banalité de leur personnalité, la manière dont ils avaient simplement abdiqué tout jugement et toute humanité pour accepter de devenir un simple rouage de la terreur.

De fait les seigneurs de la terre, à toutes les époques et au-delà des enrôlements de force, ont toujours trouvé des volontaires pour mener leurs guerres simplement contre un peu de reconnaissance sociale, et l'engagement dans une cause et une idéologie autoritaire s'est souvent exercé si besoin au prix du sacrifice de sa propre vie. Une étape supplémentaire est franchie avec le terrorisme et les attentats-suicides, puisqu'il s'agit de la programmation de sa propre mort accompagnant une action la plus meurtrière possible pour les autres. De ce point de vue, elle se rapproche de la démarche des kamikases japonais pendant la Seconde Guerre mondiale. Et lorsque des personnes ont basculé dans la soumission à une idéologie autoritaire et violente, l'intervention tardive pour tenter de les dissuader provoque le plus souvent une réaction paranoïaque qui renforce le système sectaire et qui aggrave leur engagement. C'est pourquoi la prévention est à envisager par l'action précoce, sur les facteurs de risque de radicalisation, à l'échelle individuelle et sociale.

Au cours des siècles, les religions ont accepté à diverses reprises de se prêter à ce jeu du pouvoir, cautionnant, bénissant voire suscitant des guerres conquérantes, en particulier lors des croisades, pour ne prendre qu'un seul exemple. Ainsi, les religions peuvent jouer un rôle majeur dans la construction d'une idéologie totalitaire. C'est le cas aujourd'hui pour l'islamisme. Entendons-nous bien, là encore, l'enjeu de l'humanisme et de la démocratie est de s'opposer à la construction d'une idéologie totalitaire et d'identifier les facteurs de son développement pour les prévenir autant qu'il est possible. Mais l'enjeu n'est aucunement de lutter contre la religion en soi ou contre l'islam en particulier. La société démocratique s'est construite chez nous sur la base de la laïcité, c'est-à-dire sur le respect de chaque religion en tant qu'affaire privée et la construction de la vie collective sans intervention des religions en tant que telles. La laïcité implique respect mutuel et tolérance et elle représente un facteur important de la paix des relations sociales. Ce facteur est en principe acquis chez nous et ce serait un recul grave et irresponsable de revenir en arrière sur ce point.

Conclusion

Il y a fort à faire pour s'orienter vers la prévention et ce chapitre ne vise pas à donner les solutions de tous les problèmes abordés. Ce serait bien présomptueux ! Mais il met en évidence que si l'on s'interdit d'étendre la réflexion aux problèmes du monde, aux violences sociales, aux humiliations collectives, alors on s'interdit a priori de comprendre pour agir de façon pertinente.

La réflexion et l'analyse sont indispensables pour ne pas laisser libre cours aux idées simplistes qui risqueraient de déboucher sur une aggravation de la violence, sans pour autant apporter de solutions et, donc, sans diminuer l'acuité du problème du terrorisme et des attentats-suicides. Et, s'il est bien sûr indispensable d'investir dans les actions de sécurité et de répression, il est aussi nécessaire de penser l'avenir. Il s'agit de chercher à le pacifier en investissant dans des actions dans le court terme comme dans le long terme.

L'action s'exerce localement, pour favoriser l'insertion communautaire et la structuration humaniste de la vie collective, mais elle demande aussi une réflexion systémique et des engagements à l'échelle de la politique nationale et internationale pour diminuer les inégalités, rééquilibrer les ressources et développer le respect des droits de l'homme comme les droits des peuples.

Offrir à chacun une possibilité de prendre sa place et de jouer son rôle personnellement dans la communauté, développer les actions éducatives dans une perspective humaniste et émancipatrice, diminuer les injustices et les inégalités nationales comme internationales, développer l'esprit de solidarité, endiguer la banalisation de la violence dans les médias et les jeux vidéo serait susceptible de contribuer à diminuer à la fois les actes suicidaires et les engagements dans le terrorisme.

Pour conclure

La question du suicide ne porte pas seulement sur la mort. Elle nous renvoie en réalité aux questions fondamentales de la vie humaine. En effet, la vie ne peut plus avoir de sens ni de goût s'il n'y a plus de désir de vivre. Or il n'y a pas de spécialiste du goût de vivre. Ce constat nous renvoie au fait qu'on ne sait pas très bien quelle est la spécialité concernée par la question du phénomène suicidaire. La médecine ? Oui quand il s'agit de soigner une personne inconsciente ou traumatisée, mais le suicide n'est pas considéré comme une maladie. La psychiatrie ? La psychologie ? La psychanalyse ? La sociologie ? Le travail social ? Mais ces domaines s'occupent des vivants, et confient les mourants à la médecine. En fait, le rapport à la vie est à la frontière de nombreuses spécialités qui se préoccupent des humains. C'est pourquoi l'essai de compréhension des actes suicidaires, envisagé dans la perspective de proposer des mesures de prévention, nous emmène hors des sentiers battus du domaine de la médecine. C'est pourquoi le suicide n'est pas à considérer comme un problème sectoriel, mais comme une question globale.

La prévention primaire du suicide n'est pas une action à brève échéance. Elle s'exerce à l'échelle d'une génération, voire plusieurs. Elle dépasse l'échéance de l'individu, mais n'est pas, au demeurant, une échéance si longue à l'échelle de l'histoire ! La prévention précoce du suicide repose sur le soutien à la construction narcissique des personnes et des groupes sociaux, sur la prévention de l'enchaînement de la violence, à l'échelle individuelle, familiale et sociale, sur la facilitation de la communication et sur l'insertion sociale et affective qui donnent du sens à sa vie.

La complexité et l'intrication de ces éléments sont telles que la compréhension des mécanismes pouvant aboutir aux actes suicidaires ne permet pas de prévoir précisément qui peut être menacé. L'existence de signes de la crise suicidaire justifie une attention particulière et une formation spécifique des intervenants sanitaires et sociaux, mais n'oublions pas que plus on est intrusif pour rechercher les signes précurseurs et plus la personne concernée risque de se refermer pour ne pas les laisser voir. C'est pourquoi il serait illusoire de vouloir établir des pronostics et de vouloir organiser une campagne de dépistage systématique.

La compréhension des phénomènes est en revanche essentielle pour concevoir des mesures de prévention, au sens de la prévention primaire, c'est-à-dire avant le premier acte suicidaire, en population générale, et sans savoir a priori qui peut être menacé. On peut alors concevoir une politique de promotion de la santé mentale, qui s'échelonne aux différents âges de la vie et concerne non seulement l'individu, mais encore les relations au sein de la famille ou du groupe social.

Il découle de cette approche que l'on peut agir en prévention aux différents niveaux identifiés. Mais il est à noter que plus on veut agir sur les causes plus il faut agir loin en amont, des années avant les conséquences potentielles. C'est pourquoi, à l'échelle de l'histoire de la personne, il n'est pas possible de remonter à l'action de prévention qui a permis d'éviter un tel danger. C'est d'ailleurs le sort des actions de prévention en général d'être d'autant moins identifiables qu'elles ont été efficaces puisque, dans ce cas, le danger ne se manifeste pas. Dans le cas des actes suicidaires, s'ajoute le fait que les facteurs de risque sont nombreux, que le temps de latence peut être très important et que les signes de bonne ou mauvaise santé psychique sont souvent occultés, car la préoccupation même de la santé psychique insécurise les proches comme la société. C'est pourquoi il est utile de s'intéresser au suicide en tant que phénomène social et, en particulier, de considérer les taux de suicide selon les sociétés et leur évolution, dans la mesure où les données épidémiologiques sont fiables et comparables.

Il est utile d'agir en prévention tardive en limitant l'accès aux moyens létaux tels que les armes à feu, bien qu'il soit quasiment impossible d'empêcher quelqu'un qui a vraiment décidé de se suicider de passer à l'acte. La société et le système de soins se doivent de développer des dispositifs de gestion de crise, utiles lorsqu'on repère des circonstances déclenchantes ou à disposition des personnes exposées au risque, dispositifs tels qu'une ligne d'appel téléphonique d'accueil 24 h sur 24.

Mais cela ne suffit pas. Il est tout à fait clair que l'on peut identifier des actions de promotion de la santé mentale, actions menées dans une approche positive, c'est-à-dire visant à favoriser le bien-être psychique de la personne au sein du groupe social qui l'entoure, sans nécessairement savoir a priori si certains sont touchés ou menacés personnellement par la souffrance psychique et le risque suicidaire. La prévention précoce consiste à accompagner les prises de conscience pour développer la responsabilité face à toute situation de violence naissante. Si l'on veut agir pour prévenir les situations dramatiques, il faut saisir les situations de petites violences quotidiennes, donner du sens aux relations et aux comportements dans le présent : certaines conséquences auraient pu être évitées en en prenant conscience plus tôt... Mais là n'est pas le problème puisqu'on ne peut pas recommencer. La prise de conscience de la responsabilité sur le bien-être individuel et collectif revient également à prendre conscience que, quelque soit la situation et quelques soit le passé, les choses peuvent empirer ou bien s'améliorer selon ses propres comportements et selon ceux de l'entourage, ou celui des intervenants extérieurs.

Bien sûr, le système de santé a une responsabilité particulière. La vie est son objet même. Mais il a une mutation à opérer pour passer d'un système médical, qui restera bien nécessaire pour soigner les malades, à un système de santé, qui agit pour protéger et promouvoir la santé de toute la population et diminuer les besoins de soins curatifs. Dans cet esprit, la santé est envisagée comme le bien-être et comme le développement des capacités propres de la population, à l'échelle personnelle comme à l'échelle sociale. Elle implique la mise en place d'un grand secteur de l'éducation pour la santé et d'un troisième secteur de Santé Environnementale, qui ne prendraient au demeurant qu'une toute petite proportion du budget de santé, l'essentiel restant consacré au système de soin. Mais le changement, lui, serait grand, dans les têtes !

Le bien-être matériel et le niveau de vie seront peut-être demain inférieurs à ceux d'aujourd'hui, car, en deux siècles, les humains ont surexploité les richesses de la planète au point d'en menacer l'équilibre. Le précepte de la Genèse qui a soutenu l'idéologie du développement : « emplissez la terre et soumettez-la » est accompli. Il n'est plus question d'augmenter indéfiniment le nombre de bouches à nourrir, car la planète a des limites. Continuer à tout attendre de la croissance est une utopie qu'on peut qualifier de… suicidaire.

La question du suicide est au coeur de la civilisation moderne et l'on peut se demander si l'humanité en tant que telle ou au moins la civilisation occidentale, n'a pas une tendance suicidaire. L'avenir seul le dira, mais aujourd'hui, la perte de sens de l'activité humaine crée un malaise grandissant : l'agriculture, dont la fonction est de nourrir la population depuis des siècles, pollue la terre et l'eau ; la pêche intensive épuise la ressource ; la production industrielle incite à galvauder les ressources de matières premières pour renouveler des produits qui pourraient être durables. Le modèle de développement basé sur une consommation effrénée d'énergie ne peut durer que quelques générations : on a consommé la moitié des ressources de pétrole de la planète en 150 ans et, si on trouvait des gisements nouveaux inconnus jusqu'alors, la planète deviendrait invivable du fait de l'effet de serre. L'ère atomique fait peser une menace sans précédent sur l'humanité, car elle est capable de détruire non pas seulement le voisin, mais la vie sur la planète, et contribue ainsi à créer une peur de l'avenir. Nous avons déjà aujourd'hui des effets mortifères à l'échelle collective des activités humaines dites de « progrès » avec la prédominance des « maladies de civilisation », directement dues aux activités et au mode de vie moderne. Les cancers sont depuis quelques années la première cause de mortalité. Les maladies cardio-vasculaires et l'obésité se sont développées avec le « progrès économique », de même que les accidents de la circulation et les suicides, justement.

Ne pourrait-on vraiment pas utiliser les moyens modernes à créer davantage de bien-être ? L'enjeu consiste à changer de paradigme, à passer d'une culture de la quantité à une culture de la qualité. Il faudra aller moins loin, moins vite, consommer moins et partager un peu plus, mais peut-être être plus acteurs, plus solidaires, plus heureux ! Le changement nécessaire représente aujourd'hui un véritable choc culturel.

Il s'agit de cultiver la non-violence et la qualité des relations depuis l'accueil du petit enfant jusqu'aux enjeux planétaires. La prévention du suicide n'est pas simplement une affaire de spécialistes et la médecine n'y suffira pas. La santé communautaire n'est pas un luxe, n'est pas une mode, mais correspond à un besoin fondamental des humains, qui sont faits pour vivre en groupe et en société. Il en est des sociétés comme des humains : prédire la catastrophe n'est pas une méthode de prévention efficace. On ne fera pas changer des groupes sociaux sans leur faire l'estime qu'ils en sont capables et sans mesures concrètes pour mettre dès aujourd'hui en cohérence nos espoirs et nos actes.

Le goût de vivre ne se donne pas de l'extérieur. Il ne s'impose pas, ne se prescrit pas. Le goût de vivre vient de l'intérieur de chacun, il fait partie de la vie elle-même. Il est possible, en revanche, de le protéger, de favoriser son épanouissement, de l'accompagner pour qu'il s'accomplisse dans la solidarité et dans le respect des autres et de l'environnement. Le goût de vivre est à respecter et à encourager. Protéger le goût de vivre est une clef de la protection de la vie.

C'est pourquoi l'éducation, la régulation et la démocratie sont des piliers d'un nouveau modèle de développement, visant l'harmonie et le bien-être des personnes et de la société, et qu'on peut nommer le « développement humain ». Ainsi le taux de suicide devrait faire partie des critères de ce qu'il est convenu d'appeler aujourd'hui le développement humain ou de développement social et qui représente une vision plus adaptée du progrès des sociétés que les indices de développement économique utilisés jusqu'à présent comme critère essentiel et que certains ont déjà remplacé par le « Bonheur national brut ».

Il y a là un potentiel de ressources de santé psychique et de santé sociale qui permet beaucoup d'espoir si nous réussissons à entrer dans une nouvelle ère : l'ère de l'humanisme. Après l'ère du développement économique, les humains ont à s'intéresser à l'état de leur planète, aux conséquences de leurs activités et à leurs relations avec l'environnement, comme ils ont à s'intéresser aux conséquences de leurs activités sur eux-mêmes et leurs semblables, en termes de qualité des relations, d'équilibre psychique et d'harmonie sociale. L'enjeu n'est rien de moins que d'humaniser l'humanité ! Il s'agit pour l'homme occidental d'entrer enfin vraiment dans l'histoire de l'humanisme. Le potentiel de qualité de vie est énorme !

Ainsi, la prévention du suicide est non seulement largement possible, mais encore indispensable, car elle représente une préoccupation de la santé psychique des personnes, prises individuellement, mais elle représente également une préoccupation d'avenir pour l'humanité. Dans nos sociétés et sur notre planète menacée, investir sérieusement le champ de la prévention du suicide des humains fait certainement partie des moyens de prévenir le suicide de l'humanité.

Annexes

ANNEXE 1

Charte d'Ottawa pour la promotion de la santé, OMS – Organisation mondiale de la Santé (1986)

La première Conférence internationale pour la promotion de la santé, réunie à Ottawa le 21 novembre 1986, émet la présente charte pour l'action, visant la Santé pour tous d'ici l'an 2000 et au-delà. Cette conférence était avant tout une réaction à l'attente, de plus en plus manifeste, d'un nouveau mouvement de santé publique dans le monde. Les discussions se sont concentrées sur les besoins des pays industrialisés, tout en tenant compte des problèmes de toutes les autres régions. La conférence a pris comme base de départ les progrès accomplis grâce à la *Déclaration d'Alma Ata* sur les soins primaires, au document *Les buts de la Santé pour tous*, et au récent débat sur l'action intersectorielle pour la santé , dans le cadre de l'Assemblée mondiale de la Santé.

Promotion de la santé

La promotion de la santé est le processus qui confère aux populations les moyens d'assurer un plus grand contrôle sur leur propre santé, et d'améliorer celle-ci. Cette démarche relève d'un concept définissant la "santé" comme la mesure dans laquelle un groupe ou un individu peut
- d'une part, réaliser ses ambitions et satisfaire ses besoins et,
- d'autre part, évoluer avec le milieu ou s'adapter à celui-ci.

La santé est donc perçue comme une ressource de la vie quotidienne, et non comme le but de la vie ; il s'agit d'un concept positif mettant en valeur les ressources sociales et individuelles, ainsi que les capacités physiques. Ainsi donc, la promotion de la santé ne relève pas seulement du secteur sanitaire : elle dépasse les modes de vie sains pour viser le bien-être.

Conditions préalables à la santé

Les conditions et ressources préalables sont, en matière de santé : la paix, un abri, de la nourriture et un revenu. Toute amélioration du niveau de santé est nécessairement solidement ancrée dans ces éléments de base.

Promouvoir l'idée

Une bonne santé est une ressource majeure pour le progrès social, économique et individuel, tout en constituant un aspect important de la qualité de la vie. Les facteurs politiques, économiques, sociaux, culturels, environnementaux, comportementaux et biologiques peuvent tous intervenir en faveur ou au détriment de la santé. La démarche de promotion de la santé tente de rendre ces conditions favorables par le biais de la promotion des idées.

Conférer les moyens

La promotion de la santé vise l'égalité en matière de santé. Ses interventions ont pour but de réduire les écarts actuels caractérisant l'état de santé, et d'offrir à tous les individus les mêmes ressources et possibilités pour réaliser pleinement leur potentiel-santé. Cela comprend une solide fondation dans un milieu apportant son soutien, l'information, les aptitudes et les possibilités permettant de faire des choix sains. Les gens ne peuvent réaliser leur potentiel de santé optimal s'ils ne prennent pas en charge les éléments qui déterminent leur état de santé. En outre, cela doit s'appliquer également aux hommes et aux femmes.

Servir de médiateur

Seul, le secteur sanitaire ne saurait offrir ces conditions préalables et ces perspectives favorables à la santé. Fait encore plus important, la promotion de la santé exige l'action concertée de tous les intervenants : les gouvernements, le secteur de la santé et les domaines sociaux et économiques connexes, les organismes bénévoles, les autorités régionales et locales, l'industrie et les médias.

Les gens de tous milieux interviennent en tant qu'individus, familles et communautés. Les groupements professionnels et sociaux, tout comme les personnels de santé, sont particulièrement responsables de la médiation entre les intérêts divergents, en faveur de la santé.

Les programmes et stratégies de promotion de la santé doivent être adaptés aux besoins et possibilités locaux des pays et régions, et prendre en compte les divers systèmes sociaux, culturels et économiques.

L'intervention en promotion de la santé signifie que l'on doit :

- **Élaborer une politique publique saine**

La promotion de la santé va bien au-delà des soins. Elle inscrit la santé à l'ordre du jour des responsables politiques des divers secteurs en les éclairant sur les conséquences que leurs décisions peuvent avoir sur la santé, et en leur faisant admettre leur responsabilité à cet égard.

Une politique de promotion de la santé combine des méthodes différentes, mais complémentaires, et notamment : la législation, les mesures fiscales, la taxation et les changements organisationnels. Il s'agit d'une action coordonnée qui conduit à la santé, et de politiques fiscales et sociales favorisant une plus forte égalité. L'action commune permet d'offrir des biens et services plus sains et moins dangereux, des services publics favorisant davantage la santé, et des milieux plus hygiéniques et plus plaisants.

La politique de promotion de la santé suppose l'identification des obstacles gênant l'adoption des politiques publiques saines dans les secteurs non sanitaires, ainsi que la détermination des solutions. Le but doit être de rendre les choix sains les plus faciles pour les auteurs des politiques également.

- **Créer des milieux favorables**

Nos sociétés sont complexes et inter-reliées, et l'on ne peut séparer la santé des autres objectifs. Le lien qui unit de façon inextricable les individus et leur milieu constitue la base d'une approche socio-écologique de la santé. Le grand principe directeur menant le monde, les régions, les nations et les communautés est le besoin d'encourager les soins mutuels, de veiller les uns sur les autres, de nos communautés et de notre milieu naturel. Il faut attirer l'attention sur la conservation des ressources naturelles en tant que responsabilité mondiale.

L'évolution des schèmes de la vie, du travail et des loisirs doit être une source de santé pour la population, et la façon dont la société organise le travail doit permettre de la rendre plus saine. La promotion de la santé engendre des conditions de vie et de travail sûres, stimulantes, plaisantes et agréables.

L'évaluation systématique des effets du milieu sur la santé, et plus particulièrement dans les domaines de la technologie, de l'énergie et de l'urbanisation, qui évoluent rapidement, est indispensable ; de plus, elle doit être suivie d'une intervention garantissant le caractère positif de ces effets. La protection des milieux naturels et artificiels et la conservation des ressources naturelles doivent recevoir une attention majeure dans toute stratégie de promotion de la santé.

- **Renforcer l'action communautaire**

La promotion de la santé procède de la participation effective et concrète de la communauté à la fixation des priorités, à la prise des décisions et à l'élaboration des stratégies de planification, pour atteindre un meilleur niveau de santé.

La promotion de la santé puise dans les ressources humaines et physiques de la communauté pour stimuler l'indépendance de l'individu et le soutien social, ct pour instaurer des systèmes souples susceptibles de renforcer la participation et le contrôle du public dans les questions sanitaires. Cela exige l'accès illimité et permanent aux informations sur la santé, aux possibilités de santé et à l'aide financière.

- **Acquérir des aptitudes individuelles**

La promotion de la santé soutient le développement individuel et social en offrant des informations, en assurant l'éducation pour la santé et en perfectionnant les aptitudes indispensables à la vie. Ce faisant, elle permet aux gens d'exercer un plus grand contrôle sur leur propre santé, et de faire des choix favorables à celle-ci.

Il est crucial de permettre aux gens d'apprendre pendant toute leur vie et de se préparer à affronter les diverses étapes de cette dernière. Cette démarche doit être accomplie à l'école, dans les foyers, au travail et dans le cadre communautaire, par les organismes professionnels, commerciaux et bénévoles, et dans les institutions elles-mêmes.

- **Réorienter les services de santé**

Dans le cadre des services de santé, la tâche de promotion est partagée entre les particuliers, les groupes communautaires, les professionnels de la santé, les institutions offrant les services, et les gouvernements. Tous doivent œuvrer ensemble à la création d'un système de soins servant les intérêts de la santé.

Le rôle du secteur sanitaire doit abonder de plus en plus dans le sens de la promotion de la santé, au-delà du mandat exigeant la prestation des soins médicaux. Ce secteur doit se doter d'un nouveau mandat comprenant le plaidoyer pour une politique sanitaire multisectorielle, ainsi que le soutien des individus et des groupes dans l'expression de leurs besoins de santé et dans l'adoption de modes de vie sains.

La réorientation des services de santé exige également une attention accrue à l'égard de la recherche sanitaire, ainsi que des changements au niveau de l'éducation et de la formation professionnelle. Ceci doit mener à un changement d'attitude et d'organisation au sein des services de santé, recentrés sur l'ensemble des besoins de l'individu perçu globalement.

- **Entrer dans l'avenir**

La santé est engendrée et vécue dans les divers cadres de la vie quotidienne : là où l'on apprend, où l'on travaille, où l'on joue et où l'on aime. Elle résulte des soins que l'on s'accorde et que l'on dispense aux autres, de l'aptitude à prendre des décisions et à contrôler ses conditions de vie, et de l'assurance que la société dans laquelle on vit offre à tous ses membres la possibilité de jouir d'un bon état de santé.

L'intérêt pour autrui, l'approche holistique et l'écologie sont des éléments indispensables à la conceptualisation et à l'élaboration des stratégies de promotion de la santé. Ainsi donc, les auteurs de ces stratégies doivent adopter comme principe directeur le fait que, à tous les niveaux de la planification, de la mise en œuvre et de l'évaluation de la promotion de la santé, hommes et femmes sont des associés égaux.

- **L'engagement face à la promotion de la santé**

Les participants de cette conférence s'engagent :

• à intervenir dans le domaine des politiques publiques saines et à plaider en faveur d'un engagement politique clair en ce qui concerne la santé et l'égalité dans tous les secteurs ;

• à contrer les pressions exercées en faveur des produits dangereux, des milieux et conditions de vie malsains ou d'une nutrition inadéquate ; ils s'engagent également à attirer l'attention sur les questions de santé publique telles que la pollution, les risques professionnels, le logement et les peuplements ;

• à combler les écarts de niveau de santé dans les sociétés et à lutter contre les inégalités produites dans ce domaine par les règles et pratiques des sociétés ;

• à reconnaître que les individus constituent la principale ressource sanitaire, à les soutenir et à leur donner les moyens de demeurer en bonne santé, eux, leurs familles et leurs amis ; ils s'engagent également à accepter la communauté comme le principal porte-parole en matière de santé, de conditions de vie et de bien-être ;

• à réorienter les services de santé et leurs ressources au profit de la promotion de la santé, et à partager leur pouvoir avec d'autres secteurs, d'autres disciplines et, ce qui est encore plus important, avec la population elle-même ;

• à reconnaître que la santé et son maintien constituent un investissement social majeur, et à traiter la question écologique globale que représentent nos modes de vie.

Les participants de la conférence prient instamment toutes les personnes intéressées de se joindre à eux dans leur engagement en faveur d'une puissante alliance pour la santé publique.

– **Appel pour une action internationale**

La conférence demande à l'Organisation mondiale de la Santé et aux autres organismes internationaux de plaider en faveur de la promotion de la santé, dans le cadre de tous les forums appropriés, et d'aider les pays à établir des programmes et stratégies de promotion de la santé.

Les participants de la conférence sont fermement convaincus que si les gens de tous milieux, les organismes non gouvernementaux, les associations bénévoles, les gouvernements, l'Organisation mondiale de la Santé et toutes les autres instances concernées s'unissent pour lancer des stratégies de promotion de la santé conformes aux valeurs morales et sociales inhérentes à cette charte, la Santé pour tous d'ici l'an 2000 deviendra une réalité.

ANNEXE 2

Charte de l'Education pour la Santé en Basse-Normandie
Eduquer aujourd'hui pour la santé de demain

(Juillet 2003)

Préambule : un enjeu partagé

Les acteurs de l'éducation pour la santé en Basse-Normandie saisissent l'occasion du Schéma régional de l'Éducation pour la santé (SRPES) pour se donner des moyens nouveaux pour harmoniser leurs pratiques et assurer la qualité du service rendu à la population de la région.

Comme le propose la circulaire (DGS 2001 /504) du 22 octobre 2001, la mission de service public d'éducation pour la santé implique de développer une « culture commune » et d'élaborer un consensus autour des concepts, des enjeux et des méthodes de l'éducation pour la santé. Tel est l'objet de cette charte.

Elle s'inscrit dans les orientations de la Charte Internationale de promotion de la santé, dite Charte d'Ottawa (1986) ainsi que de la Charte nationale des comités d'éducation pour la santé (1996).

La charte de Basse-Normandie est portée par le groupe projet du SREPS. En cohérence avec l'orientation de l'éducation pour la santé vers la participation de la population, cette charte est largement ouverte à tous ceux qui s'impliquent dans les pratiques d'éducation pour la santé, en tant qu'institution participant aux politiques de santé publique, mais aussi en tant que professionnels de terrain, ou encore au titre de citoyen, bénévole. Elle rassemble tous ceux qui veulent s'impliquer dans l'organisation des services d'éducation pour la santé en fonction des besoins de la population et dans une recherche partagée de critères de qualité.

Cette charte n'a pas vocation à être un carcan qui enferme la pensée et l'action. Elle pourra être revue périodiquement par ses promoteurs, en fonction des réactions de tous ceux qui s'en servent, en fonction de la confrontation à la pratique.

Des valeurs et une éthique

– Un engagement éthique

Les promoteurs et adhérents à la charte s'engagent à donner la parole à la population, à prendre en compte son expression et à négocier avec elle les objectifs des projets de santé.

Le service d'éducation pour la santé est ouvert à tous, dans le respect des personnes et des groupes, quels que soient leur âge, leur sexe, leur identité culturelle, leur origine ethnique et leur appartenance philosophique, politique, religieuse, dans l'esprit de la laïcité et des valeurs de la république.

– Une vision globale et positive de la santé

L'Organisation mondiale de la Santé définit la santé à partir de la notion de bien-être, dans ses trois composantes, physique, psychique et sociale. Dans cet esprit, la santé est une ressource, individuelle et collective, de la vie quotidienne.

– Le respect du libre choix des personnes et des groupes

Les personnes et les groupes sont reconnus comme ayant une forme de savoir et de compétence sur leur santé. Ils sont libres de faire leurs propres choix en matière de bien-être. Les intervenants ne peuvent pas « faire à leur place ».

– Une perspective d'autonomie, une pratique de responsabilisation des usagers

Il s'agit de renforcer les capacités des individus et des groupes sociaux à faire des choix favorables à leur bien-être et à celui de la collectivité.

– Le respect des équilibres individuels et sociaux : une orientation communautaire

Les liens de parenté, les relations interpersonnelles, les rôles sociaux et les habitudes de vie sont des facteurs de qualité de vie individuelle et de cohésion sociale. Il importe de prendre en compte ces différentes dimensions lorsqu'on invite les personnes et les groupes à réfléchir sur d'autres choix de vie. Il importe également d'accompagner les éventuels déséquilibres causés par des changements de styles de vie.

– Une volonté démocratique

La construction du bien-être passe aussi par le fait de se sentir acteur de la société. L'exercice de la citoyenneté est une dimension essentielle dans l'appropriation de la santé, quels que soient l'étape et le cadre de vie dans lequel on se situe.

Définir des critères de qualité

- **Une participation active des usagers**

La participation effective de la population est sollicitée dès la définition des objectifs de l'action. Une place d'acteur lui est proposée dans la réalisation et l'évaluation de l'action.

- **L'accessibilité du service rendu**

La qualité du service implique d'agir en harmonie avec l'environnement immédiat de la population :

- Desservir l'ensemble du territoire pour être proche des personnes qui en ont besoin.
- Se rendre accessible à ceux qui sont le plus en difficulté par un accueil adapté.
- S'appuyer sur les services existants et en créer de nouveau si nécessaire.

- **La continuité du service rendu et son inscription dans la durée**

Pour accompagner les personnes et les groupes dans l'optique de la responsabilisation, le service rendu s'inscrit dans la continuité et la durée indispensables à la démarche éducative et aux changements sociaux.

- **L'éclairage pluridisciplinaire**

Les responsables des actions mises en œuvre sur le terrain se doivent d'offrir aux usagers des garanties de compétence des intervenants. Les formations spécialisées qualifiantes sont à valoriser. La validation des acquis de l'expérience est à organiser.

- **Le travail en partenariat et la mutualisation des compétences**

Le partenariat est à définir par l'objectif poursuivi par les partenaires et par la nature des moyens mis en commun : finances, compétences, outils, apports techniques… Il fonctionne sur la base de règles explicites, négociées par l'ensemble des acteurs. Il est l'occasion de caractériser les compétences et de faire jouer leurs complémentarités en fonction du type d'intervention.

- **Le réajustement de l'action en fonction des résultats obtenus**

Le service rendu est à adapter en fonction des effets qu'il produit. L'écart observé avec les objectifs initialement fixés, les nouvelles réalités qui se font jour amènent à modifier les méthodes ou à actualiser les objectifs.

Il apparaît nécessaire d'intégrer la démarche d'évaluation comme élément à part entière de chaque programme et de veiller à ce que celle-ci soit prévue dès le début, sur des critères négociés. Tel est l'objet d'une évaluation périodique et participative.

Des principes pour l'action

– **Prendre en compte les besoins exprimés par la population et inscrire l'action dans les priorités de santé publique**

Le service rendu, pour être pertinent, met en œuvre une démarche ascendante, qui s'appuie sur les préoccupations exprimées par la population.

Les initiatives des intervenants s'inscrivent dans les priorités de santé publique (démarche descendante).

Il faut admettre que la démarche participative peut aboutir à des divergences avec la démarche descendante planifiée. .

A terme, le service de santé tend à concilier ces deux logiques.

– **Identifier la nature des actions**

Les différents types d'action ne s'opposent pas, mais se complètent. Il est néanmoins nécessaire de situer les actions dans la classification :

- Mettre en place des campagnes de communication. L'objectif est de sensibiliser la population à de grandes causes de santé et de continuer à modifier progressivement les représentations et les normes sociales.
- Mettre à disposition des usagers une information et une documentation en santé scientifiquement validées. Elles portent sur les moyens de prévention, les maladies et les services de santé... Elles utilisent des supports et des formulations variées, adaptées à chaque groupe de population.
- Développer des actions pédagogiques participatives de proximité.
- Il s'agit d'accompagner les personnes individuellement ou collectivement dans les questions de santé qu'elles se posent et dans la recherche des réponses les plus adaptées dans leur vie quotidienne. Ces actions s'appuient sur l'accueil-écoute de la population et visent la modification d'attitudes dans un sens favorable à sa santé et au bien-être de la collectivité.
- Partager et rassembler les savoir-faire, en particulier rassembler les écrits, faire connaître les réalisations.

- **Rechercher la cohérence**

Chaque type d'action exige la cohérence entre les objectifs et les méthodes et fait appel aux compétences adaptées.

- L'identification des ressources
  Il s'agit de repérer et de s'appuyer sur les ressources propres de la population, mais aussi de mobiliser les ressources complémentaires nécessaires à l'action.
- La coordination des acteurs de terrain par l'échange d'expérience et l'analyse de pratique
  Elle réunit l'ensemble des acteurs qui sont concernés par une même population, pour se connaître, confronter les regards et analyser sa pratique. Ce mode de rencontre nécessite de créer un climat de confiance et est centré sur les besoins de la population et l'amélioration du service rendu.
- La coordination de l'action
  Elle vise la cohérence et la potentialisation des actions autour d'objectifs communs.
- L'harmonisation des politiques entre les institutions, et la mutualisation des moyens
  Au-delà des logiques institutionnelles spécifiques, la définition des objectifs prioritaires de santé publique et la mobilisation des financements sont à harmoniser en fonction des besoins de la population.

- **Assurer la compétence**

- La définition des missions et des niveaux de compétence
  La professionnalisation des acteurs en éducation pour la santé est une demande croissante. Les missions d'éducation pour la santé et les formations indispensables pour assurer ces missions appellent à une clarification des niveaux professionnels et des types de formation assurant les savoir, savoir-faire et savoir-être nécessaires.
- La formation des professionnels et des bénévoles
  Favoriser la formation en éducation pour la santé passe par la formation initiale des professionnels spécialisés dans ce domaine, mais aussi, plus largement, par l'intégration de modules spécifiques dans la formation initiale et continue des professionnels des secteurs sanitaire, social et éducatif. Les bénévoles peuvent bénéficier de formations ciblées sur les besoins qu'ils rencontrent en éducation pour la santé.

- Le conseil méthodologique
  Il s'agit de promouvoir une démarche de soutien au montage et au suivi des actions. Le conseil méthodologique est un service à la disposition des acteurs de terrain qui en font la demande. Il ne s'impose pas et ne peut pas non plus se substituer à la responsabilité des acteurs. Il porte sur la pertinence des objectifs et sur la cohérence entre les objectifs et les méthodes. Il veille aussi à la régulation du groupe promoteur et du partenariat, et à la mise en place d'une évaluation.

Les signataires : Direction régionale des affaires sanitaires et sociales (DRASS), et départementale (DDASS) de chaque département, Direction régionale du travail, de l'emploi et de la formation professionnelle (DRTEFP), Rectorat d'académie, Agence régionale de l'hospitalisation (ARH), précurseur à l'époque des Agences régionales de santé, et Union régionale des Caisses d'assurance maladie (URCAM), Mutualité sociale agricole (MSA), Caisse régionale d'assurance maladie (CRAM), Mutualité française, Comité régional d'éducation pour la santé (CORES), Collectif inter-associatif santé, représentant de médecins libéraux.

Se sont ajoutés 400 signataires individuels de la région de Basse-Normandie.

Bibliographie

Actes de la Journée régionale d'étude et de rencontre du 18 mars 1998, *La prévention des actes suicidaires en Basse-Normandie*, CORES, Hérouville Saint-Clair, 1998.

AUSLOOS G., *La compétence des familles*, Toulouse, Erès, 2016.

BALINT M., *Le médecin, son malade et la maladie*, Paris, PUF, 1960.

CROZIER M. & FRIEDBERG E., *L'acteur et le système*, Paris, Le Seuil, 1977.

BARNES M. & BERKE J., *Un voyage à travers la folie*, Paris, Le Seuil, 1973.

BATT-MOILLO A. & JOURDAIN A, *Le suicide et sa prévention*, Rennes, ENSP, 2005.

BAUDELOT C. & ESTABLET R., *Suicide, l'envers de notre monde*, Paris, Le Seuil, 2006.

BETTELHEIM B., *Pour être des parents acceptables*, Paris Robert Laffont,

1988.

BOSSEUR C., *Clefs pour l'antipsychiatrie*, Paris, Seghers, 1976.

BOUTET-WAISS F. , MAMECIER A., RAVARY Y., VIENNE P., NAVES P., SALLE J., *Evaluation du dispositif d'éduction à la santé à l'école et au collège*, ministère des affaires sociales, du travail et de la solidarité, Paris, La Documentation Française, 2004.

BURY J. A., *Éducation pour la santé*, Bruxelles, De Boeck - Wesmael, 1988.

CAMARA H., *Spirale de violence*, Paris, Desclée de Brouwer, 1970.

COLLECTIF, *Pas de zéro de conduite pour les enfants de moins de 3 ans*, Toulouse, Erès, 2006.

CORES de Basse-Normandie, Programme régional de Santé : *Suicide, un appel à vivre*, Caen, DRASS Basse-Normandie, 2000.

CYRULNIK B., *Quand un enfant se donne « la mort »*, Paris, Odile Jacob, 2011.

DARCOS X. & MERIEU P., *Deux voix pour une école*, Paris, Desclée de Brouwer, 2003.

DE SAINT MARS D., Le petit livre pour dire NON, supplément au n° 392 d'Astrapi, 1er mars 1995, Paris, Bayard Presse.

DOLTO F., *La difficulté de vivre*, Paris, Carrère, 1986. 278

DOLTO F. & DOLTO-TOLITCH C., *Paroles pour adolescents, le complexe du homard*, Paris Hatier, 1989.

DUBOS R., *L'homme et l'adaptation au milieu*, Paris, Payot, 1973.

DURKHEIM E., *Le suicide*, Paris, PUF, 1930.

ELKAIM M., *Si tu m'aimes, ne m'aime pas*, Paris, Le Seuil, 1989.

ELKAIM M., *A quel psy se vouer ?*, Paris, Le Seuil, 2003.

FOUCAULT M., *Naissance de la clinique*, Paris, PUF, 1963.

FOUCAULT M., *Histoire de la folie à l'âge classique*, Paris, Gallimard, 1972.

FOUCAULT M., *Dits et Ecrits* I, 1954 – 1975, Paris, Gallimard, 1994.

FREINET C., *Pour l'école du peuple*, Paris, Maspéro, 1969.

GENTIS, R., *Les murs de l'asile*, Paris, Maspéro, 1975.

HEFEZ S., *Quand la famille s'emmêle*, Paris, Hachette, 2004

LAING R.D., & ESTERSON A., *L'équilibre mental, la folie et la famille*, Paris, Maspero, 1971.

LAING R.D., *Soi et les autres*, Paris, Gallimard, 1971.

LAING R.D., *Noeuds*, Paris, Stock, 1971.

LECOMTE J., *Introduction à la psychologie positive*, Paris, Dunod, 2009.

MACHIAVEL, Le Prince, *Le livre de Poche*, Paris, Librairie Générale Française, 1983.

MAESTRALI D., *La petite fille d'à côté*, Caen, Atelier de Cinéma de Normandie, 1993.

MOLENAT F., *Naissances : pour une éthique de la prévention*, Toulouse, Erès, 2016.

NOCK F., *Prévention primaire du suicide des jeunes*, Paris, CFES, 2001. Organisation mondiale de la santé, FLEICHMANN A., HOWLADER S., VIJAYAKAUMAR L., BUTCHART A., *Prévention du suicide, l'état d'urgence mondia*l, Genève, OMS, 2014.

ORGANISATION DES NATIONS UNIES, *Traité sur l'interdiction des armes nucléaires*, New York, 7 juillet 2017.

TISSERON S., *Les dangers de la télé pour les bébés*, Toulouse, Erès, 2014.

VASSEUR V., *médecin-chef à la prison de la Santé*, Paris, Le Cherche Midi, 2000.

VERET J.-L., *Contribution à l'étude de la situation sanitaire*, Caen, Thèse Faculté de Médecine, 1988.

VERET J.L. & d'ALCHE- GAUTIER M.J., *Les pratiques de soin en santé mentale*, Paris, Rapport au ministre de la Santé, 1989.

VERET J.-L. & LESPLINGARD N., *Prévention primaire des actes suicidaires et promotion de la santé mentale, méthode et pistes d'action*, In revue La santé de l'homme n° 342, Paris, CFES, 1999.

VERET J.-L., , *Une expérience de 5 années d'action sur la prévention primaire des actes suicidaires des jeunes*, in Congrès International de la Francophonie en prévention du suicide, Québec, Association Québecquoise de Suicidologie, 2000.

VERET J.-L., *Glossaire de l'éducation et la promotion de la santé*, Hérouville St-Clair, CORES Basse-Normandie, 2002.

VERET J.-L., *Le centre de santé communautaire de Cherbourg-Octeville*, in revue Santé publique, SFSP, volume 17, n° 3, septembre 200, p. 485 à 490.

VERET J.-L., *Les métiers en éducation pour la santé*, revue Santé publique, SFSP, volume 19, supplément n° 1, janvier-février 2007, p. 65

VERET J.-L., , *Une expérience de 5 années d'action sur la prévention primaire des actes suicidaires des jeunes*, in Congrès International de la Francophonie en prévention du suicide, Québec, Association Québecquoise de Suicidologie, 2000.

VERET J.-L., *Glossaire de l'éducation et la promotion de la santé*, Hérouville St-Clair, CORES Basse-Normandie, 2002.

VERET J.-L., *Le centre de santé communautaire de Cherbourg-Octeville*, in revue Santé publique, SFSP, volume 17, n° 3, septembre 200, p. 485 à 490.

VERET J.-L., *Les métiers en éducation pour la santé*, revue Santé publique, SFSP, volume 19, supplément n° 1, janvier-février 2007, p. 65 à 72.

ZARIFIAN E., *Les jardiniers de la folie*, Paris, Odile Jacob, 1988.

Table des matières

SCIENCES SOCIALES
AUX ÉDITIONS L'HARMATTAN

Dernières parutions

SOCIOLOGIE DE L'ACTION HUMANITAIRE EN CÔTE D'IVOIRE

Hervé Cyrille Tivoly

La fabrique de l'action humanitaire en Côte d'Ivoire se heurte à des politiques migratoires qui agissent sur les modalités d'intégration des réfugiés, contraints à diverses formes de transformations sociales. Explorant les notions de sécuritisation et de citoyenneté, cet ouvrage contribue aux études sur les migrations forcées en Afrique de l'Ouest à travers ce cas d'étude et présente les manières de repenser les dispositifs institutionnels en matière d'urgences humanitaires et de prévenir les programmes de développement d'après-crises.

(Coll. Harmattan Côte-d'Ivoire, 278 p., 29 euros)

ISBN : 978-2-343-14831-1, EAN EBOOK : 9782140105548

EUGÈNE-LOUIS DOYEN

Chirurgien génial et scandaleux de la Belle Époque

Philippe Scherpereel

Doué d'une dextérité et d'une rapidité d'exécution qui en font un chirurgien exceptionnel, Eugène-Louis Doyen s'intéresse à tous les aspects de la chirurgie, à l'infectiologie et à l'asepsie, au cancer et invente une quantité incroyable de matériels de chirurgie et d'anesthésie. Admiré autant que jalousé par ses confrères, il ne sera jamais universitaire malgré ses contributions majeures à l'enseignement par la rédaction d'ouvrages et la création du cinéma médical. Il servira de modèle à des personnages de romans de Marcel Proust et de Léon Daudet, sera l'objet de multiples caricatures et sera partie prenante à plusieurs procès. Personnage flamboyant, inventeur génial, chirurgien exceptionnel, il peut être considéré comme un précurseur de la chirurgie moderne.

(Coll. Médecine à travers les siècles, 114 p., 13,5 euros)

ISBN : 978-2-343-16126-6, EAN EBOOK : 9782140105210

CONCEPT WEBERIEN "ÉTHIQUE PROTESTANTE - CAPITALISME" ET CONTEXTE DE PAUVRETÉ

Le cas malgache

Intégration épistémologique de la pensée complexe dans une approche par l'histoire de la pensée et l'institutionnalisme économiques

Aina Andrianavalona Razafiarison

L'étude du concept de Max Weber « éthique protestante-capitalisme » dans un contexte de pauvreté est un double défi. D'abord parce que cet ouvrage propose d'intégrer Weber dans la lignée des économistes. Son affiliation à l'institutionnalisme économique déterminera le canevas de l'analyse de la pertinence de sa théorie dans un contexte de pauvreté du cas malgache. Ensuite car l'évident paradoxe soulevé par l'influence majeure de la religion chrétienne et protestante sur la société malgache, face à une pauvreté ambiante concomitante à un capitalisme embryonnaire, semble remettre en question la présente étude.

(Coll. Logiques sociales, 290 p., 29 euros)

ISBN : 978-2-343-13809-1, EAN EBOOK : 9782140105401

CULTURE SOCIALE DE L'AUMÔNE ET PHÉNOMÈNE DES ENFANTS DES RUES AU SÉNÉGAL

Pascal Sène

Préface de Jean-Claude Angoula

Les enfants des rues dont il est question dans ce livre sont ceux qui vont à la recherche de l'aumône. Ils en reçoivent, mais n'en bénéficient pas ; ils n'ont pas, ou rarement, la possibilité de quitter la rue, et demeurent dépendants de leurs « maîtres » qui les envoient. En clarifiant comment l'aumône exerce une capacité d'action dans le maintien des enfants dans les rues des grandes agglomérations sénégalaises, l'auteur contribue à la compréhension d'un ensemble complexe de facteurs internes empêchant les pays émergents de surmonter leurs obstacles.

(Coll. Études africaines, 298 p., 31 euros)

ISBN : 978-2-343-14476-4, EAN EBOOK : 9782140105012

CONGRÉGATIONS CATHOLIQUES ET SANTÉ AU SÉNÉGAL (1819-2018)

Madeleine Sène

Au Sénégal, depuis près de deux siècles, des congrégations catholiques oeuvrent dans des dispensaires ruraux. Ce livre, première synthèse sur le sujet, retrace l'histoire depuis les premiers dispensaires et met en pleine lumière une réalité méconnue. Les enquêtes de terrain quantitatives et qualitatives originales réalisées par l'auteure apportent des informations détaillées sur les caractéristiques sociodémographiques des villages étudiés et les besoins de leurs populations en matière de santé. Elle analyse l'éventail des interventions : lutte contre les maladies endémiques ; éducation sanitaire ; promotion de bonnes pratiques nutritionnelles ; mesures d'assainissement de base ; consultations de médecine générale et de protection maternelle et infantile ; activités des laboratoires d'analyse.

(Coll. Populations, 236 p., 24 euros)

ISBN : 978-2-343-16013-9, EAN EBOOK : 9782140105081

LA GAUCHE ET LA RACE

Réflexions sur les marches de la dignité et les antimouvements décoloniaux

Manuel Boucher

Comment est-il possible qu'une partie de la gauche reprenne à son compte un vocabulaire racialiste et culturaliste, celui de la distinction entre « Blancs », « Noirs » et « Musulmans » contraire aux idées humanistes et universalistes au coeur des combats de la gauche ? En reconnaissant la grille de lecture raciale mobilisée par les militants postcoloniaux dans les luttes contre les oppressions et dominations, la gauche ne participe-t-elle pas à remettre en question son identité rendant celle-ci aveugle à la diversification des formes d'autoritarisme et d'identitarisme au sein des sociétés multiculturelles ?

(Coll. Recherche et transformation sociale, 284 p., 29 euros)

ISBN : 978-2-343-16011-5, EAN EBOOK : 9782140104282

ACCUEILLIR LES MIGRANTS

Un pari sur l'avenir

Xavier Bilbault

Avec la collaboration de François Escofier et de ses partenaires du site www.pupi.fr

Xavier Bilbault souhaite un changement de regard sur les migrations. Il convie les États occidentaux et les ONG à mettre en place dans tous les lieux de tri et de détention, des programmes de formation en lien avec les capacités réelles des migrants, leurs acquis culturels et leurs propres souhaits. L'objectif est de lancer de telles formations tant du côté africain que du côté européen avec comme priorité la promotion de développements locaux ou transfrontaliers.

(94 p., 12 euros)

ISBN : 978-2-343-15962-1, EAN EBOOK : 9782140104442

VIE ET MORT DU PETIT QUÉBEC DE LA FLORIDE

Floribec en textes

Rémy Tremblay

Qui sont ces hivernants et touristes québécois ? Pourquoi se regroupent-ils ? Pourquoi faire communauté touristique ? Les plus aventureux, les immigrants, pourquoi ont-ils choisi ce coin de la Floride en particulier ? Floribec est un noyau d'immigrants et de migrants canadiens-français en terre américaine. Il est né du tourisme, de migrations volontaires, et en dépend toujours, ce qui n'a rien à voir avec les migrations forcées du XVIIIe siècle. Floribec un fort bel exemple de migrations nouvelles, transnationales, non forcées, comme c'est le cas de nombreux Britanniques, Allemands et autres Européens qui fréquentent le sud sur une base annuelle, saisonnière, voire mensuelle pour travailler ou par pur plaisir.

(Coll. Tourisme et migrations, 110 p., 13 euros)

ISBN : 978-2-343-15268-4, EAN EBOOK : 9782140102240

LES MÉDICAMENTS GÉNÉRIQUES

L'évolution d'un produit copié vers une version innovante

Fereshteh Barei

Cette étude a pour but de comprendre comment des compagnies pharmaceutiques génériques orchestrent et promeuvent la stratégie d'innovation dans leur portefeuille de produit, en assurant la création de valeur en vue d'une présence durable sur le marché.

(124 p., 14 euros)

ISBN : 978-2-343-15467-1, EAN EBOOK : 9782140101373

LE VEUVAGE EN AFRIQUE

Dimensions socioculturelles, mystiques, morales et juridiques

Bernard Tondé

Tout en plaidant pour une véritable humanisation des rites de veuvage, l'auteur met en garde les communautés contre les dérives actuelles constatées à ce sujet. En effet, d'une pratique purement symbolique autrefois, ces rites sont devenus un instrument de violences et de tortures physiques, psychologiques, morales et économiques. Il s'agit moins de s'adapter à la postmodernité que d'opérer une sérieuse prise de conscience face à la problématique du veuvage dans les sociétés.

(Coll. Études africaines, 278 p., 29 euros)

ISBN : 978-2-343-15599-9, EAN EBOOK : 9782140103278

MINORITÉS ET MINORITAIRES

Sous la direction de Florence Binard et Michel Prum Groupe de recherche sur l'eugénisme et le racisme

Qu'est-ce qu'être minoritaire dans une société ? Il ne s'agit pas d'une question d'arithmétique : les Noirs en Afrique du sud ont pu être analysés comme « minoritaires » alors qu'ils sont largement plus nombreux que les Blancs. Inversement, une minorité infime peut avoir un poids colossal dans l'histoire d'un pays. Cette relation complexe entre majorité et minorités est analysée ici au travers de huit exemples, dans des aires très éloignées : Grande-Bretagne, Palestine, Australie, Canada, Jamaïque et Afrique de l'Ouest.

(Coll. Racisme et eugénisme, 234 p., 25,5 euros)

ISBN : 978-2-343-15940-9, EAN EBOOK : 9782140103636

LES ORGANISATIONS DE LA SOCIÉTÉ CIVILE AU BURKINA FASO

De la régulation sociale au mercenariat politique

Désiré Boniface Some

Les organisations de la société civile du Burkina Faso, qu'elles soient confessionnelles, coutumières, syndicales, activistes de la gouvernance, ont modelé le pays sur le plan social, économique, politique. De nos jours, elles allument tous les voyants de l'espace sociopolitique par un activisme suspecté dans l'opinion, à tort ou à raison. Ce livre analyse les acteurs, leurs stratégies, leur occupation de l'espace public et surtout lèvent les rideaux sur les faits.

(Coll. Politique et dynamiques religieuses en Afrique, 266 p., 27,5 euros)

ISBN : 978-2-343-16018-4, EAN EBOOK : 9782140103964

LES FEMMES DANS LES MANADES EN CAMARGUE

"Faire comme un homme" et "garder sa féminité"

Sophie Vignon

Cette recherche menée en Camargue s'intéresse à la présence de femmes dans les élevages de taureaux et de chevaux principalement destinés à la course camarguaise. Il s'agit de comprendre comment ces femmes deviennent gardianes ou manadières dans un monde d'hommes.

(Coll. Logiques sociales, 304 p., 30 euros)

ISBN : 978-2-343-15912-6, EAN EBOOK : 9782140103834

MIGRATIONS ET SAVOIRS

Stations, itinéraires et périples, de l'apprentissage sur le parcours migratoire entre l'Éthiopie et Allemagne

Délia Evelyne Nicoué

D'où viennent les réfugiés qui arrivent jusqu'en Allemagne ? Quelles sont les particularités du parcours et du vécu quotidien des femmes dans ces mouvements migratoires ? La migration des servantes domestiques est analysée comme un processus dynamique d'apprentissage et de quête de soi qui mène des jeunes femmes éthiopiennenes jusqu'en Europe. Leur parcours apparaît plus comme un parcours expérimental d'apprentissage continuel et non comme un projet de migration reconçue au départ de l'Ethiopie.

(Coll. Logiques sociales, 294 p., 30 euros)

ISBN : 978-2-343-15203-5, EAN EBOOK : 9782140101953

FAMILLE ET SANTÉ EN AFRIQUE

Regards croisés sur les expériences du Cameroun et du Bénin

Honoré Mimche, Yves Bertrand Djouda Feudjo

Cet ouvrage montre que les liens entre famille et santé sont complexes et amène à reconsidérer la place et le rôle de la famille dans la production des soins. Les acteurs familiaux sont porteurs de savoirs, de logiques sociales et d'expériences dans la prise en charge de pathologies, et participent à la production et à la régulation du système des soins. Actrice du système de soins, la famille en est aussi productrice et consommatrice. Elle interagit et détermine les divers modes de production.

(Coll. Études africaines, 340 p., 35 euros)

ISBN : 978-2-343-15511-1, EAN EBOOK : 9782140103070

LE TERRAIN ANTHROPOLOGIQUE

Archéologie d'une pratique

Patrick Gaboriau

À la fin du XIXe siècle, en Europe et en Amérique du Nord, se cristallise une forme de pratique qui, pour les anthropologues et les chercheurs des sciences sociales, consiste à « faire du terrain ». Quelle est la sociogenèse de cette façon de penser et de faire ? Comment le « terrain » en vient-il à faire peu à peu office de sérieux scientifique ? Une réflexion didactique suggère des méthodes pour les recherches en anthropologie sociale et en sociologie.

(Coll. Logiques sociales, 198 p., 20,5 euros)

ISBN : 978-2-343-15737-5, EAN EBOOK : 9782140103094

PAROLES D'HOMMES

Réflexions masculines pour une société féministe égalitaire

Olivier Manceron

Cet ouvrage rapporte les réflexions d'un groupe d'hommes, membres de l'association ZéroMacho. Ils ont cherché à déconstruire le concept de « domination masculine ». Un travail de désemprise s'est élaboré, à leur échelle personnelle comme à celle des structures de la société. Ils ont analysé les obstacles psychiques qui enferment les hommes dans l'injonction à la violence. Ils se sont attaqués à l'indispensable remise en cause de la culture du viol et aux difficultés d'imaginer des relations constructives dans la sexualité, hors des fantasmes « pornoprostitueurs ».

(278 p., 29 euros)

ISBN : 978-2-343-14301-9, EAN EBOOK : 9782140102691

Structures éditoriales du groupe L'Harmattan

L'Harmattan Italie
Via degli Artisti, 15
10124 Torino
harmattan.italia@gmail.com

L'Harmattan Hongrie
Kossuth l. u. 14-16.
1053 Budapest
harmattan@harmattan.hu

L'Harmattan Sénégal
10 VDN en face Mermoz
BP 45034 Dakar-Fann
senharmattan@gmail.com

L'Harmattan Cameroun
TSINGA/FECAFOOT
BP 11486 Yaoundé
inkoukam@gmail.com

L'Harmattan Burkina Faso
Achille Somé – tengnule@hotmail.fr

L'Harmattan Guinée
Almamya, rue KA 028 OKB Agency
BP 3470 Conakry
harmattanguinee@yahoo.fr

L'Harmattan RDC
185, avenue Nyangwe
Commune de Lingwala – Kinshasa
matangilamusadila@yahoo.fr

L'Harmattan Congo
67, boulevard Denis-Sassou-N'Guesso
BP 2874 Brazzaville
harmattan.congo@yahoo.fr

L'Harmattan Mali
Sirakoro-Meguetana V31
Bamako
syllaka@yahoo.fr

L'Harmattan Togo
Djidjole – Lomé
Maison Amela
face EPP BATOME
ddamela@aol.com

L'Harmattan Côte d'Ivoire
Résidence Karl – Cité des Arts
Abidjan-Cocody
03 BP 1588 Abidjan
espace_harmattan.ci@hotmail.fr

L'Harmattan Algérie
22, rue Moulay-Mohamed
31000 Oran
info2@harmattan-algerie.com

L'Harmattan Maroc
5, rue Ferrane-Kouicha, Talaâ-Elkbira
Chrableyine, Fès-Médine
30000 Fès
harmattan.maroc@gmail.com

Nos librairies en France

Librairie internationale
16, rue des Écoles – 75005 Paris
librairie.internationale@harmattan.fr
01 40 46 79 11
www.librairieharmattan.com

Librairie l'Espace Harmattan
21 bis, rue des Écoles – 75005 Paris
librairie.espace@harmattan.fr
01 43 29 49 42

Lib. sciences humaines & histoire
21, rue des Écoles – 75005 Paris
librairie.sh@harmattan.fr
01 46 34 13 71
www.librairieharmattansh.com

Lib. Méditerranée & Moyen-Orient
7, rue des Carmes – 75005 Paris
librairie.mediterranee@harmattan.fr
01 43 29 71 15

Librairie Le Lucernaire
53, rue Notre-Dame-des-Champs – 75006 Paris
librairie@lucernaire.fr
01 42 22 67 13